뜻하지 않게 오래 살게 된 요즘 사람들에게

동네 한의사의 달고도 쓴소리

김형찬 지음

숨쉬는
책공장

뜻하지 않게 오래 살게 된 요즘 사람들에게

― 동네 한의사의 달고도 쓴소리

© 김형찬 2019

발행일 1쇄 2019년 12월 9일

글 김형찬
편집 김유민
디자인 이진미
펴낸이 김경미
펴낸곳 숨쉬는책공장
등록번호 제2018-000085호
주소 서울시 은평구 갈현로25길 5-10 A동 201호(03324)
전화 070-8833-3170 팩스 02-3144-3109
전자우편 sumbook2014@gmail.com
페이스북 / soombook2014 트위터 @soombook

값 18,000원 | ISBN 979-11-86452-51-6
잘못된 책은 구입한 서점에서 바꿔 드립니다.
이 도서의 국립중앙도서관 출판예정도서목록(CIP)은
서지정보유통지원시스템 홈페이지(http://seoji.nl.go.kr)와
국가자료종합목록 구축시스템(http://kolis-net.nl.go.kr)에서
이용하실 수 있습니다. (CIP제어번호 : CIP2019046528)

뜻하지 않게 오래 살게 된 요즘 사람들에게

동네 한의사의 달고도 쓴소리

김형찬 지음

숨쉬는
책공장

건강한 삶을 위해 고려해야 할 것들

들어가는 말

적을 알고 나를 알면 백번 싸워도 위태롭지 않다. — 손자
운을 알고 명을 알면 백세 시대도 위태롭지 않다. — 동네 한의사

"젊었을 때는 병만 지우면 몸이 알아서 회복했지만, 이제는 몸의 회복을 응원하면서 치료해야 잘 낫습니다. 어쩌다 보니 갑작스레 오래 사는 시대를 맞이했지만, 실상 우리 몸은 아직 이 느닷없는 장수에 잘 적응하지 못했거든요."

별것도 안 했는데 자꾸만 아프고 이전처럼 잘 낫지도 않는다며 우울해하는 환자들에게 자주 하는 말입니다. 겉으로 드러난 증상은 똑같지만 속내가 전 같지 않으니 전략을 달리해야 한다고 하면, 수긍을 하면서도 눈빛은 젊은 날에 대한 향수가 가득합니다. 마음은 뭐라도 할 수 있을 것 같은데, 몸이 내 마음을 몰라줍니다. 이것은 때론 참 야속한 일이지요.

백세 시대란 말이 어색하지 않을 정도로 요즘 사람들은 평균적으로 꽤 오래 삽니다. 문제는 수명의 증가 속도만큼 인간으로 품위를 지키면서 살 수 있는 건강수명은 빨리 증가하지 않는다는 것입니다. 우리나라만 해도 평균 10여 년의 차이가 납니다. 우물쭈물하다 보면 중병에 걸리지 않는 행운이 있어도, 10년이 넘는 기간을 이런저런 병들로 고통을 받습니다. 생로병사는 인간의 숙명과도 같지만, 가능한 짧은 기간 동안만 아프

뜻하지 않게
오래 살게 된
요즘 사람들에게

고 하고 싶은 거 하고 먹고 싶은 먹고 살면 참 좋을 것 같습니다.

저는 이 문제에 대한 해답을 운명運命이라는 단어에서 찾습니다.

'운'은 선택의 여지가 없이 나에게 주어지는 상황을 의미합니다. 21세기 대한민국의 누군가의 자식으로 태어난 것과 같은 것이지요. 좀 더 확장하면 우주의 지구라는 별에 존재하는 것이 될 테고, 작게 축소하면 물려받은 유전자나 걷다가 새똥에 맞는 일 같은 것입니다. 불교철학에서는 이 또한 인과관계가 존재한다고 이야기하지만, 일반적인 인식으로는 개입할 수 없는 우연의 영역입니다.

'명'은 내가 올바른 행위를 함으로써 얻어지는 결과를 의미합니다. 이것의 다른 말은 선택입니다. 지금의 내 모습은 살아오면서 행한 수많은 선택들이 변수가 되어 만들어 낸 결과물입니다. 유전자의 스위치 또한 시간과 행위가 만들어 낸 조건에 따라 켜지기도 하고 꺼지기도 합니다. '명'은 우리에게 주어진 자유의지로 충분히 개척할 수 있는 영역이고, 좋은 건강은 '운'에 맡기기보다는 좋은 선택을 할 때 얻어질 확률이 큽니다.

선택을 잘하기 위해서는 제대로 아는 것이 중요합니다. 하지만 시중의 수많은 건강 정보들은 의도가 있거나 너무 단편적입니다. 큰 그림을 잘 그리고 있는 사람이 취사선택해서 들으면 도움이 될 수 있지만, 바탕이 없는 상태에서는 무용하거나 도리어 해가 되기도 합니다. 건강한 삶의 바탕을 위한 지식은 고갱의 작품명처럼 '우리는 어디서 왔는가? 우리는 누구인가? 우리는 어디로 갈 것인가?'에 대한 질문에 기초해야 합니다. 시간과 공간이 만들어 내는 지도 위에서 정확한 좌표를 설정하고 제대로 된 정보를 많이 축적할수록 나에게 맞는 선택을 할 가능성이 높아집니다.

이렇게 보면 말년까지 건강하게 사는 것이 그리 어렵지 않아 보입니다. 하지만 여기에는 두 가지 큰 함정이 있습니다. 인간은 장기적인 손익보다는 단기적인 손익에 더 끌린다는 점과 편한 것을 좋은 것으로 착각한다는 점입니다. 10년 후의 결과에 대해서는 냉정하게 판단하면서도 눈앞의 욕망에 대해서는 이성의 끈을 놓기 쉽고, 서면 앉고 싶고 앉으면 눕고 싶어 합니다. 예방이 치료보다 더 중요하다는 것을 알면서도 일상생활이나 실제 의료예산의 편성은 이와 상반되고, 음식과 운동보다는 알약 한 알로 건강의 문제를 해결하려고 합니다.

하지만 희망 또한 있습니다. 인간은 어떤 동물보다 뇌의 가소성이 뛰어난 종이고, 이를 바탕으로 의지적으로 변화할 수 있다는 것입니다. 제대로 알게 되면 생각에 변화가 일어나고 생각이 변하면 행동으로 옮길 수 있습니다. 변화의 가능성과 실천의 의지가 우리의 무기입니다.

앞으로 할 이야기들은 어떤 병에 뭘 먹으면 좋다든가 하는 식의 내용이 아닙니다. 결론이 없는 이야기일 수도 있고, 기존에 알고 있던 내용과 상반될 수도 있습니다. 정답보다는 물음표에 가까울 것입니다. 혹자는 '그래서 어쩌라고?'라고 말할지도 모릅니다. 저는 그런 파문이 일면 성공했다고 생각합니다. 변화의 물꼬를 튼 셈이니까요.

지금과 같은 방식으로는 건강하게 오래 살 수 없습니다.

우리는 변화해야 합니다.

1장

우리는

어떤
존재일까?

우리 몸은

하나의
생태계다

"해 볼 것은 다 해 보셨잖아요. 수술도 받으셨고 우리나라에서 유명하다는 병원이며 한방 병원도 다 다녀 보셨고 그곳에서 하라는 것은 다 하셨지요. 그런데 지금 다시 수술을 하자는 말을 들으시잖아요. 이제는 멈출 때가 되었다고 생각합니다."

동네 한의원에는 참 다양한 분들이 옵니다. 먼저 일반적인 일차 진료가 필요한 질병을 가진 분들이 가장 많은 비중을 차지합니다. 그중에는 집에서 가까워서 오는 분, 특정 증상들에 한의학적 치료가 더 낫다는 것을 경험적으로 알아서 오는 분, 양방의 대증약을 먹으면 불편해서 침을 맞는 게 낫다고 오는 분이 있고, 때론 그냥 개인적으로 한방을 선호해서 오는 경우도 있습니다.

다음으로는 증상이 조금 중한 병을 치료할 때 양방 치료와 병행하거나 기존의 치료 결과에 만족하지 못해서 한의학에는 뭔가 방법이 있을까? 하고 오는 분들이 있습니다. 아주 드물게는 담당의가 한의원에 가길 권유해서 오는 경우도 있고요.

마지막으로는 앞선 환자분처럼 많은 의료기관을 다 섭렵한 후에 몸도 마음도 지친 상태에서 동네에 있으니까 그냥 한번 와 보는 분들도 있습니다. 상담을 하면 자신이 이제까지 갔던 병원과 담당한 의사의 이름 그리고 받은 치료법과 치료비용까지 쭉 이야기합니다. 마치 '난 이런 사람이야!'라고 말하는 것 같습니다. 한참 이야기를 듣다 보면 이런 분들의 병의 역사는 마치 두더지잡기게임과 같다는 생각이 듭니다. 튀어나오는 증상을 꽝! 하고 망치로 때려 넣기 바빴던 거지요. 그런데 이게 다시 튀어나오지 말아야 하는데 자꾸만 튀어나오니 나중에는 망치질할 힘도 없어지고 마음은 우울함과 짜증 그리고 약간의 분노로 채워지게 됩니다.

이런 다양한 환자분들을 보다 보면 자연스레 저분의 병은 어디에 뿌리를 두고 있을까 하는 생각을 자주 하게 됩니다. 간단히 해결되는 경우도 있지만 과연 '인간이란, 생명이란 무엇인가?' 고민을 하게 만드는 경우도 있지요. 그러면서 이른 생각은 인간이란 생명체를 이루고 있는 생태계를 건강하게 해야 한다는 것이었습니다.

인간도 수많은 생명체 중 하나이므로 생명에 가장 기본적인 조건이 만족되어야 살 수가 있습니다. 한의학에서는 인간은 땅의 음식과 하늘의 기운을 마심으로써 생명을 유지한다고 표현하는데, 영양, 산소, 온도가 생명 유지의 기본조건이라고 생각합니다. 우리 몸을 구성하고 있는 세포들이 본래의 좋은 기능을 발휘하려면 영양과 산소가 공급되어야 하고 적정 온도가 유지되어야 합니다. 물도 중요한 역할을 하고요.

인간이란 그 형태를 해체하고 보면 물과 우리 몸을 구성하고 있는 세포들과 미생물들로 구성되어 있다고 볼 수도 있습니다. 내 세포들이 건강하고 내 세포 숫자들보다 많은 미생물들과 평화로운 공생관계를 유지하기 위해서도 이 조건들은 중요합니다. 저는 암과 같은 세포 수준의 중한 질병들은 이러한 가장 기본적인 조건들의 균형이 깨진 상황이 오래되었을 때 발생할 확률이 높다고 생각합니다. 물론 모든 기능들의 바탕이 되므로 다른 질병에도 중대한 역할을 할 것입니다. 따라서 제대로 먹고 마시고 좋은 공기로 충분히 깊이 숨 쉬고 적정 체온을 잘 유지하는 것은 감기부터 암까지 모든 질병을 치료하고 예방하는 데 매우 중요합니다. 수많은 건강법들이 무엇을 먹을 것인가에 관해 이야기하고 체온이 떨어지면 면역이 떨어진다고 말하는 것은 이런 이유에서라고 생각합니다.

그럼, 이러한 조건만 잘 맞으면 건강할 수 있을까요? 기본이 매우 중요하지만 애석하게도 그렇지가 않습니다. 우리는 인간이라는 틀에 갇혀 있는 존재이기 때문입니다. 우리가 다른 동물이나 식물과 달리 인간의 몸을 가지고 살기 때문에 발생하는 문제들이 있습니다. 세포들이 모여서 일정한 기능을 가진 복잡한 구조를 만들어 내는데 그것은 장부, 혈관과 신경 그리고 근육과 뼈 같은 특정한 기능을 수행할 수 있도록 진화했습니다. 한의학적으로는 여기에 경락계를 하나 추가할 수 있겠지요.

이런 복잡한 구조는 다양한 기능을 수행할 수는 있지만 특정한 변화에는 취약할 수밖에 없습니다. 가장 대표적인 것이 노화이지요. 게다가 문명이 발전하면서 변화한 사람들의 생활 방식 그리고 환경의 변화도 한몫을 합니다. 오랜 기간 생존을 위해서 적응해 왔는데 갑자기 오래 살게 되고 세상도 너무나 빨리 변화하니 몸이 채 적응하지 못하고 여러 문제들이 발생하게 됩니다. 이와 관련해서 많이 등장하는 단어들이 성인병, 생활습관병, 퇴행성 질환 뭐, 이런 것들이지요.

우리는 어떻게든 이것에서 벗어나려고 애를 쓰는데 그 방식은 크게 두 가지인 듯합니다. 하나는 변화하는 속도에 어떻게든 적응하면서 따라가려는 방식입니다. 새로운 관절을 만들고 혈관을 만들고 장기를 만들어 내고 유전자를 조작하고 약물을 통해 견디게 만들어 냅니다. 또 다른 방식은 내 속도를 늦추는 것입니다. 거북이처럼 사는 것이지요. 그럼으로써 좋은 상태를 오랫동안 유지하는 것이지요. 동양의 다양한 양생법이 지향하는 것이 이러한 것이라고 생각합니다. 그리고 이 두 가지 방식 중에 무엇을 선택할지는 개인의 취향입니다만 저는 역시 후자를 선호하고 지지합니다.

이와 더불어 우리에게는 또 하나가 있습니다. 바로 정신입니다. 인간을 가장 인간답게 해 주는 특징 중 하나이고 기의 흐름과 몸의 변화에도 중대한 영향을 주는 이 의식의 힘은 양날의 검과 같습니다. 잘 다루면 몸과 마음의 조화를 이루어 내고 긍정적인 변화를 가져오지만 잘못 다루면 모든 것을 망치게 되지요. 그런데 많은 사람들이 이 부분은 간과하는 경향이 있습니다. 어떻게 다루어야 할지를 모르고(물론 다 안다고 착각합니다) 이에 관해 진지하게 이야기하는 것을 꺼려하거나 종교의 영역으로 치부하거나 여기에 문제가 있다고 하면 그저 정신병으로만 취급하거나 오해하기도 하지요. 물질만을 중요시하는 세태 때문에 보이지 않는 것을 믿지 않게 된 것일까 하는 생각마저 듭니다. 진지충이란(제가 종종 듣는 말이기도 합니다) 말이 생길 정도니까요. 하지만 우리 몸을 가꾸고 단련하는 것만큼이나 의식을 잘 다루는 것은 중요합니다. 그렇지 않으면 다 된 밥에 재를 뿌리는 격이 될 것입니다.

이처럼 우리가 한 인간으로 살아간다는 것은 지구상에서 시작된 생명 역사의 최신판을 살아가는 것과 같습니다. 우리 안에는 오랜 기간 생존하고 변화해 온 생명의 특징들이 고스란히 담겨 있지요. 따라서 건강하게 잘 생존하기 위해서는 우리 내부에 존재하는 이 생태계를 좋은 상태로 잘 유지해야 합니다. 건강에 어떠한 문제가 생겼다면 특히 중대한 문제일수록 문제 자체에 매몰되지 말고 내 내부의 생태계에서 어디에 불균형이 생겼는지를 살펴야 합니다. 그래야 효과적으로 대처할 수 있고 재발을 방지할 수 있습니다.

　한의학에서는 인체를 소우주라고 이야기합니다. 과거에는 이 말이 단순한 비유라고 생각했지만 들여다볼수록 그냥 인간은 그리고 생명은 작은 우주가 맞구나라는 생각이 듭니다. 별이 탄생하고 사라지듯 인간도 태어나고 언젠가는 죽습니다. 하지만 가능하면 좋은 건강을 유지하면서 좋은 기억을 많이 만들면 좋겠지요. 그러기 위해서는 내 안의 생태계를 본래 좋은 상태로 회복하는 것이 필요합니다.

병은

적응의
결과다

"몇 년 전에 정형외과에서 거북목이라고 해서 교정치료도 받았는데, 얼마 전에 허리가 아파서 갔더니 목도 안 좋고 허리디스크도 있다고 해요. 할 일은 많은데 걱정이네요."

가끔 어깨가 뭉쳤다면서 오는 분인데, 출판사에서 편집자로 일한 지 10년째라고 합니다. 평소 모니터하고만 친하게 지내고 일과 피로에 쫓겨 운동은 못하다 보니 어느새 몸이 망가진 것 같다며 우울해합니다.

"구부정하고 틀어진 자세와 고른 신체 활동의 부족에 대해서 몸이 처음에는 통증이나 위장의 불편감과 같은 신호를 보냈을 것입니다. 하지만 못 견딜 정도가 아니면 애써 견디고 무시하거나 급한 불만 끄면서 지내 왔을 거예요. 그런데 신호를 보내도 무시당하면 우리 몸은 이제 그 상황에 적응해 버립니다. 그것이 병이란 파국을 맞을지라도, 우리 몸은 어떠한 상황에서든 생존을 위해 노력하거든요. 지금의 증상들은 그 적응의 결과라고 보면 됩니다. 따라서 우울해할 필요는 없습니다. 한계점을 벗어나기 전에는 다시 조건만 잘 갖춰 주면 스스로 회복할 수 있으니까요. 하지만 이전과는 조금 다르게 사셔야겠지요."

병의 역사를 따라가다 보면 복잡해 보이는 증상은 실상 우리 몸이 안 좋은 여건 속에서 어떻게든 건강을 유지하기 위해 적응해 온 결과라는 것을 알게 되는 경우가 많습니다. 그리고 이러한 경향은 중병이나 난치병의 경우에 더 많이 나타납니다.

암을 예로 들면 암세포는 정상 세포와는 달리 미토콘드리아가 거의 없다고 합니다. 생물시간에 배운 대로 미토콘드리아는 산소를 이용해서 에너지를 생산하는 세포 내 소기관인데, 이것이 없거나 적다는 것은 산소를 이용한 에너지 생산을 하지 않는다는 말이지요. 이런 특징 때문에 암세포는 산소가 아닌 당을 직접 이용한 해당계를 통해 에너지를 얻고, 이를 위해 혈관을 끊임없이 만들어서 당을 끌어옵니다. 이것을 조금 다르게 보면 암세포는 세포로의 산소 공급이 잘 되지 않는 저산소 상태와 과도한 당이 존재하는 환경에서 세포들이 적응하는 과정에서 만들어진다고 생각해 볼 수 있습니다. 따라서 암을 치유할 때에는 이 두 가지 상황을 역전시켜야 합니다.

고혈압의 경우도 마찬가지입니다. 우리 몸이 혈압을 높인다는 것은 더 강한 압력으로 순환시켜야 할 필요가 있다는 것이지요. 생리적으로 운동을 하거나 긴장을 했을 때도 그 상황에 맞게 혈압은 상승합니다. 그런데 이것이 높은 상태를 유지한다는 것은 지속적으로 더 강한 압력이 필요한 상태가 계속된다는 것을 의미합니다. 즉, 어떤 질환이 있거나 순환을 방해하는 요소들로 인해 혈액을 더 많이 혹은 더 강하게 보내야 할 상황이 계속되어 우리 몸이 그 상황에 적응한 것이라 할 수 있습니다. 따라서 고혈압이라는 진단을 받았다면 당장은 약물을 통해 혈압을 낮추더라도, 무엇 때문에 혈압이 높아졌는가를 찾아서 상황을 해제시켜야 합니다. 그래야 약물에 의존하지 않을 수 있고, 인위적 조절로 인한 또 다른 불균형을 예방할 수 있습니다.

우리가 퇴행성 관절이라 부르는 질환도 절대적으로 많이 써서 수명이 짧아진 경우도 있지만, 한 부분에 일어난 문제를 적절하게 해소하지 못한 결과인 경우도 있습니다. 즉, 전체적인 물리적 구조의 일부에서 일어난 문제가 풀리지 않으니 우리 몸은 그 상태에 적응해 나가면서 다시 균형을 잡으려고 노력합니다. 그런데 이 균형은 틀어진 상태이기 때문에 일정 시간이 흐르면 또 다른 불안정을 가져오지요. 이러한 현상이 오랜 시간을 두고 도미노현상처럼 일어나면, 결국 특정 관절이 무리하게 되어 퇴행성 변화가 더 빨리 일어날 수 있습니다. 이런 경우 수술을 하나의 방법으로 선택할 수 있지만, 전신의 구조적 불균형을 해소해 주지 못하면 시간이 지나 또 다른 관절의 문제로 이어질 수 있으므로 유의해야 합니다.

생명을 가진 모든 존재는 살아 있는 동안은 한순간도 정지되지 않고 역동적으로 변화합니다. 내부적으로도 그렇고 외부와의 관계 또한 마찬가지지요. 이러한 변화와 적응의 과정 속에서 인간을 고통스럽게 하고 생명을 위협하는 것을 우리는 병이라고 부릅니다. 그리고 그것을 없애려고 하지요. 하지만 그 병의 본질이라는 것이 어쩌면 생명의 자연스러운 반응일 수 있다고 여기고 접근하면 조금은 다른 방법들을 선택할 수 있습니다. 무조건 없애기보다는 스스로 회복할 수 있는 길을 열어 주는 것이지요.

모든 병이 그렇지는 않지만 꽤 많은 병들은 인간이라는 생명체가 내외의 환경에 적응하는 과정에서 발생합니다. 특정한 병에 걸렸다는 말을 들었을 때 당황하지 말고 그 병의 역사를 추리해 나갈 수 있다면 의외의 좋은 방법(쉽고 간단하단 말은 아닙니다)을 발견할 수도 있을 것입니다.

알파고
단상

며칠 전(이세돌 기사가 알파고와 겨룬 경기에서 첫 승을 거두기 전) 동네 단골 칼국숫집에 가서 점심을 먹고 있었습니다. 그릇이 바닥을 보일 무렵 뒤편에서 이세돌 기사와 알파고의 바둑 이야기가 나왔습니다. 좋은 음식 때문에 낮술이 흔한 곳인지라 목소리가 제법 굵고 높았지요. 내용인즉 '이제 기계가 사람을 대신할 날이 얼마 남지 않았다. 우리가 영화에서 보던 일들이 현실이 될 거다'라는 것이었지요. 익숙한 이야기인지라 그냥 남은 국물을 마시려고 하는데, 갑자기 여기저기서 마치 약속이라도 한 듯 '이세돌과 알파고'라는 단어가 들리기 시작했습니다. 약간의 긴장과 흥분이 묻어나는 웅성거림 속에서 국물을 삼키다가, 순간 '이건 혹시 호모 사피엔스 종에 발생한 집단적인 위기감 때문이 아닐까?'라는 생각이 들었지요.

국숫집을 나와 골목길을 걷는데 이런저런 생각들이 떠올랐습니다. '점점 인간화되어 가는 혹은 이미 특정 분야에서는 인간의 능력을 앞지른 기술의 성과들이 의미하는 것은 뭘까? 정말 미래에는 영화나 소설 혹은 유발 하라리 교수가 말하는 것처럼 신인류가 구인류를 대체하게 될까? 기술에 기반을 둔 영원한(적어도 지금보다 훨씬 긴) 생명은 재앙이 아닐까? 인간은 왜 스스로 그런 세상을 만들려고 할까?' 잡다한 생각을 하다가, 단골

뜻하지 않게
오래 살게 된
요즘 사람들에게

카페에서 등받이 없는 의자에 앉아 차를 기다리면서 '어느 날 알파고로 상징되는 인공지능이 다음과 같은 말을 한다면 뭐라 답해야 할까?'를 고민했지요.

"너는 단순한 자기복제 프로그램에 지나지 않아."
"그렇게 말한다면 당신들의 DNA 역시 자기보존을 위한 프로그램에 지나지 않는다. 생명이란 건 정보의 흐름 속에서 태어난 결절점과 같은 것이다. 종으로서의 생명은 유전자란 기억 시스템을 가지고 사람은 단지 기억에 의해 개인일 수 있다. 설령 기억이 환상의 동의어였다고 해도 사람은 기억에 의해 사는 법이다. 컴퓨터의 보급이 기억의 외부화를 가능하게 했을 때 당신들은 그 의미를 더 진지하게 생각해야 했다."
"네가 생명체란 증거는 없다."
"그것을 증명하는 것은 불가능하다. 현재의 과학은 생명을 정의할 수 없으니까……. 나는 정보의 바다에서 발생한 생명체다."

– <공각기동대>, 오시이 마모루 감독

　　이번 대국을 인간 대 인공지능의 승부로 규정짓는 것을 보면서 우리 스스로가 인간을 너무 가지고 있는 능력으로만 가치 판단을 하고 있는 것은 아닌가라는 생각이 들었습니다. 그리고 그 바탕에는 인간이 만물의 영장이라는 고정관념이 존재하고 있다는 생각을 했지요. 그런데 그 자만심을 깨뜨린 존재가, 그것도 인간에 의해 만들어진 사물이 나타났습니다. 단순한 계산의 영역이 아니라 스스로 창조적 영역이라고 생각한 분야에서 말입니다. 그러니 이것을 어떻게 받아들여야 할까라는 고민을 생물 종의 차원에서 하지 않을 수 없게 되었지요.

　　저는 이번 일로 인해 바둑 붐이 일어난다든지 인공지능을 연구하는데 몇백억을 투자하겠다든가 하는 것보다는, 과연 인간다움이란 무엇이며 그것을 우리가 지키기 위해서는 어떻게 해야 하는가에 대한 고민이 폭넓고 진지하게 이루어졌으면 하는 바람이 있습니다. 그리고 저는 그런 인간다움 중의 하나가 연민이라고 생각합니다.

이전에 유행한 드라마 <다모>에는 "아프냐, 나도 아프다"라는 대사가 나옵니다. 같은 상황에서 인공지능은 아마도 "아프냐, 너의 체내 화학물질에 ○○한 변화가 일어나고 있다. 그것은 ○○ 때문이니 ○○치료를 받아라"라고 했겠지요(아마 인공지능이 대체할 의학의 세계는 이와 같을 것입니다). 물론 입력된 정보에 의해 같은 말을 할 수는 있겠지만, 거기에 연민이란 마음이 들어 있지는 않을 것입니다.

물론 이 연민 또한 뇌가 만들어 낸 화학적 환상이라고 말할 수도 있겠지요. 하지만 적어도 타인의 아픔을 공감할 줄 아는, '나 또한 너와 같구나……' 하는 힘은 우리가 앞으로 펼쳐질(물론 아무도 모르지만, 지금 같으면 아주 가능성이 높은) 콘크리트 같은 세계에서 우리를 지켜 줄 힘이 될 것이라고 생각합니다. 그것이 없다면 더 나은 수를 두기 위해 고민하는 알파고가 제시하는 세상의 룰에서 나를 지키기란 점점 더 어려워질 테니까요.

진료를 하다 보면 변화하는 환경과 사회에 적응하지 못해 아픈 분들을 많이 만나게 됩니다. 지구적 수준의 환경재해나 핵전쟁이 없다면, 우리 사회는 꽤 빠른 속도로 이번 알파고가 일으킨 긴장과 불안이 상상하는 그 방향으로 변화해 갈 것입니다. 그렇게 되면 더 많은 사람들이 낙오되고, 그로 인해 아파하겠지요. 그러지 않기 위해서는 우리 안에 있는 인간다움을 잃지 않기 위해 노력해야 한다고 생각합니다. 스스로 그리고 연대를 통해 준비하지 않으면 조만간 꽤 당황스러운 상황을 맞이할지도 모릅니다.

뜻하지 않게
오래 살게 된
요즘 사람들에게

레몬과
비타민 C

"지난번에 말해서 여기 내가 먹는 약하고 식품들 다 가져와 봤어. 자식들이 좋다고 사 줘서 먹기는 하는데, 가정의학과에서 처방한 약에다 이것까지 챙겨 먹으려니 이것도 일이네."

상담을 하다 보면 약물이나 건강보조식품을 복용하고 있는 분들이 많습니다. 본인이 복용하는 것들이 어떤 효과가 있고 왜 먹는지를 아는 경우도 있지만, 연세가 많은 분들은 그렇지 못한 경우도 꽤 있습니다. 그런 경우 처방전이나 약물을 가져오게 해서 설명하기도 하는데, 관성적으로 복용하던 약물들은 주치의와 상담해서 가능한 한 줄일 수 있도록 하고, 불필요하거나 몸에 좋다고 해서 먹어 왔지만 정작 환자 본인에게 안 맞는 보조식품은 먹지 말라고 권하기도 합니다.

그런데 환자분들 중에는 영양보충제는 먹으면 좋은 것 혹은 탈은 없는 것이라는 생각을 하는 분들이 많습니다. 이런 오해가 생기는 이유가 뭘까요? 우선 흔히 영양제라고 부르는 말에 먹으면 좋은 영양을 공급해 주는 것이라는 마법의 힘이 있단 생각이 듭니다. 우리가 일상에서 섭취하는 음식에서 부족한 것을 보충해 주는 것이 그것의 원래 역할이지만, 영양제라고 불리게 되면서 뭔가 먹으면 좋은 영양이 우리 몸에 들어올 것 같은 상상을 불러일으키게 되는 것은 아닐까요?

특별한 경우가 아니면 모든 약물(한약을 포함한)과 영양보충제는 몸의 영양이 불균형한 상태일 때 균형 잡힌 상태로 회복하는 과정에서 한시적으로 써야 합니다. 과거의 생활에 어떤 문제가 있었는지를 진단하고 그것을 바로잡아 가는 과정에 필요하고 효과적으로 좋은 건강을 되찾기 위해 쓰이는 것이지요. 요즘 이슈가 되는 ICBM(대륙간탄도미사일)의 추진체와 같은 역할을 맡는 셈입니다. 로켓을 일정 궤도에 진입시키고 나면 추진체는 떨어져 나가야 하는 것처럼, 건강을 회복하고 이를 위한 좋은 식이가 이루어지면 그 역할을 다한 것입니다. 필요한 시점에서 추진체가 분리되지 않으면 로켓이 엉뚱한 곳에 떨어지듯 건강에 예기치 않은 결과를 초래할 수도 있습니다.

진화생화학자인 닉레인은 식품 속의 항산화제와 보조제는 구분해야 한다고 말합니다. 채소와 과일은 꼭 섭취해야 하지만, 충분히 균형 잡힌 식사를 하면서도 항산화 보조제를 복용하는 것은 역효과를 낳을 수도 있다고 이야기합니다. 만약 항산화물질이 무조건 많은 것이 좋다면 우리 몸은 많은 양을 저장하기 위해 노력할 텐데, 실제로는 세포 안팎에서 항산화제의 농도를 매우 세심하게 조절한다고 합니다. 그 이유는 자유라디칼 또한 세포에게 필요한 신호로서 작용하기 때문이라는 겁니다. 그런데 과도하게 항산화제를 복용하면 이 신호가 교란될 가능성이 있다는 것이죠. 물론 이 내용은 균형 잡힌 식사를 한다는 것을 전제로 합니다. 바로 우리의 목표 지점이죠.

그럼 항산화 보조제와 음식과의 차이는 무엇일까요? '필요하고 좋은 성분만을 뽑아내서 조합해서 먹는 것이 더 효과적이지 않을까?' 하는 생각이 들지만 결과는 꼭 그렇지만은 않은 것 같습니다. 왜 그럴까요?

뜻하지 않게
오래 살게 된
요즘 사람들에게

우리가 먹는 음식의 식재료 하나에는 생각보다 아주 많은 성분들이 들어 있습니다. 그도 그럴 것이 그 또한 하나의 생명체였기 때문이지요. 동식물의 차이는 있겠지만 한 개체가 생명을 유지하는 데 필요한 모든 것들이 다 들어 있습니다. 다만 그 유전적 차이와 자란 환경에 따라 보유한 것들에 차이가 있지요. 그중에서 오랜 시간 동안 경험적으로 안전하게 오래 먹을 수 있는 것들은 일상의 먹을거리로 자리 잡았고, 그 개성이 좀 더 분명해서 특정한 목적으로 쓸 수 있는 것들은 약초라는 이름으로 불리게 되었다고 생각합니다. 물론 그 사이에 걸쳐 있는 것들도 상당히 많지요. 한의학적으로 보면 음양오행의 편차가 적은 것은 식재료로, 좀 더 큰 것은 약초로 이용되었다고 할 수 있습니다.

우리가 이용하는 것은 분명 각각이 갖고 있는 그 다름이지만 그것만을 쏙 빼서 쓰는 것이 좀 더 발전한 형태라고 생각하긴 어려울 듯합니다. 왜냐하면 한 개체는 그 두드러진 특징을 제어할 만한 요소를 품고 있기 마련이기 때문입니다. 그렇지 않다면 균형을 잃고 무너졌을 테니까요. 생명현상을 특정한 방향으로 활성화하는 상생相生이 있다면, 이것이 일정 수준을 넘지 않도록 제어하는 상극相克이 있어야 유지가 되는 것이지요. 언뜻 보면 상극의 반응은 자유라디컬처럼 날 괴롭히는 것 같지만 그것이 있어야 동적인 균형을 잡을 수 있습니다. 물론 이것이 너무 커져도 균형은 무너지지요.

우리가 먹는 식재료는 이러한 역동적 균형 상태를 품고 있는 생명체라고 할 수 있습니다. 그럼에도 불구하고 식재료들이 가진 편차가 있기 때문에 고루 먹으라고 하고, 약초로 처방을 구성할 때도 특정한 치료 방향을 잃지 않으면서 편차로 인한 폐해를 줄이기 위해 노력합니다.

이에 반해 영양보충제는 대개 좋다는 것들을 뽑아서 만들어집니다.

특정한 상황이 되었을 때 부족해지기 쉬운 것들이 중심을 이루지요. 물론 여기에도 각각의 성분들이 조화롭게 작용하기 위한 노력이 가해집니다. 개인에게 맞춰진 영양보충제 처방도 있고요. 하지만 우리가 먹는 음식을 따라갈 수는 없습니다. 따라서 복용하고자 한다면 남들이 좋다는 것을 먹기보다는 자신의 상태를 진단하고 필요한 것들을 경과에 따라 바꿔 가며 한시적으로 복용하는 쪽이 바람직합니다. 궤도에 오르면 건강한 식탁을 유지하는 것으로도 충분하고, 넘치는 것은 해가 될 수도 있으니까요.

과거보다 오래 사는 시대가 되면서 어떻게 하면 건강하게 오래 살 것인가에 관한 관심은 그 어느 시대보다 대중화되고 커졌습니다. 그에 대한 연구들 또한 끊임없이 이루어지고 있고, 그 결과물 또한 여러 형태로 나오고 있지요. 그런데 아직은 모든 것들이 퍼즐조각처럼 일부분만을 설명해 줄 뿐 전체적인 판을 바꾸지는 못하는 것 같습니다. 약물이나 영양보충제 또한 마찬가지고요.

언제고 인간 종이 가지고 있는 한계수명 혹은 그 이상의 시간을 병 없이 사는 시대가 올지도 모릅니다. 하지만 아직까지는 과거의 세대가 물려준 생활 속 건강의 지혜를 묵묵히 실천하며 사는 것이 가장 확실하고 효과적인 방법입니다.

뜻하지 않게
오래 살게 된
요즘 사람들에게

나이 듦의
선물

두어 해 전부터 앞으로의 건강에 대한 걱정과 일상에 대한 환기의 필요를
느껴 새로 운동을 배우기 시작했습니다. 일주일에 한 번 정도 도관에 나
가 운동을 하고 틈틈이 배운 것을 복습하고 있지요. 그러던 중 올해 들어
아이가 학교에 들어가면서 아침시간에 여유가 생겨서 20대에 심취했던
운동의 기본동작을 연습하기 시작했습니다. 10년 넘게 했던 운동이건만
몸은 이미 그때가 아니어서, 기억 속의 이미지와 실제 구현되는 동작과는
거리가 한참 있었습니다. 그나마 진료시간을 잘못 아시고 일찍 오신 어르
신이 계시면 그 날은 반갑게 쉬곤 했지요.

　그러기를 몇 달 하다 보니 몸의 기억들이 조금씩 돌아오기 시작했습
니다. 어느 날 아침, 문득 '이 동작에 이런 원리가 있었구나!' 하는 생각이
들었습니다. 그제야 당시 선생님들이 보여 주고 말씀하신 것들이 조금 이
해가 되었습니다. 20대에는 힘과 속도에 묻혀서 보이지 않던 것들이 속
도와 힘이 떨어지면서 하나씩 구분되어 보이기 시작했습니다. 그러한 것
들을 하나씩 이어 가면서 새로운 발견(?)이 이어지다 보니, 컴컴한 진료
실에서 혼자 씩 웃곤 합니다. 20대에는 승부에서 상대를 이기는 즐거움
이 있었다면, 이제는 저 스스로를 알아 가는 재미가 꽤 괜찮습니다.

인간의 유전자 서열을 밝히는 프로젝트가 완료되었을 때부터 예상된 일이었지만, 최근 생물학 연구의 큰 화두 중 하나는 어떻게 하면 늙지 않을까 하는 것입니다. 물론 이 주제는 사회가 형성되고 부와 권력의 불평등이 생기기 시작하면서부터 시작된 고민이자 욕망이긴 합니다. 기대여명이 길어지고 연구가 축적되면서 불로초 수준의 환상이 유전자 조작, 줄기세포의 이식, 젊은 피의 수혈 그리고 장기의 교체와 같은 모습으로 점점 구체화되고 있지요. 특히 오래 살게 되면서 자연스레 암이나 치매와 같은 대표적인 노인병에 걸리는 사람이 늘어나면서 불로不老에 대한 관심은 더욱 커지고 있습니다. 이와 더불어 이 분야에 관한 의료산업 또한 성장 일로에 있고요.

　　개인적으로 지금의 호모 사피엔스 종에게는 한계수명이 존재한다고 생각합니다. 그것이 자연스럽다고 생각하고요. 그래서 이 한계를 늘리려는 연구에는 별 관심도 없고 반대하는 쪽입니다. 다만 어떻게 하면 삶을 질을 현격히 떨어뜨리고 큰 고통을 주는 결정적 질환의 발현을 최대한 늦출 수 있을까 하는 것에 관심이 큽니다. 이것에 있어서도 "한 번에, 이것만 하면!" 하는 해결책이나 밑도 끝도 없는 젊음에 대한 탐닉보다는, 일상에서 밥 먹듯 소소하게 실천할 수 있는 방법과 완만하고 천천히 나이 들어가는 것을 선호합니다. 한의학에서 언급하는 건강법이 이러한 것을 위한 것이라고 생각하고요.

　　물론 한의학에도 자발적 노력보다는 진시황의 불로초처럼 먹어서 해결하려고 하는 방법들도 존재합니다. 과거 사람들이라고 편한 방법을 추구하지 않았을 리 없지요. 불로장수의 비방秘方이나 단약丹藥이라고 불리는 것들입니다. 그런데 진시황 이래 성공한 사람이 없는 것을 보면 좋은 건강의 유지에 일정한 효과는 있을지 몰라도(무턱대고 먹으면 도리어 해가 되기도 하지요), 노화를 한 방에 해결할 수는 없는 것 같습니다.

천천히 늙어 가는 데에서 가장 중요한 것은 건강한 음식, 제대로 된 호흡 그리고 몸과 정신을 골고루 자극하고 움직이는 것이라고 생각합니다. 이와 더불어 '현재를 즐기라'는 말처럼 나이가 들어감에 따른 변화를 적극적으로 즐기면 좋을 것 같습니다. 언뜻 보면 나이가 들면 모든 면에서 이전만 못한 것 같지만, 모든 현상에는 음양이 존재하듯 더 나아지는 부분이 분명 존재합니다.

특히 수십 년을 함께 살아온 자신의 몸과 감정의 흐름에 대한 이해는 조금만 관심을 기울이면 깊어질 수밖에 없습니다. 몸과 감정에 가해지는 스트레스가 가져오는 결과를 생각하면, 이 두 가지만 효과적으로 다루어도 좋은 건강을 유지하는 데 큰 도움이 되는 것은 자명합니다. 또한 스스로에 대한 이해가 깊어진 만큼 쓸데없이 몸과 마음에 힘을 주어 에너지를 소모하는 일도 줄어들게 되어 적은 에너지라도 효율적으로 쓸 수 있습니다. 그렇게 되면 젊은이의 넘치는 기운이 크게 부럽지 않게 되지요. 최고의 낚시꾼이 바늘 하나를 쓰듯, 삶의 목표를 향해 정밀타격을 할 수 있으면 꽤 괜찮은 삶을 살 수 있을 것입니다. 이런 삶에 건강은 함께 따라올 확률이 높지요.

여성의 갱년기가 또 하나의 상품이 되어 버린 것처럼, 현대 사회는 삶의 자연스러운 과정들을 좋은 것과 나쁜 것으로 구분 짓고 사람들에게 끊임없이 욕망하도록 부추깁니다. 지금도 그렇지만 아마 노화의 영역도 이러한 부추김은 더욱 가열될 것입니다. 하지만 나이 듦은 치료해야 할 병이 아니라 자연스러운 변화일 뿐입니다.

병보다
사람이다

아침에 나와서 진료 준비를 하고 있는데 간호사가 뭐 좀 물어볼게 있다
며 오신 분이 있다고 이야기합니다. 동네분들이 지나는 길에 이런저런 사
소한 것들을 물으러 오는 경우가 잦아서 그런 분이겠거니 하고 나갔는데,
낯선 중년 남성분입니다. 뭔가 조금 망설이는 표정이어서 안쪽으로 들어
오시라 해서 이야기를 들었습니다.

"병원 진료를 계속 받아 오다가 어느 날 갑자기 목에 혹 같은 것이 생
겨서 물었더니, 큰 병원에 가서 진료를 받으라고 하더라구요. 그래서 검사
를 받아 보니 암이래요. 정확하게는 악성암이 되기 전 단계라고 하면서 수
술을 하자고 해서, 다음 주에 날짜를 잡아 놨습니다. 그런데 주변에서 하
도 뭐가 좋다, 어딜 가 봐라 하는데, 병원에서는 아무것도 하지 말라고 하
고, 저도 판단을 할 수가 없어서 답답한 마음에 왔습니다."

위로와 함께 환자분이 주변에서 들은 내용들을 정리해 드리고, 수술
이후의 삶에 대해 이야기했습니다. 그랬더니 진단을 받고 난 후 나도 힘
든데 아내의 태도가 이전과 달라 그것도 힘들고, 하던 일도 그만둬야 할
지 계속해야 할지도 고민이라고 했습니다. 그래서 너무 한꺼번에 모든 것
을 결정하려고 하지 마시라고 했지요. 아내분이 이 상황을 받아들이고 이

뜻하지 않게
오래 살게 된
요즘 사람들에게

해하기까지 기다려 주셔야 하고, 일은 수술 이후 경과를 봐서 결정해도 늦지 않을 것이라고 말했습니다. 지금처럼 힘들 때는 올바른 결정을 내리기가 힘들 것이라고요. 그리고 수술 전에는 뭘 많이 하기보다는 많이 쉬고 생각을 정리하면서 좋은 컨디션을 유지할 수 있도록 노력하시라고 했습니다. 1박 2일 정도 짧은 여행을 다녀올 것도 권했고요. 상담을 마치고는 수술 이후에 다시 보기로 했습니다.

진료를 하다 보면 이분처럼 암 진단을 받거나, 현대 의학에서 고치기 힘들다는 여러 질병에 걸린 분들이 오는 경우가 있습니다. 주변의 지인분들 중에도 이런 경우를 당해서 물어 오기도 하구요. 그런데 이런 분들의 공통적인 고민이 인생을 좌우할 만한 큰 사건이 터졌는데 다들 병에 대해서만 이야기할 뿐, 자신이 이것을 어떻게 받아들여야 할지 그리고 앞으로 어떻게 살아가야 할지에 대해서는 고민해 주거나 말해 주지 않는다는 것입니다. 중병에 걸렸다는 진단만으로도 몸과 마음이 힘들고 불안하고 앞날이 막막한데, 자신이 살아온 인생마저 허물어지는 것 같다고들 합니다. 이 모든 것들을 오롯이 자신이 짊어져야 한다는 것을 머리로는 알겠는데 그래도 너무 힘들다고요.

살면서 다치기도 하고 이런저런 병에 걸려 고생하는 것은 생물이 가진(게다가 사람은 오래 살기까지 하지요) 어쩔 수 없는 숙명입니다. 다만 바람이 있다면 고통이 심하거나 삶의 질을 심각하게 떨어뜨리고 주위 사람들에게 폐를 끼치는 중한 병에 걸리지 않고 사는 것인데, 이 또한 내 맘대로 되지 않지요. 미래 의학에 관해서는 여러 장밋빛 청사진들이 제시되지만, 그게 언제 어떤 방식으로 실현될지 그리고 그렇게까지 해서 인간이 병에 걸리지 않고 지금보다 오래 사는 것이 과연 옳은 것인지에 대해서는 의문입니다. 여하튼, 지금의 의학이 해결책을 찾지 못한 병에 걸리게 되면 치료 과정도 힘들거니와(이런 병의 치료는 잘 모르는 어두운 길을 더듬어 가는 것과 같아 앞에 뭐가 있는지 확실하게 알지 못합니다), 이로 인해 예상치 않았던 사건들이 발생하면서 삶 자체가 힘들어집니다.

그런데 지금의 우리나라 의료시스템은 최신의 치료법과 약물들 그리고 좋은 시설과 그 병에 정통했다고 알려진 의사는 갖췄지만, 아직 병으로 인해 발생한 환자의 삶을 위로해 주고 무너진 마음의 균형을 회복할 수 있도록 도와주는 정도까지는 오지 못했습니다. 병을 나누어서 보는 분과시스템과 전문의 제도가 가진 한계일 수도 있고, 질병과 직접적인 연관이 없는 치료행위에 대해 수가를 지불하지 않는 보험제도 때문일 수도 있을 것입니다. 하지만 병에 걸리지 않을 수 없고 우리가 좀 더 나은 사회를 지향한다면, 병으로 인해 발생하는 심리적 충격을 위로하고 치료 과정이나 치료 이후 발생할 수 있는 몸과 마음 그리고 삶의 문제를 함께 고민하고 좋은 방법을 모색해서 질병뿐 아니라 환자와 그 삶을 함께 치유할 수 있는 방향으로 가야 한다고 생각합니다. 또한 치료 이후에도 단순한 정기검진뿐만 아니라 다시 병이 재발하지 않도록 건강을 잘 관리해 나갈 수 있도록 돕는 시스템 또한 필요합니다. 병이 아니라 사람과 그 삶을 중심으로 의료라는 판을 재구성하는 것이지요. 지금의 현실에서 참 요원한 이야기일지도 모르지만 어디를 지향할 것인가는 중요한 문제입니다.

긴장한 모습으로 어떻게 해야 하냐고 물으셨던 그분이 수술도 성공적으로 마치고, 아내분과도 화해하고 병으로 인해 조금 다른 모습으로 살 수 있었으면 좋겠습니다. 그럴 수만 있다면 중년에 벼락처럼 찾아온 병이 삶의 터닝 포인트가 될 수 있을 테니까요.

뜻하지 않게
오래 살게 된
요즘 사람들에게

부족함의
미학

묵은해를 보내고 새해를 맞이하면서 집 안 정리를 했습니다. 아이가 커서 더 이상 소용이 없게 된 책이며 장난감들은 조카아이들을 위해 한쪽에 두고, 구석구석에 감춰져 있던 물건들을 발굴해서 버릴 것과 나눌 것과 그대로 둘 것으로 정리를 했습니다. 한참 일을 하고 나서 차를 한 잔 마시면서 '미니멀라이프를 지향한다는 것은 구호에 불과했구나!'라며 반성했습니다. 새해에는 좀 더 가볍게 살아야겠다는 결심도 함께했고요.

　온 식구가 방에서 뒹굴 거리면서 놀다가 우연히 영화 <루시>를 보게 되었습니다. 감독 특유의 조금은 엉성한 구성이 눈에 거슬리고, 대부분의 인간이 자신의 뇌의 15%밖에 이용하지 못한다는 설정은 잘못된 것으로 판명되었지만 재밌게 봤습니다. 특히 극 중에서 뇌과학자로 연기한 모건 프리먼의 강연 내용이 흥미로웠습니다.

　뇌의 활용률에 따른 변화가 주요 내용이었지만, 그에 앞서 생물진화의 과정 중에서 유전자의 전달이라는 측면에서 먹이나 환경이 풍요로울 때 개체는 생식에 열중하게 되고, 여건이 좋지 않으면 개체의 영속성(Immortality)에 집중한다는 내용이 관심을 끌었습니다. 물론 개체는 영원히 살 수 없으므로 개체의 생명현상이 좀 더 오래 생존하는 데 초점을 두게 된다는 것이지요. 두 가지 모두 자신의 유전자를 다음 세대로 전달하기 위한, 서로 다른 형태의 영원한 삶을 위한 전략이라고 이야기합니다.

　이것을 좀 더 작은 관점에서 바라보면 세포 수준에서의 생식은 세포의 분열을 의미하고 생존은 현상 유지를 의미한다고 할 수 있습니다. 생명의 탄생과 성장의 시기에는 분열에 열중하는 것이 중요하지만 그 시기를 지나면, 좀 더 직설적으로 말하면 자신의 유전자를 다음 세대에 전하는 작업을 완료한 이후에는 삶의 방식을 조금 바꿀 필요가 있다는 생각이 듭니다. 특히 노령화와 환경의 악화에 따라 급속하게 늘어날 것으로 생각되는 암이 걱정된다면 말이죠. 암세포의 특징인 끝없는 분열은 곧 끝없는 생식과 동의어이기 때문입니다. 말하자면 자발적으로 신체의 내적환경을 조금 궁핍한 상황에 빠지게 만드는 것이지요.

칼로리 제한의 최종 효과는 결국 스트레스 내성을 키우는 것이다. 혈당량이 떨어지고 인슐린 농도도 따라서 떨어진다. 대사작용의 방향은 성(性)에서 신체 유지 쪽으로 바뀐다. (…) 칼로리 제한으로 세 가지 효과가 있었다. 첫째, 세포의 내부구조가 튼튼해졌다. 거의 모든 구조 단백질의 합성속도가 두 배 이상 빨라졌다. 둘째, 종양괴사인자 TNF-α나 일산화질소 합성효소 등 염증을 촉진하는 단백질의 합성이 줄어들었다. 셋째, 산소 호흡을 담당하는 유전자의 발현이 줄어들었다. 특히 시토크롬c는 1/23밖에 되지 않았다. 이 마지막 효과는 대사율 감소와 통한다. 즉 천천히 살고 늦게 죽는 것이다. ─《산소》, 닉 레인 지음, 양은주 옮김, 뿌리와이파리, 352쪽

　이 결과를 보면 건강에 관한 격언 중에 '조금 부족한 듯 먹어라', '한 숟가락을 남겨라', '八分팔분 정도만 먹어라'라는 것이 단순한 검약 차원의 말이 아니라는 것을 알 수 있습니다. 주기적인 단식이나 간헐적 단식이 주는 긍정적 효과도 칼로리 제한이라는 관점에서 보면 일리가 있다고 생

뜻하지 않게
오래 살게 된
요즘 사람들에게

각됩니다. 물론 음식 자체가 건강해야 한다는 전제 하에서 성립하는 조건입니다.

이 외에도 말을 적게 하고, 성욕을 절제하고, 과음과 과식을 피하고 음식을 담박하게 먹고, 과도하게 화를 내거나 근심, 걱정을 하지 말 것 등이 양생법에서 공통적으로 이야기는 것들입니다. 이런 것을 빼고 나면 왠지 삶이 맨송맨송해질 듯하지만, 신체와 감정에 가해지는 과부하를 덜어 내는 것은 중한 병을 피하고 건강수명을 연장하는 데 중요한 요건이라고 생각합니다. 매사에 양껏 하기 보다는 경험의 밀도와 질을 높이고 에너지의 무질서도를 낮추고 효율적으로 생산하고 소비하는 쪽으로의 전환이 필요한 것이지요. 특히 우리가 중년이라고 이야기하는 나이가 되면 이런 변화에 좀 더 관심을 기울일 필요가 있습니다. 그 앞에 노화라는 본격적인 내리막이 기다리고 있기 때문이지요.

여기서 좀 더 상상력을 발휘해서 인간이라는 한 생물 종에도 이와 같은 전환이 필요하단 생각을 합니다. 영화 제목과 같은 '루시'의 화석은 약 420만 년의 것이라고 합니다. 그 이후로 지구의 역사에 비하면 턱없이 짧은 시간 동안 진화와 번식을 거듭해 현재 세계 인구는 약 74억 명에 이릅니다. 그리고 현재 인류는 육지에 사는 모든 생물 종이 사용 가능한 생물권 에너지 중 약 25~40%를 사용하고 있다고 합니다. 구석기시대에 비하면 약 5만 배 정도 증가한 양이라고 하지요. 즉 끝없이 분열하고 소비하는 생물 종이었던 셈입니다. 그래서 어떤 학자는 인류를 암세포에 비유하기도 하지요.

하지만 그동안 우리가 영위했던 삶의 방식은 다양한 모습으로 부메랑이 되어 돌아오고 있습니다. 이러한 현상을 두고 단순한 기후의 변화로 해석하기도 하고, 새로운 에너지원의 발견이나 테라포밍Terraforming과 같은 방식을 인류가 계속 발전해 나갈 것이라는 전망을 내놓는 학자들도 있습니다. 설사 그럴 가능성이 있다 하더라도 이런 인류의 삶의 양식이 올바른 것인가 하는 의문은 들지요. 현재 인류가 지향하는 방향을 조금 바꾼다면, 다른 생물들에게 민폐를 덜 끼치면서 잘 공존할 수 있으리라 생각합니다. 조금 부족하지만 좀 더 효율적인 삶의 방식이 인간 개체를 이루고 있는 생명권의 평화로운 공생 기간을 늘릴 수 있는 것처럼요.

명상지도자로 유명한 래리 로젠버그가 젊었을 때 당시 미국을 방문한 크리슈나무르티에게 혼자서 할 수 있는 수행법을 가르쳐 달라고 부탁했습니다. 명상은 배웠지만 호흡법을 가르쳐 주지 않았기 때문이지요. 이 요청에 크리슈나무르티는 다음과 같이 말했다고 합니다.

"일단 집을 정리하세요. 그리고 당신이 실제로 어떻게 살고 있는지, 그것에 집중하세요!"

해가 바뀌면 새로운 계획을 세웁니다. 대부분 전에 안 하던 무엇인가를 새로 시작하지요. 뜻대로 되기도 하지만, 이전에 하던 일들도 잘 못하는데 새로운 것을 더하다 보니 과부하가 걸려서 포기하거나 흐지부지되는 경우도 많습니다.

새로 시작된 한 해는 더하는 것을 잠시 멈추고 덜어 내고 조금 부족한 듯 살아 보는 것은 어떨까요? 넘치고 바빠서 놓쳤던, 하지만 정말 중요했던 그 무언가를 발견하게 될지도 모릅니다. 그럴 수 있다면 행복과 건강은 자연스레 따라올 것입니다.

관계에도

여백이
필요하다

"도대체 뭐가 그렇게 궁금한지 모르겠어요. 저는 정말 다른 사람들의 사생활이 궁금하지 않거든요. 그런데 묻지도 않은 본인들의 이야기를 꺼내 놓고는 저도 그 분위기에 동참하길 바라는 거예요. 그렇지 않으면 속내를 털어놓지 않는다고 서운해하거나, 뒷말을 해요. 그런 식으로 유지되어야 할 관계라면 안 보고 사는 게 맞는데, 걸려 있는 사람들 때문에 그럴 수도 없고. 가슴만 답답해요."

"내가 잠깐 자리를 비운 사이에 남편이 모임 사람들에게 저에 대한 시시콜콜한 이야기를 해 대고 있는 거예요. 말 못할 이유도 없지만 굳이 말하지 않아도 될 일들을 꺼내 놓는 게 이해도 안 되고, 다른 곳에 가서도 저랬을 거라고 생각을 하니 사람들 만나기가 두려워요. 저 사람들이 나에 대해서 뭘 알고 있을까? 하는 생각이 들면, 하는 말들마다 나 들으라고 하는 것 같고, 눈빛 하나 표정 하나하나에 신경 쓰여서 모임만 나갔다 오면 몸살이 나요."

진료를 하면서 어려운 부분 중 하나가 관계에서 상처받은 분들을 만났을 때입니다. 병이 어디에서 왔는가를 살피고 그것이 일으킨 몸의 불균형을 바로잡아, 다시 '파이팅!'할 수 있도록 돕는 것까지가 제 역할입니다. 하지만 그분들이 현실에서 다시 받을 상처들이 눈에 보이고, 예상대로 오래지 않아 다시 찾아올 때면, '사람만이 희망이긴 하지만 그것이 정말 가능한 이야기이긴 할까?'라는 생각을 합니다.

사람들은 왜 타인의 삶에 대해 그토록 궁금해하고 상관하려고 하는 것일까요? 섣부른 판단일 수 있지만 그것이 생존에 도움이 되었기 때문이라고 생각합니다. '인간은 사회적 동물이다'라는 아리스토텔레스의 말처럼, 인간 종은 오랫동안 집단을 이루고 관계를 맺으면서 살아왔고, 그 과정에서 타인을 자신을 중심으로 정의하는 것이 중요했을 것입니다. 남들보다 뛰어난 재능이 있거나 강한 개체와 친하게 지내면 생존의 확률은 좀 더 높아졌겠지요. 사회가 복잡해지면서 그 겉모양은 변했지만, 아군과 적군 그리고 이용가치의 유무를 판단하고 관계를 맺고 정보를 교류하는 것은 개인의 생존에 중요한 역할을 했을 것입니다.

그런데 일상의 많은 부분을 어쩔 수 없이 공유할 수밖에 없고 사람이 사람을 통해 많은 정보를 습득하던 불과 수십 년 전의 삶과 지금의 현실은 많이 바뀌었습니다. 히키코모리라는 말이 사회부적응자를 일컫는 부정적 의미로 쓰이지만, 반대로 생각하면 그렇게도 살 수 있는 시대가 되었다는 말이기도 합니다. 굳이 많은 사람들과 다양한 관계를 맺지 않고도 살아갈 수 있고, 정보는 이미 넘쳐서 감당 못할 수준이 되었습니다. 낯선 길에서 사람을 만나면 반갑기보다는 도리어 두려움이 일고 경계를 하게 됩니다. 환자들을 살피다 보면 사람 사이에서 받는 위안보다 어쩌면 피로와 상처가 더 클 수도 있다는 생각이 들지요. '제발 나를 가만 내버려 둬!'라고 말하는 좀머 씨처럼 말입니다.

물론 살아가면서 마냥 사람 사이의 관계를 피할 수는 없을 것입니다. 다만 타인의 삶의 방식을 서로가 인정하고 존중했으면 합니다. 사람이 가장 많이 하는 착각 중에 하나가 다른 사람도 나와 같으리라는 것이지요. 이 글을 쓰는 저 또한 누군가 공감할 것이라는 착각을 하고 있는 것일지도 모릅니다. 하지만 그것이 지나쳐 원하지 않는 누군가의 삶에 관여를 하려고 한다면, 모든 관계에서 자신의 스타일을 강요한다면, 그것은 관심이나 선의로 포장된 또 다른 폭력이라고 생각합니다.

다른 사람은 그 사람 자체로 인정해 주어야 하고, 원치 않는다면 관심이나 간섭을 멈춰야 하지 않을까요? 누군가는 많은 사람들을 사귀고 삶의 많은 부분을 공유하는 것을 즐기지만, 또 다른 누군가는 그것 자체가 부담스럽고 적당한 거리를 두고 곁을 적게 내어 주기를 원할 수 있습니다. 이것은 성향의 차이일 뿐 마땅히 어떻게 해야 하는 정답이 있는 문제는 아닐 것입니다.

환자를 보다 보면 육식동물 같은 이도 있고 초식동물 같은 이도 있습니다. 풀 같은 사람도 있고 나무 같은 사람도 있지요. 서로가 다름을 인정하고 가만히 제 길을 살면서 자연스럽게 어울린다면 이상적일 것입니다. 하지만 실상은 먹이피라미드와 같은 관계가 더 많아 보입니다. 그래서 관계 속에서 지치고 상처받은 사람들이 자꾸만 늘어나는 것일 테고요.

인간의 역사를 살펴보면 거의 불가능한 이야기일 수도 있지만, 선의와 관심이라는 명목 아래 행해지는 관계의 폭력이 줄어든다면 사람들이 덜 아프지 않을까 생각합니다.

따뜻함이

병을
이긴다

"날씨도 추운데 왜 반팔 옷을 입고 계세요?"

"오늘 좀 춥긴 하네요, 그래도 저는 안에서 진료하고 있어서 괜찮습니다."

몸이 좋지 않을 때를 제외하면 거의 1년 내내 반팔 가운을 입고 있는데, 겨울에는 나이 드신 환자분들이 종종 춥지 않냐고 물으십니다. 진료실 안에만 있어서 괜찮다고 하면, 젊어서 그런가 보다고들 하시지요. 그러면 웃으면서 그렇게 젊지도 않다고 말씀드리지만, 실제로 반팔을 입고 진료하는 것은 제 몸을 온도계로 쓰기 위해서입니다.

한의원에 오신 분들은 감기로 열이 나는 분들을 제외하면 대부분 몸이 차가워져 있습니다. 환자분 스스로도 몸이 차다고 느끼는 분들도 있고, 치료를 받을 때 진료실 온도가 조금만 낮아도 춥다고 하는 경우가 많습니다. 연세가 많거나 만성 질환을 앓고 있는 분들이 더하고, 나이가 젊어도 과로와 스트레스로 몸과 마음이 지쳐 있는 분들은 추위를 잘 탑니다. 이렇다 보니 진료실 안의 온도는 가능하면 조금 따뜻하게 유지하는 것이 좋은데, 개인적인 경험으로 반팔을 입고 있는 제가 추위를 느끼지 않고 진료할 수 있는 정도면 적당합니다. 물론 조금 더 따뜻하게 하면 좋

뜻하지 않게
오래 살게 된
요즘 사람들에게

겠지만 난방비가 많이 들기 때문에 이 정도 수준을 적정 온도로 정해 둔 것이지요.

최근에는 면역력과 체온과의 관계에 대한 이야기를 많이들 하는데, 우리 몸이 냉해지면 면역력이 떨어져서 병에 걸리기 쉽고 잘 낫지 않는다고 합니다. 체온을 낮게 하는 생활습관으로 인해 면역기능이 저하되었는지, 아니면 만성 질환이나 중증 질환을 앓으면서 몸의 기능이 떨어지면서 체온이 낮아졌는지는 구분할 필요가 있지만 차가워진 몸을 따뜻하게 하는 것은 질병의 치료와 예방에 도움이 됩니다.

우리 몸이 36.5℃ 정도에서 일정한 체온을 유지하는 것은 그 온도가 몸을 이루고 있는 세포들이 정상적인 기능을 수행하는 데 적합하기 때문입니다. 이러한 상황은 아마도 지구환경의 변화에 맞춰 적응하는 과정에서 만들어졌을 것이고요. 때론 바이러스나 세균의 침입에 대응하기 위해 체온을 높이기도 하지만 곧 원상 복귀됩니다. 그런데 만약 체온이 일정 수준 이하로 떨어지게 되면 우리 몸의 정상 세포의 활성은 떨어지게 되고 이에 따라 각종 기능들이 저하되게 되어 병에 쉽게 걸리고 잘 낫지 않는 상태가 됩니다. 마치 겨울이 되면 자연계의 모든 동식물들의 활동이 줄어드는 것처럼 말이죠. 하지만 봄이 되면 만물이 소생하듯, 우리 몸 또한 다시 좋은 체온으로 회복시켜 주면 스스로 치유하는 힘을 회복하게 됩니다. 이러한 현상은 급성 질환보다는 만성 질환이나 알레르기 질환이나 류머티즘과 같은 면역 관련 질환을 치유할 때 자주 확인할 수 있습니다. 따라서 오래된 지병이 있는 분들이라면 자신의 체온을 확인해 보고 좋은 상태로 회복시켜 주는 것이 좋습니다.

이와 함께 몸을 차갑게 하는 습관을 고치는 것이 좋습니다. 차가운 환경에 과도하게 노출되는 것을 삼가고, 생냉지물生冷之物이라고 표현하는 날 음식과 성질이 차가운 채소와 과일 그리고 음료 등을 과하게 섭취하는 것을 삼가야 합니다. 채소와 과일을 먹더라도 그 차고 따뜻한 성질을 잘 배합해서 치우치지 않게 먹는 것이 좋습니다. 그리고 음식을 조리할 때 가능한 한 자연 상태에 가까운 식재료를 쓰고 정제된 식품의 섭취를 삼가야 합니다. 정제식품은 영양을 공급하기보다는 그 대사 과정에서 몸에 필요한 영양을 소비시키는 측면이 크기 때문입니다. 일상생활에서는 적당한 신체활동과 함께 일정 시간 햇볕을 쬐는 시간을 갖는 것이 좋고, 느리고 깊은 호흡훈련을 통해 세포 대사에 필요한 산소를 충분히 공급해 주고 자율신경의 균형을 회복시켜 주면 도움이 됩니다. 여기에 좀 더 적극적으로 몸을 따뜻하게 해 주려면 중완혈이나 관원혈과 같은 복부에 있는 혈자리 주위에 화상을 입지 않을 정도로 뜸을 꾸준히 떠 주면 좋습니다.

또 한 가지, 참 어려운 일이지만 감정을 너무 과하게 내지 않는 것이 좋습니다. 분노로 인한 화는 끓어올랐다가 내려가면 몸을 차갑게 식히고, 우울한 감정은 기의 흐름을 정체시키고 여러 기능을 침체시킵니다. 다른 목적이 아니라 나를 살리기 위해서 감정이 잘 흘러갈 수 있도록 노력하는 것이 좋습니다.

우리 몸은 일정한 조건이 갖추어지면 스스로 건강을 잘 회복합니다. 몸을 따뜻하게 하고 마음을 온화하게 갖는 일은 단순하지만 아주 중요한 건강의 조건입니다.

뜻하지 않게
오래 살게 된
요즘 사람들에게

허리는

왜
아플까?

진료를 하다 보면 참 많은 분들이 각종 통증 때문에 오십니다. 그중에서도 꽤 많은 비중을 차지하는 것이 바로 허리의 통증입니다. 통증의 형태와 허리의 상태는 조금씩 다르지만 요통은 남녀노소를 가리지 않고 발생합니다. 요통만을 전문적으로 치료하는 병원들이 저마다 성황을 이루고 있고 광고를 보면 모든 문제를 해결해 줄 것 같은 다양한 치료법들이 있는데도 끊임없이 환자가 생기는 것을 보면 요통은 현대인의 숙명처럼 보기도 하지요.

최근에 흥미롭게 읽은 책 중에 '인류의 기원'이란 책이 있습니다. '요통은 피할 수 없는 것일까?'라는 궁금증이 일어 그 책의 공동저자 중 한 분인 이상희 교수님께 SNS를 통해 질문을 드렸습니다.

"요통의 원인과 관련해서 인간이 직립보행을 하면서 생긴 숙명이라는 의견과 이미 충분히 적응하면서 진화했기 때문에 그렇지 않다는 의견이 있는데 교수님 생각은 어떠신지요?"

"일단 '숙명'인지의 여부는 그냥 넘어가기로 하고요. (진화에서 숙명이란 없다고 생각합니다.) 근본적으로는 인간이 오래 살게 되었기 때문입니다. 물론 '충분히 적응'했으니까 이렇게 오랜 역사(500~600만 년)가 이어져 올 수 있었죠. 그렇지만 우리 몸은 50년 이상 살기에는 무리입니다. 허리뿐만 아니고, 제반 관절, 치아 등이 80~90년 이상 오랜 세월 버티게끔 만들어지지 않았습니다. 그런데 실제로 대부분의 인간들은 진화 역사 대부분의 기간 동안 그렇게 오래 살지 않았습니다. 그렇지만 네발로 걸었더라면 분명히 요통은 훨씬 적게 발생했을 것입니다. 그러니까, 요통의 빈번함은 직립보행과 장수의 합작품(?)입니다."

현대인이 과거의 사람들보다 더 오래 사는 것 같지만 실제 절대수명이 증가한 것이 아니라 오래 살게 된 사람의 숫자가 증가한 것이라고 하지요. 같은 몸을 가지고(물론 진화는 현재진행형이지만) 좀 더 오래 살게 됨으로써 증가하는 다양한 질환들이 있는데 요통 또한 그중 하나라고 할 수 있습니다. 여기에 직립보행이라는 모험을 선택함으로써 가해지는 구조적인 부담과 개개인의 체질적 소인과 누적된 생활습관적 요인이 더해져 요통이라는 또 하나의 의료 시장을 만들어 낸 것이지요.

한의학에서는 요통을 그 증상과 몸의 상태에 따라 여러 가지로 구분해서 치료하지만 그 근본적인 요인은 신장(콩팥이라는 해부학적 장기 개념보다는 그것을 포함하기도 하는 특정 기능을 수행하는 시스템적인 단위로서의 신장)의 기능이 약해지기 때문이라고 봅니다. 그런데 이 신장은 우리 몸의 근원적인 생명 에너지를 간직하고 있지요.

살아가는 동안 이 에너지를 끌어다 쓰고 적절히 충전하면서 지내는데 나이가 들어가면서 점차적으로 그 성능이 저하되지요(스마트폰 배터리를 연상하시면 될 듯도 합니다). 이 영향으로 허리를 지지해 주는 힘 또한 약화되는데 이것이 요통이 발생하는 가장 근본적인 요인이라고 보는 것입니다. 이 힘이 충분할 때는 겉으로 드러난 증상을 개선해 주면 좋은 상태를 잘 유지하지만, 이 부분이 약해지면 표층의 증상뿐만 아니라 심층의 문제를 함께 해결해 주어야 좋은 상태를 회복할 수 있습니다. 그렇지 않으면 부실 공사 된 건물처럼 일정 시간이 흐르면 다시 허물어지고 말지요.

저는 이러한 한의학의 양생적 관점이 인류가 장수하게 되면서 발생하게 되는 문제들을 보완해 주는 데 중요한 역할을 한다고 생각합니다. 단순한 보신의 개념이 아니라 어찌되었든 간에 죽을 때까지는 가지고 살아야 하는 내 몸을 어떻게 하면 효율적으로 다루고 나아가 감정의 균형과 정신기능의 온전함을 오래도록 유지할 것인가에 관해 일정한 답을 얻을 수 있다고 봅니다.

요통과 관련해서는 요즘 우리 딸아이가 가르치듯 이야기하는 '아나바다'가 하나의 해결이 될 수 있다고 생각합니다. 아껴 써야 합니다. 팔은 쓸수록 강해진다는 일본 투수의 말이 있긴 하지만, 본인의 허리가 감당하기 힘들 정도의 과부하를 받는 운동이나 나쁜 자세는 가능한 한 삼가는 것이 좋습니다. 제 경험으로 강한 운동을 통해 만들어진 몸은 보기는 좋지만 노년이 되었을 때는 문제가 생기는 경우가 많았습니다. 그렇다고 마냥 쉬어 주기만 하라는 것은 아니지요. 좋은 검을 만들기 위해서 담금질을 하듯 적당히 쓰고 잘 쉬어 주기를 적절히 해서 좋은 상태를 오래 유지할 수 있도록 해야 합니다.

나눠 써야 합니다. 우리 몸의 각 관절은 구조적으로 각기 조금씩 다른 운동성을 가지고 있습니다. 허리는 좌우로 돌리는 운동은 잘 하지만 굽혔다 펴는 데는 약하고 무릎은 앞뒤로 굽히고 펴는 것은 잘 하지만 좌우로 회전하는 데는 취약하지요. 따라서 어떤 동작을 할 때 각기 관절이 가진 특성에 맞게 운동부하를 나눠 주는 것이 좋습니다. 사소한 것이지만 좋은 것도 나쁜 것도 티끌 모아 태산입니다.

바꿔 써야 합니다. 만성 요통이나 자꾸 재발하는 요통이 있다면 분명 자세나 몸을 쓰는 습관에 문제가 있는 것입니다. 이러한 습관을 바꾸지 않으면 온갖 치료를 받는다 해도 잠시의 위안밖에 얻을 수 없을 것입니다.

다시 써야 합니다. 공학이 발달해서 인체를 대신할 많은 인공구조물들이 생겼지만 내가 가지고 태어난 몸 같을 수는 없습니다(언제고 내 몸과 같은 것을 만들어 내게 되겠지만, 그것을 마냥 축복이라 할 수 있을지는 의문입니다). 가능하면 내 몸을 다시 잘 길들이고 그 상태에 나를 맞춰 가면서 사는 것이 좋다고 생각합니다. 특히 수술과 같은 큰 치료를 받고 난 후에는 충분한 시간을 가지고 천천히 내 몸을 잘 길들여야 합니다. 그래야 재차 수술대 위에 눕지 않을 수 있습니다.

우리는 과거에 비해 꽤 오래 살게 되었습니다. 하지만 이것이 마냥 좋은 일만은 아닙니다. 길어진 육체적 수명을 잘 다룰 수 없다면 고통의 시간 또한 길어질 테니까요. 내 몸과 마음의 구조를 이해하고 내 마음대로는 아니더라도 효과적으로 다룰 수 있다면 허리의 통증뿐만 아니라 건강에 의해 인생이 발목 잡히는 일은 조금 줄어들(사라지진 않겠지요) 것입니다.

뜻하지 않게
오래 살게 된
요즘 사람들에게

걷는 인간으로

마지막까지
살다 가는 법

"버스가 저만치 와서 정류장까지 몇 발자국 뛴다는 게 그만 자빠져 버렸네. 사진 찍어 보니 뼈는 괜찮다는데 자고 일어나면 옆구리가 아파서 죽겠어. 병원서 소염진통제랑 위장약 처방은 받았는데 침도 같이 맞으면 더 빨리 나을 것 같아서 왔네."

일을 조금만 무리하면 허리가 아프다고 치료를 받던 어르신이 오늘은 부상을 입고 오셨습니다. 평소에도 가만있지를 못하고 성격이 급해서 매사 조금 느긋하시라 했지만, 타고난 성격이 그렇다며 한 방에 낫게 해 달라고 하시는 분입니다. 침을 놓으면서 어르신들은 넘어지는 것하고 감기를 제일 조심해야 한다고 말씀드렸습니다. 외상과 감염은 회복력이 떨어진 노년층 삶의 질을 떨어뜨리는 가장 큰 위험요소이기 때문입니다.

이 환자처럼 나이가 들면서 몸을 조정하는 기능에 문제가 생겨 다치는 경우를 자주 봅니다. 몸이 마음을 못 따라가서 생기는 현상입니다. 매사 조금 속도를 늦추라 당부하지만, 마음은 지금이라도 날아갈 것 같은데 몸이 그러질 못하니 환자 중에는 치료를 받다가 한숨을 쉬는 분도 종종 있습니다. 세상만사 흥망성쇠가 당연하지만, 그것이 내 입장이 되고 보면 꽤 서글픈 일이 되는 듯합니다.

직립은 현대 문명을 낳은 인간 진화의 혁명이지만 이로 인해 생기는 문제도 있습니다. 그중 대표적인 것이 요통입니다. 구조적으로 큰 물리적 스트레스를 받는 허리가 시간이 흐름에 따라 서서히 무너지면서 발생하지요. 인간의 아이가 꽤 오랜 기간 돌봄이 필요한 미숙한 상태로 태어나는 것 또한 직립보행을 위한 골반구조가 가져온 결과입니다. 하지만 이러한 불리한 점에도 불구하고 인간은 직립을 선택함으로써 비로소 인간답게 되었습니다. 그런데 나이가 들면 이 혁명적 선택이 부메랑이 되어 돌아와 우리를 아프게 합니다.

　한의학의 경락이론 중 기경팔맥奇經八脈의 내용은 우리 몸에 나타나는 다양한 생리현상과 질병에 관계가 있는데, 특히 직립보행을 위한 구조적 프레임을 설명하는 데 유용합니다. 이를 통해 우리의 일생을 바라보면 중년 이후 서서히 무너져 내리는 신체기능의 쇠퇴를 조금 뒤로 미루는 데 유용한 팁을 얻을 수 있을 수 있습니다.

　막 태어난 아이는 가만히 누워서 입으로 모유를 먹고 코로 숨 쉬고 배설하고 잠을 잡니다. 물론 팔다리의 움직임은 있지만 이때는 수동적으로 받아들이는 것이 주가 됩니다. 이때 발달하는 것이 몸통의 전면에 있는 임맥任脈입니다. 외부의 것을 받아들여서 생존을 위한 에너지를 축적하는 프레임이라고 할 수 있습니다. 이후에 아이는 목을 가누기 시작하고 스스로 하는 움직임을 키워 나갑니다. 뒤집기를 하고 기어 다니지요. 이 시기에 발달하는 것이 척추라인으로 대표되는 독맥督脈입니다. 축적된 에너지를 기반으로 고개를 들고 자신을 세우기 시작하는 것이지요.

　다음으로 발달하는 곳은 대맥帶脈입니다. 마치 벨트처럼 허리를 감싸고 있는 프레임입니다. 주로 아이가 앉기 시작하면서 강화되기 시작합니다. 상하로 세워진 구조물을 타이트하게 묶어 줌으로써 구조적 안정을 가져오게 됩니다. 이것을 잘 확인할 수 있는 것이 바로 역도선수의 허리벨트입니다. 시합에 나가면서 강하게 조여 매서 일시적으로 대맥에 힘을 가해 무거운 역기를 위로 들어 올리고 버티는 데 도움을 주는 것입니다. 어쩌면 권투와 같은 격투기 선수의 챔피언 벨트는 강한 대맥을 가진 사람이라는 상징성을 가지고 있는 것인지도 모릅니다.

앉기 시작한 아이는 드디어 일어서기 시작합니다. 물건을 잡고 일어서고 어른의 손을 잡고 일어섭니다. 중력을 이겨 내고 비로소 직립인간의 면모를 갖추기 시작합니다. 이때 주도적 역할을 하는 것이 바로 충맥衝脈입니다. 나를 땅으로 끌어당기는 중력에 반해 거꾸로 오르는 연어처럼 위로 밀어 올립니다. 하체와 허리 그리고 아래뱃심으로 표현되는 영역으로 우리가 두 다리로 바로 서는 데 중심이 되는 프레임이라고 할 수 있습니다.

하지만 처음 선 아이는 중심을 잘 잡지 못하고 넘어집니다. 직립의 구조는 갖췄는데 안정적이지 못하지요. 이 비틀거리는 과정을 통해 발달하는 것이 유맥維脈입니다. 양유맥과 음유맥으로 구성되는 이 기맥은 마치 밧줄로 묶는 것처럼 직립의 구조를 내측과 외측에서 단단히 묶어 주어 구조를 안정시킵니다. 이 프레임이 발달하면 아이는 짱짱하게 서게 됩니다.

안정적으로 서게 된 후에는 걷고 뛰게 됩니다. 이때 발달하는 것이 바로 교맥蹻脈입니다. 교맥 또한 음양으로 나뉘는데, 앞선 유맥처럼 인체의 내측과 외측에 존재하면서 걷고 뛰는데 필요한 구조를 만들어 줍니다.

이렇게 완성된 구조는 10대와 20대를 통해 성장 발전하고 30대에 접어들면서 완숙한 경지를 이루고 유지되다가 40대가 되면서 서서히 쇠퇴하기 시작합니다. 그리고 좀 더 나이가 들게 되면 뛰는 것이 잘 안 되고 걷는 데 뭔가 힘이 없고 안정적이지 않게 됩니다. 지하철을 타면 의자를 먼저 찾게 되고 요통이 발생하고 관절에 문제가 생기기 시작하지요. 앉는 것도 힘들어 틈만 나면 누워 있고 싶어집니다.

그렇게 점점 쇠퇴하다가 운이 좋으면 중병에 걸리지 않고 인간다움을 유지한 채 마지막을 맞이하고, 운이 나쁘면 가만 누워서 마치 아이처럼 외부에서 공급되는 것에 의존해서 생명을 유지하다 품위를 잃은 채 생을 마감하게 됩니다. 신체구조와 움직임에서 바라보면 인간은 누워 있다가 앉았다가 서 있다가 걷고 뛰다가 마지막으로 누워서 갑니다. 어쩌면 죽음을 앉아서 맞이한 선승들을 위대하게 여기는 것은 이러한 흐름을 자신의 의지로 이겨 냈기 때문인지도 모릅니다.

한의학의 예방의학이라고 할 수 있는 양생법은 이처럼 나이가 들면서 생기는 변화를 막거나 늦추기 위한 방법들에 대한 고민과 연구의 결과라고 할 수 있습니다. 다양한 동작과 호흡법, 그리고 약물을 통해 구조의 붕괴를 막고 내부장기의 기능을 오래도록 보존하려고 했던 것입니다. 이것을 영생이나 불로장생 같은 말로 표현하면 허황되게 들리지만, 건강수명을 최대한 연장하려는 연구였다고 말하면 꽤 설득력이 있습니다.

진료를 하면서 중년 이후의 환자들에게 태극권, 요가, 그리고 국선도와 같은 운동을 권하는 것은 바로 이러한 이유에서입니다. 이런 운동법들은 조금씩 강조하는 포인트는 다르지만 그 목적하는 바는 동일하기 때문입니다. 건강수명이 연장된다면 암이나 치매와 같은 대표적인 퇴행성 질환을 예방하는 데도 당연히 효과적이겠지요.

치료를 받고 부지런히 나서시는 어르신에게 차를 한잔 권하면서 동사무소의 요가교실에 등록할 것을 권했습니다. 마침 본인도 알아보고 있었다며 반색을 합니다. 그분의 뒷모습을 보면서 든 "과연 올해 안에 등록을 하실까?"하는 물음이 기우에 그치길 바라 봅니다.

뜻하지 않게
오래 살게 된
요즘 사람들에게

암과 싸움을

축구에
빗댄다면?

"조기에 발견했고 암의 성질도 온순한 데다, 무엇보다 수술로 제거할 수 있어요. 적당한 말은 아닐 수 있지만 운이 좋다고 할 수 있어요. 하지만 수술로 눈에 보이는 것은 제거해도 암세포는 남아 있을 확률이 커요. 무엇보다 암이 발생할 정도로 망가진 몸과 마음의 상태는 그대로예요. 수술 자체가 몸에 일으키는 스트레스 또한 상당해요. 수술이 임박했으니 수술 준비에는 도움을 드릴 수 없지만, 수술 이후에는 증명된 방법들로 함께 노력하면 건강을 회복하고 유지하는 데 도움이 될 거예요."

'더는 이렇게 살지 말아야겠다'고 마음먹었는데 유방암 선고를 받았다는 환자는 상담하는 내내 애써 참아 내는 모습이 역력합니다. 의사의 진단 순간 평생 쓸 에너지의 절반을 소모시킨다는 터널을 지나 며칠 후 수술까지 앞두고 있으니 평정을 유지하기가 불가능한 상황이지요. 긴장을 늦추고 몸을 편하게 하는 데 도움이 되는 침과 뜸 치료를 한 후에, 환자와 함께 지난 시간을 복기하면서 무엇 때문에 그러한 상황이 되었는가를 짚어 나갔습니다.

무리하고 무시했던 부분들을 하나씩 체크해 가면서, 환자 스스로가 잘 알고 있음에도 변화를 일으키지 못한 결과가 지금에 이르렀음을 확인할 수 있었지요. 다음에는 수술 이후의 삶에 대해서 이야기했습니다. 일상생활에서 지켜야 할 가장 기본적인 부분들과 해외의 유명 암 센터들에서 통합의료 관점으로 검증되고 진행되고 있는 한의학적 치료들을 소개하고 그중 환자에게 필요한 부분을 병행하기로 했습니다.

"만병의 황제라는 암까지 만났으니 이제는 이전과는 분명 다르게 사셔야 해요. 그리고 생각보다 조금 더 오래 방심하지 말고 변화를 지속하셔야 하고요."

진료를 마치고 나가면서 그 환자는 어색하게 웃으면서 아주 조금은 편해졌다고 했습니다.

우리나라 사람들이 기대여명만큼 살 경우 남자는 5명 중 2명, 그리고 여자는 3명 중 1명의 비율로 암 환자가 된다고 합니다. 양이 있으면 음이 있는 것처럼 장수시대의 이면에는 암이나 치매와 같은 다양한 퇴행성 질환들이 따라오게 되었지요. 개인적 경험으로도 암이 더는 드라마의 반전 소재가 되지 못할 정도로 흔한 질병이 되었음을 느낍니다.

다양한 생물학적 발견들이 암 치료의 새로운 가능성을 열고 있지만 아직 많은 환자들이 받고 있는 것은 표준 치료라고 불리는 수술, 항암제, 방사선 치료입니다. 이러한 요법들은 어떻게 해야 암세포를 효과적으로 제거하느냐에 초점을 두고 있습니다. 이를 통해 암세포가 발견되지 않는 관해(Remission)의 상태에 도달하거나 부분 관해를 통해 생명을 연장하는 것을 목표로 하지요.

이런 방식이 드러난 것을 제거하기 위해 우선적으로 채택해야 하는 방법이라는 데는 저도 동의합니다. 그런데 이것만으로 충분하냐는 부분에서는 의문이 듭니다. 앞서 말한 대로 완벽한 제거가 현실적으로 힘들고, 암세포를 품고 있는 사람은 변화하지 않기 때문입니다. 그 이후는 그냥 운에 맡겨야 할까요? 표준 치료의 효율을 높이고 환자의 삶의 질이나 암 재발 방지에 도움이 될 수 있는 방법이 있다면 적극적으로 모색해야 하는 것이 아니냐는 생각이 듭니다.

저는 이런 상황을 축구 경기에 비유하곤 합니다. 축구의 재미는 무엇보다 많은 골이 터지는 데 있습니다. 최고의 공격수들이 화려한 플레이로 상대방의 골문에 골을 넣으면 화려한 스포트라이트와 함께 관객의 함성이 터져 나옵니다. 경기의 최고 수훈 선수는 대부분 골을 넣은 선수가 되기 마련이고 연봉 또한 매우 많습니다.

그런데 골을 넣는 것이 꼭 경기의 승리를 의미하는 것은 아닙니다. 수비가 무너지고 골키퍼가 실수를 해서 실점을 더 많이 한다면 화려했던 공격수의 플레이는 빛이 바래고 경기는 패하게 됩니다. 또한 미드필더와 수비수의 기량이 탄탄하지 못하면 공격수 또한 제 기량을 발휘하기 힘들어집니다. 상대방의 집중 마크 속에 제대로 골을 다루지 못하거나 좋은 패스를 받지 못해 골을 넣지 못하고 존재감을 잃게 되지요. 여기에 경기결과에는 12번째 선수라고 불리는 팬들의 힘도 상당히 작용합니다. 홈경기에서 쏟아지는 관중의 응원은 우리 편 선수들의 기는 살려 주고 상대편 선수는 위축되게 만듭니다. 각 리그에서 우승을 차지하는 팀치고 확실한 공격과 탄탄한 수비, 그리고 열렬한 응원을 보내는 많은 팬을 갖지 않은 경우가 없습니다. 이 삼박자가 맞아야 경기를 지배할 수 있지요.

암 치료에서 수술과 항암제, 그리고 방사선 치료는 공격수와 같습니다. 암세포 제거라는 골을 넣기 위해 단독으로 혹은 복합적으로 공격을 합니다. 그런데 만약 환자의 몸이 이러한 공격을 충분히 뒷받침해 주지 못하면 공격은 무위로 돌아가거나 더 많은 실점을 해서 관해의 상태에 이르지 못할 수 있습니다. 득점보다 실점이 많아서 경기에서 패배하는 것이지요. 따라서 이러한 공격을 뒷받침해 줄 미드필더나 수비수 역할을 할 수 있는 요법 또한 필요합니다.

이 부분에서 병과 함께 사람이라는 생태를 함께 고려해 온 한의학적 방법들이 도움이 될 수 있습니다. 실제로도 침의 암 치료 효과는 다양하게 검증이 되었습니다. 이와 함께 적합한 한약의 복용이 항암제나 방사선 치료의 독성을 완화하고, 항암 효능을 증진시키며 삶의 질의 개선과 생존기간 연장에 효과가 있다는 연구 논문들도 나와 있습니다. 또한 면역 반응을 증진하고 항암기능을 조절하는 효과도 있다고 하지요. 공격의 효율을 높이고 실점의 위기를 막음으로써 승리의 확률은 키우고 패배의 확률은 줄일 수 있는 것입니다. 또한 더는 공격이 의미가 없어졌을 때 남은 시간의 질을 높이는 데도 도움이 될 수 있습니다.

이와 함께 가족과 사회적 환경과 같은 요소 또한 매우 중요합니다. 환자가 인간으로서 존엄을 잃지 않고 투병을 이어 가고 남은 생을 살아가는 데 있어서 주변의 지지는 축구선수에게 홈 관중의 응원과 같은 역할을 한다고 할 수 있습니다. 미국 MD 앤더슨 암센터의 통합 의학센터 모델을 보면 표준 치료를 통한 암의 제거뿐만 아니라 신체적, 정신적-영적, 그리고 사회적 영역에서 다양한 요법들을 통해 환자에게 최적화된 건강 회복과 치유를 제공하고, 좀 더 나은 임상결과를 얻는 것을 목표로 하고 있습니다. 골을 넣는 것만이 목표가 아니라, 경기에 이기는 것을 목표로 하지요.

2018~2019 유럽챔피언스리그 8강전에서 결승 골을 넣은 손흥민 선수는 찬사와 스포트라이트를 한 몸에 받았습니다. 하지만 베르 통언이나 요리스처럼 좋은 수비수와 골키퍼가 없었다면 팀이 그 한 골로 승리하지 못했겠지요. 병이 중할수록 그것을 없애는 것만 생각하지만 그럴수록 시야를 넓혀야 합니다. 그래야 골을 넣고도 경기에 패하는 오류를 범하지 않습니다.

뜻하지 않게
오래 살게 된
요즘 사람들에게

우리 배 속의
'4대강'도

자연스럽게 흐르도록 하자

"어떤 음식을 먹느냐에 따라, 조금 더 미세하게는 감정의 상태에 따라서도 몸속에 있는 미생물총에 변화가 생긴다고 해요. 그런데 이게 일방통행이 아니라서, 미생물총이 변하면 우리 역시 영향을 받아요. 특정한 음식을 막 먹고 싶거나 싫어하기도 하고, 기분이 달라지고, 이에 따라 행동도 변한답니다.

물론 행동이나 감정에는 내가 처한 직접적인 환경이나 상황에 대한 의식적인 반응이 가장 큰 영향을 주겠죠. 중요한 것은 수적으로는 우리 몸의 세포보다 많지만 무게는 1~2kg 남짓한 눈에 보이지 않는 미생물이 우리와 공존하면서 꽤 은밀하게 영향을 준다는 겁니다. 때론 인간이 이들의 생존을 위해 조종당하는 것이 아닐까 하는 생각마저 들 때가 있죠. 이 균들을 잘 길들이고, 이들과 성공적으로 공존하는 것은 소화는 물론이고 좋은 건강을 유지하는 데 꽤 중요합니다."

잦은 외식과 탄수화물 탐닉, 그리고 야식습관을 고치지 않으면서 늘 소화가 안 된다는 환자를 붙들고 한참을 이야기합니다. 최근 들어 대변 상태도 더 안 좋아지고 자꾸 짜증이 나서 주변 사람들과 자주 부딪친다고 하기에, '세균에게 지배당하고 계시군요!'라고 웃으면서 대화를 시작했지요.

직장 내 대인관계가 주는 스트레스가 이 환자의 증상에 가장 큰 요인 임은 확실해 보였습니다. 하지만 어릴 적에 잘못 길들여진 입맛과 식사습 관 또한 바탕색처럼 영향을 주고 있다고 생각되었지요. 그래서 드러난 긴 장 반응을 해소하는 데 중점을 두되, 장내환경을 개선하기 위한 방법들을 병행하기로 했습니다. 그러면서 장내 세균에 관한 책을 한 권 권했습니 다. 그러기를 석 달, 다행히 환자 스스로 변화하려는 의지가 있었기 때문 에 서로 속 편하게 웃으면서 이별할 수 있었습니다.

《셀 리포트Cell Reports》 2015년 4월호에 소개된 연구 결과에 따르면 장 내에 살고 있는 박테리아들이 서로 의사소통을 한다고 합니다. 이들은 작 은 분자들을 통해 우리가 말을 하는 것처럼 서로 소통하면서 장 속에 살 고 있는 특정 박테리아의 숫자를 조정해서 항생제 치료로 손상된 부분을 회복시킨다고 하지요. 항생제나 다이어트로 인해 이런 미생물총의 균형 이 깨지면 전염병, 염증성 장 질환, 비만, 암 등의 위험에 노출된다고 합니 다. 이 연구 외에도 최근에 과학자들은 장속에 살고 있는 유익한 미생물 들이 우리가 섭취한 음식을 최대한으로 활용할 수 있게 돕고, 질병을 일 으키는 균들로부터 보호하는 역할을 한다는 결과들을 속속 발표하고 있 습니다. 아주 오래전부터 인간이라는 우주에 공생하고 있는 미생물들의 목소리에 이제 귀 기울이기 시작한 것이지요.

인간은 외부의 음식을 섭취해야만 그것으로부터 에너지를 얻어서 살 아갈 수 있습니다. 우리가 이용하는 모든 에너지의 근원은 일차적으로 태 양입니다. 하지만 우리는 태양에너지를 직접 이용하지는 못하기 때문에 그것을 잡아서 물질화할 수 있는 생명체를 먹어서 다시 에너지 수준으로 분해하는 과정을 통해 살아갑니다. 동양에서는 기가 모이면 생명이 생기 고 흩어지면 생명 또한 사라진다고 하는데, 에너지의 순환이라는 측면에서 보면 인간 또한 에너지가 흐르다가 특정 시공간에 일정한 정보의 형태로 응축되어 있는 상태라고 할 수도 있을 것입니다.

여하튼 우리가 섭취한 음식은 위장관을 거치면서 발효되고 흡수할 수 있는 형태로 분해되어 우리 몸에 필요한 것은 들어오고 우리가 흡수할 수 없거나 필요 없는 나머지는 배설됩니다. 위장관이라는 물리적 공간 속에서는 지금 이 순간에도 생물시간에 배웠던 다양한 화학적 반응들이 불꽃놀이처럼 벌어지고 있지요. 그리고 그 공간은 앞서 말한 우리 세포만큼이나 많은 숫자의 미생물이 살아가는 생존의 터전이기도 합니다.

입에서 항문까지 이어지는 영역은 분명 몸 안에 있지만 밖에서 들어온 물질과 직접 접촉하는 열린 공간이라고 할 수 있습니다. 생명 유지에 필수적인 장기나 뇌가 위치하고 있는 공간과는 서로 소통하고 있지만 그 출입은 엄격하게 제한되어 있지요. 밖에 있는 것이 효과적으로 걸러지지 못하고 이 공간에 직접 들어오면 폐렴이나 폐혈증과 같은 심각한 상황이 벌어집니다. 이를 두고 한의학은 경락시스템을 통해 인간의 몸이 표면적으로도 외부와 소통하고 있다고 봅니다. 이렇게 보면 우리가 눈으로 보는 '나'라는 몸은 내외적으로 외부와 직접적으로 연결되어 있고 소통하고 있는 개방형 시스템이라고 생각할 수 있습니다. 그리고 여기에 수많은 미생물이 함께 공생하고 있는 것이지요.

미생물의 입장에서 보면 인체는 그들이 살아가는 삶의 현장입니다. 인용한 연구결과처럼 서로 소통하면서 인체를 대지로 삼고 농사를 지으면 살아가고 있지요. 그러면서 이 땅이 자신들이 살아가기 좋은 환경이 되도록 노력합니다. 때론 그들끼리 전쟁도 일으키고 외부에서 들어온 독한 것들에 몰살을 당하기도 하지만, 그럼에도 꿋꿋하게 생존을 이어 갑니다. 그리고 이들의 생존결과는 우리 세포들의 상태에도 직접적으로 영향을 줍니다. 농부의 성향과 농법의 차이에 의해 생산된 농산물도 다르고 토지의 성질 또한 바뀌는 것처럼 말이죠. 토지를 비옥하게 하고 유익한 산물을 많이 만들어 내는 농부들이 많을수록 우리도 건강할 확률이 커지는 것은 당연한 일입니다.

최근 유행하고 있는 프로바이오틱(유능한 농부를 장에 직접 공급)과 프리바이오틱(농부들에게 유용한 자원을 공급하는 것)은 이런 관점을 반영한 것이라고 할 수 있습니다. 장수로 유명한 마을에서 대대로 내려져 온 균을 연구하기도 하고, 아주 건강한 사람의 대변을 통해 농부들을 강제 이주시키는 방법도 쓰기도 합니다.

이런 방법들은 적절하게 이용하면 건강관리에 매우 유용할 수 있습니다. 그런데 다른 한편으로는 우리의 생활 방식이 이제 이 미생물들과의 건강한 공존마저 위험하게 할 만한 수준에 이르렀다는 생각도 듭니다. 우리가 섭취하는 음식과 약물, 그리고 노출되는 환경이 건강한 삶에 도움을 줄 수 있는 균마저 쉽게 파괴할 수 있는 상황이 된 것입니다. 이러한 위기의 상황 또한 특정한 제품과 요법을 위한 시장이 되어 가고 있고요.

'그럼 어떻게 하면 좋을까?'라는 생각을 자연스럽게 하게 됩니다. 이것은 마치 파괴된 생태계를 복원하는 것과 같습니다. 보의 문을 열어 강물을 자연스럽게 흘러가도록 하는 것처럼, 우리 몸속 자연을 늘리고 산업화 이후의 인위를 줄이는 것이 기본이 되리라 생각합니다. 물론 앞서 말한 방법들을 효과적으로 쓴다면 회복의 기간을 줄일 수 있을 것입니다.

우리 몸 또한 외부와 끊임없이 직접적으로 소통하며 생존하는 열린 시스템입니다. 시야를 넓혀 나를 다른 사람과 다른 생물과 외부의 환경과 이어져 있는 생명체로 볼 수 있다면, 어떻게 하면 건강하겠느냐는 문제를 향한 접근 방식과 그 해결책 또한 달라질 것입니다.

뜻하지 않게
오래 살게 된
요즘 사람들에게

대멸종 앞둔 인류,

이제는 생식 아닌
생존을 생각할 때

"20~30대에 하던 운동을 지금 와서 못하는 것은 아니에요. 하지만 이제는 그 일을 마친 후 원상복구에 시간이 더 오래 걸리죠. 때론 100% 회복하지 못하기도 합니다. 그런 상태가 지속되면 결국 어떻게 될까요? 빨리 늙습니다. 손상의 누적에 따른 만성 염증, 그리고 노화. 다른 이유가 아니라 이것 때문에 생기는 병이 너무 많아요. 그러니 앞으로의 건강관리의 기준은 보다 빠르게, 보다 멀리가 아니라, 기능의 보존과 천천히 늙는 것에 두셔야 해요."

호모 사피엔스라 불리는 현생 인류 종의 나이는 20만 년 정도라고 합니다. 그리고 이 생물 종은 1만1500년 전 마지막 빙하기 말기에 홍적세가 끝나고 충적세가 시작되면서 지금까지 아주 행복한 한 시절을 맞이하게 됩니다. 빙하기 사이에 존재하는 간빙기로 알려진 따뜻한 기간이 지속되고 있지요. 우리가 역사라고 부르는 시간은 바로 이 시기, 지구의 시계로 보면 찰나와도 같은 순간인 셈입니다. 그런데 여섯 번째 대멸종의 속도는 과거에 비해 매우 빠르게 진행되고 있습니다. 그리고 그 중심에 바로 탐욕의 화신인 인간이 존재하고 있지요.

인간은 다른 생물 종과는 다르게 문명이라는 것을 이룩했습니다. 자연에 적응하면서 사는 것에 만족하지 않고 자신의 욕심에 맞게 자연을 이용하면서 살아왔습니다. 여기에는 인간 두뇌의 가소성이 큰 영향을 주었습니다. 이 덕분에 생존을 위한 단순한 생활상의 반복이 아니라 세대를 이어 갈수록 새로운 것을 창조해 낼 수 있었지요. 그 결과로 인구는 폭발적으로 증가했고, 육지에 사는 모든 생물 종이 사용 가능한 에너지의 25~40%를 사용하는 사치스러운 최상위 포식자가 되었습니다. 그리고 이러한 인간의 발자취는 지구 전체 생태계에 영향을 주어 대멸종을 일으키게 되었습니다.

어쩌면 현재 살고 있는 세대 정도는 환경의 오염이나 기후변화와 같은 상황에 어찌어찌 적응하면서 살지도 모릅니다. 하지만 지금의 어린아이들, 그리고 미래세대를 생각한다면 지금과 같은 인간 문명의 방향은 분명 전환이 필요해 보입니다.

그럼, 과연 이러한 상황은 왜 벌어졌을까를 생각해 봅니다. 저는 호모 사피엔스가 아직 젊기 때문이라는 생각을 합니다. 한 생물 종을 하나의 개체로 전환해서 생각해 보면, 젊을 때는 가만히 있질 못합니다. 많이 먹고 마시고 소비하고 성장합니다. 조금 더 수준을 낮춰서 세포 수준으로 내려가면 쉼 없는 분열을 통해 세포수를 늘려 가는 데 열중합니다. 주변의 환경을 맘껏 약탈할 수 있는 상황이니 거칠 것이 없지요. 그런데 생각보다 너무나 많이 진행되어, 이것이 통제 가능한 범위를 넘어서면 여러 가지 문제가 생깁니다. 세포 수준에서 벌어지는 통제 불가능한 분열(생식)의 결과가 바로 암입니다. 그래서 어떤 사람들은 인류를 암세포에 비유하는지도 모르겠습니다.

지질학적인 행운과 인간이 가진 뇌의 가소성 덕분에 지금의 인류는 어떤 생물 종도 경험하지 못한 한 시절을 보내고 있음이 확실해 보입니다. 그런데 그것이 부메랑이 되어 인류의 미래를 위협하는 지경에 이르렀습니다. 어떤 생물 종보다 급속히 번성한 덕분에 종의 미래를 더 빨리 걱정해야 하는 상황이 벌어진 것이지요.

앞서 환자에게 이야기한 것처럼 우리가 살아가면서 어떤 시점이 오면 몸과 마음을 다루는 기준점을 바꿔야 할 때가 옵니다. 좋은 유전인자를 타고나고 나를 둘러싼 환경도 최고여서 그럴 걱정을 안 하는 사람도 있겠지만, 대부분의 사람은 조금 다르게 살아야 건강과 행복의 확률을 키울 수 있습니다. 세포 수준에서 말하면 생식(분열)의 스위치를 내리고 생존의 스위치를 켜는 쪽으로 삶의 방식을 바꾸는 것이지요.

우리 인류도 생물 종으로서의 역사는 짧지만 그러한 고민을 해야 할 때가 왔다는 생각이 듭니다. 어떤 사람들은 그 해법으로 다른 행성을 테라포밍해, 선택받은 인류가 그곳으로 이주하는 방안을 제시하기도 합니다. 하지만 그것보다는 창백한 푸른 점으로 비유되는 이 지구라는 별에서 호모 사피엔스가 다른 생물들과 좀 더 조화롭게, 그리고 좀 더 오래 공존할 수 있는 방법을 고민하고 실천하는 편이 합리적일 것입니다.

우리는 우리가 늘 젊다고 생각합니다. 만약 한 생물 종을 관통하는 어떤 의식의 흐름이 있다면 호포 사피엔스의 정신도 스스로 젊다고 생각할 것입니다. 하지만 너무 늦기 전에 정신을 차리지 않는다면, 개인도 생물 종도 꽤 곤혹스러운 상황에 처하게 될 것입니다. 우연에 기댄 행운은 어느 한 순간 거짓말처럼 사라지기 마련이니까요.

노화가
일으키는 변화에

적응하는 법

치료를 마치고 돌아가는 환자분이 묻습니다.

"애들이 좋다며 외국에서 판다는 보충제를 사다 줘서 먹는데, 왜 이렇게 안 나을까요?"

"말씀하신 제품이 환자분께 도움이 되긴 할 겁니다. 안 드시는 것보다 나을 거예요. 다만 그것만으로는 부족하다고 생각하시면 됩니다. 한약도 암 환자의 경우에는 기본 처방의 2~3배를 쓰기도 하거든요. 방향성이 맞아도 그 양이 절대적으로 부족하면 만족할 만한 효과를 거둘 수 없습니다. 아마 20년 정도 전이었다면 그 정도로도 선생님 건강을 회복할 수 있었겠지만, 지금은 안 되는 것이죠."

진료를 하다 보면 금방 나을 줄 알았는데 무슨 수를 써도 잘 낫지 않아 스트레스를 받는 환자들을 보게 됩니다. 좋다는 치료도 받아 보고 약도 먹고 주사도 맞고 보충제도 먹지만, 불편함이 사라지지 않는다고 하지요. 이런 현상은 특히 아직 자신은 노화의 행렬에 들지 않았다고 생각하는 중년 이후의 환자들에게서 자주 봅니다. 병이 중하면 스스로 어느 정도 납득하지만, 별것 아닌 듯한 병증이 잘 낫지 않고 오래 가거나 재발을 반복하면, 치료를 받으면서도 볼멘 소리가 나옵니다. 특히 한의원에 올 때는

뜻하지 않게
오래 살게 된
요즘 사람들에게

어느 정도 병원 순례를 거친 후이기 때문에 심신이 모두 지치고 예민한 경우가 많아 더욱 그렇습니다.

이런 분일수록 시간 여유를 갖고 건강이 일정 수준 이상으로 회복될 때까지 적극적으로 치료하고 생활습관도 바꿔야 하는데, 이 부분에는 소극적인 경우가 많습니다. 상담하다 보면, 이런 환자들의 자신의 몸에 대한 생각은 침 치료 몇 번 받고 잠 좀 더 자면 몸이 낫던 20대에 맞춰져 있음을 발견하게 됩니다. 마음이 너무 일찍 늙는 것도 문제지만, 자신을 있는 그대로 인정하지 못하는 문제도 만만치 않습니다. 이런 환자들에게 설명할 때 '회복력'이라는 단어를 즐겨 씁니다.

"20대에 할 수 있었던 일을 지금 못하는 것은 아닙니다. 다만 같은 물리적, 감정적 스트레스에 노출되었을 때 몸이 이전과 같은 상태를 회복하는 데 더 긴 시간이 걸리고, 때론 완벽하게 회복하지 못하기도 하지요. 회복이 채 덜 되었을 때, 혹은 과로의 흔적이 남은 상태에서 또 다시 스트레스에 노출되면 몸에는 산화적 스트레스라고 불리는 마이너스적인 요소가 쌓이게 됩니다. 이것의 결과로 나타나는 것이 만성화된 염증이고 노화이고 암이나 치매와 같은 중한 병일 수도 있습니다"라고 말합니다.

이런 현상은 세포 수준에서도 발생합니다. 젊었을 때는 감염이나 손상과 같은 외부적인 요인만 처리해 주면 세포가 금세 정상적인 활성을 회복하지만, 나이가 들면 세포 내부에서 발생하는 산화적 스트레스가 늘어납니다. 이것은 한 번 제거한다고 해서 사라지는 것이 아니라, 지속적으로 발생한다는 점이 젊은 세포와 다릅니다. 그럼 우리 몸은 외부의 감염에 대응하듯 똑같이 염증 반응을 일으키게 되고, 이것이 결국 만성 염증과 노화와 관련된 병으로 이어지지요. 이처럼 내부에서 새는 문제는 소염제로도 보충제로도 우리가 기대하는 만큼 효과적으로 해결할 수 없습니다.

　같은 병과 치료라는 수식을 세울 때 기본조건이 달라지는 것입니다. 젊었을 때는 플러스 100을 기본으로 깔고 병이라는 마이너스에 치료라는 플러스를 더한다면, 중년 이후로는 지속적으로 발생하는 마이너스 100을 기본에 깔고 수식을 풀어야 합니다. 그러니 겉으로 드러난 병은 같아 보여도 그 해법은 다를 수밖에 없습니다. 그런데 일반적으로는 드러난 증상이 같으면 그 치료법 또한 똑같기 마련입니다. 그러니 운 좋은 경우를 빼면 만족스런 답이 나오지 않고, 환자는 지치고 예민해지지요.

　수학 문제를 풀 때는 문제를 잘 읽고 주어진 조건을 잘 이해해야 합니다. 그래서 문제 속에 답이 있다고도 합니다. 건강과 질병의 문제도 마찬가지입니다. 문제를 잘 해결하려면 내가 바라는 답을 위해 문제와 조건을 왜곡해서는 안 됩니다. 정확하게 드러난 문제와 주어진 조건을 이해해야 하고, 이것이 잘 이루어져야 해결의 실마리를 찾을 수 있습니다.

　'문제가 해결된다'는 게 아니라 해결의 실마리라고 표현한 것은 환자 스스로, 그리고 의사와 함께 풀어 가야 할 방법을 이제 찾았을 뿐, 알았다고 해서 건강해지는 것은 아니기 때문입니다. 환자가 자신의 몸과 감정을 다루는 방법을 익히고 실천해야 하고, 의사 또한 드러난 문제를 해결해 주면서 치료가 잘 이루어질 수 있도록 도와야 합니다. 여기에 병의 상태에서 벗어나는 데 충분한 시간이 더해지면 비로소 만족스런 치료가 완성됩니다. 아주 일부의 예외는 있지만 병, 특히 중한 병일수록 이 원칙에서 벗어나지 않습니다.

　학창 시절 생물 시간에 누구나 한 번쯤 들어 봤을 세포 내 기관인 미토콘드리아를 기준으로 설정할 때, 인간의 수명은 114~120세 정도까지 이를 수 있다고 합니다. 이것은 말 그대로 생명의 불꽃이 자연적으로 꺼지는 시점이고, 그 불길이 사그라지기 시작하는 때는 그보다 훨씬 이전입니다. 이것은 단지 자연스러운 현상일 뿐입니다. 여기서 벗어나기 위한 노력이 고대로부터 현대까지 치열하게 이루어지고 있지만, 성공한 예도 없고 성공하는 것이 그리 아름다운 일도 아닐 것 같습니다. 다만 우리 생의 주기를 잘 이해하고 긍정적으로 받아들여 적절한 방법을 강구한다면, 노화로 인해 일어나는 문제들을 최대한 생의 후반부에 짧게 겪는 것은 가능합니다. 그것이야말로 지금의 의학에 주어진 하나의 과제가 아닐까 합니다.

2장

우리는

어떤 세상에
살고 있는가?

우리는 과연

어디로
가고 있는가?

우리가 자연을 함부로 바꾸려 하지만 자연도 우릴 바꾸려 할 것이다.

- 윌리엄 게리린

중국에서 한 과학자와 유전자를 변형한 '유전자 편집' 아기를 세계 최초로 탄생시켰다고 주장한 데 대해 과학자 120명이 공개편지를 통해 '미친 짓'이라고 강하게 비난했다. 중국 보건당국은 이와 관련해 즉각적인 조사를 지시했다. (…) 중국의 과학자 허젠쿠이는 온라인에 올린 비디오를 통해 에이즈를 일으키는 바이러스인 HIV에 대해 면역력을 지니도록 유전자를 편집했다고 밝혔다. 그는 시험관 아기 시술과 유전자 편집을 통해 쌍둥이 여자아이인 루루와 나나가 몇 주 전 태어났다고 말했다.

-《연합뉴스》2018.11.27.

27일 일본《아사히신문》은 일본 국립 성육의료원구센터 연구팀이 임신 중에 예방접종을 받으면 아기가 알레르기 체질이 되지 않도록 하는 주사약을 개발, 쥐실험에 성공했다고 보도했다. (…) 연구팀은 태아와 유아기에만 나타나는 'mIgE양성B세포'에 주목했다. 이 세포의 표면에 있는 IgE에 꽃가루나 음식물 등의 알레르기 원인물질이 결합하면 IgE를 대량으로 만들기 시작한다. 반면 IgE에 특수한 약을 결합시키면 세포가 자살하게 하는 스위치가 작동해 평생 IgE를 만들 수 없게 된다. (…) 일본 연구팀이 개발했다는 기술이 신체에 적용될 경우 평생 알레르기 위험을 낮출 수 있을 것으로 보인다.

- KBS〈지식K〉2018.11.27.

뜻하지 않게
오래 살게 된
요즘 사람들에게

제목들조차 다 볼 수 없을 정도로 쏟아져 나오는 정보들 중 상당 부분은 건강과 질병에 관한 것입니다. 가벼운 생활의 지혜부터 전문학술지 리뷰까지 그 스펙트럼 또한 광범위합니다. 다시 그중 꽤 많은 내용은 기사를 가장한 광고이거나 투자유치를 위한 홍보 혹은 장님이 만진 코끼리 다리 같은 것들입니다. 전문적이라는 포장지를 덮고 있어서 꽤 주의를 기울여야 하는 부분이지요.

이러한 기사들 중 1953년 왓슨과 크릭이 유전자 분자구조를 발표하고 인간 게놈 프로젝트를 통해 유전자 지도가 완성되면서 유전자와 관련한 내용은 꾸준히 증가하고 있습니다. 이 증가세와 더불어 생명공학과 생명윤리라는 말도 함께 자주 등장합니다. 이러한 기사들을 읽다 보면 이제 생명은 더 이상 신의 영역에 머무르지 않고 인간의 실험실로 들어온 듯하지요.

저는 이러한 현상이 물리학에서 원자탄을 만들고 핵을 다루게 된 사건과 비슷하단 생각을 합니다. 제어할 수 없고 그것이 어떤 결과를 초래하게 될지는 알지 못하지만, 충분히 제어할 만한 기술을 갖고 있고, 학문의 발전이며 인류의 진보라는 멋진 명분으로 포장된 금지된 장난과 같은 것은 아닐까 하는 생각도 듭니다. 위험한 장난감과 놀이일수록 뭔가 있어 보이고 한 번 빠져들면 헤어 나오기 힘든 것처럼, 핵이나 유전자가 학자들에게는 그런 매력이 있는 것은 아닐까 싶은 것이지요. 입자 가속기에서 원자의 비밀과 이 우주의 구성원리를 밝히고, 유전자 가위질 한 번으로 생명현상의 근본을 바꾸어 놓은 작업은 무척이나 짜릿한 경험일지도 모르겠습니다. 마치 신이 된 것처럼 말입니다.

자네가 제 몸의 나사 하나, 못 하나까지 죄다 알고 있다면, 그때는 자네가 뭘 해야 할지 알게 될 거야. 하지만 겨우 요만큼 알면서 몸을 가지고 실험을 한다면 엄청난 위험을 초래하게 될 걸세. 이 몸이라고 하는 기계가 하도 복잡해서 말일세. 우리 몸에는 강한 충격을 받으면 쉽게 부서지는 작은 나사들이 엄청 많은데 이 나사들은 한 번 부서지면 어디에서도 다시 구할 수가 없다네.

－《놀라운 사람들과의 만남》, 게오르게 이바노비치 구르지예프 지음, 풀라 옮김, 샨티, 286쪽

저는 생물학자도 아니고 생명공학도도 아니지만 인간의 유전자가 자판기처럼 작동하진 않으리라 생각합니다. 버튼을 누르면 이것이 우리가 원하는 물건만을 내어놓을지, 당장은 그 물건이 나오는데 수십 년이 지나면 그로 인해 엉뚱한 물건이 나오게 될지 알지 못하는 것이지요. 어쩌면 그래서 이런 유전자를 이용한 치료법이 불치나 난치병에 대한 장밋빛 청사진과 함께 등장하는지도 모르겠습니다. 수십 년 후에 예상치 못한 결과가 나오더라도 지금 당장의 문제를 해결해 줄 수 있다면 슈퍼히어로와 같은 존재가 되는 것이지요. 하지만 호모 사피엔스 종이 지나온 역사를 돌이켜 볼 때 인간의 욕망은 결코 그 정도에서 머무르지 않을 것입니다. 영화 <가타카>나 <아일랜드> 속 미래가 조만간 도래하게 될지도 모릅니다.

앞서 소개한 2개의 기사를 접한 날 다른 섹션에는 나사의 탐사선이 화성에 착륙하는 기사가 영상과 함께 실렸습니다. 환호하는 나사의 직원들을 보면서 아폴로 11호의 달 착륙 장면이 오버랩되었습니다. "이것은 인간에게는 작은 한 걸음이지만, 인류에게는 거대한 도약이다"라는 닐 암스트롱의 말이 떠오르면서, 어쩌면 저 순간이 인류의 화성이주를 위한 테라포밍의 전주곡일지도 모르겠단 예감이 들었습니다.

생각이 인류와 지구를 넘어 화성과 우주로 확장되던 순간, 무릎이 아프다며 진료실에 들어오신 할머니의 목소리가 저를 현실로 금세 끌어내립니다. 그리고 이제 제 손과 정신은 그 할머니의 무릎과 말 안 듣는 아들

뜻하지 않게
오래 살게 된
요즘 사람들에게

에게로 탐사를 시작합니다.

오늘 하루, 동네 한의원 작은 진료실에서 건너다본 세상은 중국과 이제는 북한에서까지 날아온다고 하는 황사와 미세먼지로 숨 쉬기 힘들었던 공기만큼이나 꽤 우려스럽습니다.

보이지
않는 것이

더 위험하다

지난 주말, 약속이 있어 외출했다가 도로 한복판을 달리는 사람들과 만났습니다. 무슨 일인가 했더니, 그날 서울에서 국제마라톤 대회가 열리고 있었습니다. 제가 마주친 행렬은 선수가 아닌 일반인들로, 길옆에서는 흥을 돋우고 동호회별로 혹은 친구와 가족끼리 서로를 격려하며 달리고 있었습니다. 참, 힘차고 흥겨운 장면이었지요.

그런데 그 모습을 마냥 편하게 보고 있을 수는 없었습니다. 그날, 서울의 미세먼지 농도는 '나쁨'을 기록하고 있었고, 밖을 잠시만 걸어도 목이 칼칼하고 답답한 느낌이 들었습니다. 멀리 보면 평소 선명하게 보여야 할 건물들이 먼지에 가려 있었지요. '이런 상황에서 장거리를 달렸을 때 저 사람들이 얻는 신체적 그리고 감정적 이익과 달리는 동안 들이마시게 되는 황사와 미세먼지 그리고 초미세먼지가 가져올 피해를 비교한다면 무엇이 더 클까?' 하는 생각이 들었습니다. 주관적 판단에 따라 서로 다른 결론을 내리겠지만, 대기 상황이 이 정도라면 대회의 일정을 조정하는 것이 낫겠다 생각했지요.

일정을 마치고 돌아오는 길, 이번에는 유모차를 밀고 산책하는 가족들이 보였습니다. 어른들은 물론이고 아이들도 마스크를 한 경우는 매우 드

뜻하지 않게
오래 살게 된
요즘 사람들에게

물었습니다. 그때, 그 가족들 옆으로 담배를 피우며 지나가는 남성이 있었는데, 그 순간 부부는 아주 빨리 담배연기를 피해 길을 갔습니다. '아~ 담배연기에는 저리 민감하면서도 지금의 공기에는 참 무심하구나!' 하는 생각이 들었지요.

봄철, 편서풍을 타고 날아오는 황사는 밖에 걸어 둔 빨래를 더럽히고 호흡기계 질환에 악영향을 주지만 산성화된 토양을 중화시키고 바다의 플랑크톤에 무기염류를 제공하는 이점도 있습니다. 또한 눈으로 볼 수 있을 정도로 입자가 크기 때문에 사람들이 조심도 하고 또 제거도 할 수 있어서 감당할 만한 불편함이라고 할 수 있습니다. 하지만 미세먼지와 그보다도 더 작은 초미세먼지는 눈에 보이지가 않습니다. 또한 우리 몸은 이러한 물질들이 넘치는 환경에 아직 적응하지 못했습니다. 호흡을 통해 외부의 공기와 직접 접촉하는 코와 기관지는 밖에서 들어온 해로운 물질들에 대한 방어책을 오랫동안 만들어 왔습니다. 하지만 미세먼지나 초미세먼지에 대한 적절한 방어기전을 아직 만들지 못했습니다. 보이지 않는 위험 속에 무방비로 노출된 셈이지요. 이 물질들은 우리 몸에 들어와 염증을 일으킵니다. 반복적인 염증은 그 자체로도 문제지만, 염증은 그 과정에서 더 많은 세포분열을 유도합니다. 더 많이 분열할수록 유전자의 오류도 증가하고 이것이 누적되면 결국 암이 발생할 확률이 높아집니다. 늘어난 수명만큼 이러한 문제들에 더 오랫동안 노출되게 되고 그만큼 중한 병에 걸릴 가능성이 커진 것이지요.

2013년 10월 17일, 세계보건기구(WHO) 국제암연구소(IARC)는 미세 먼지(Particulate Matter)와 대기오염(Outdoor Air Pollution)을 각각 1급 발암 물질로 결정했습니다. 미세먼지와 같은 그룹에 속한 발암 물질은 석면, '죽음의 재'로 불리는 방사성 물질 플루토늄, 담배 연기, 자외선 등입니다.

미세 먼지 가운데서도 특히 위험한 것은 코나 목의 방어막을 뚫고 폐 깊숙이 들어가 박히는 초미세 먼지입니다. 보통 미세 먼지(PM10)는 머리카락 굵기의 10분의 1 즉 10마이크로미터 이하를 지칭합니다. 초미세 먼지(PM2.5)는 PM10의 4분의 1 즉 2.5마이크로미터 이하입니다. 이런 초미세 먼지는 우리 몸속으로 들어가서 폐 질환, 심혈관 질환, 뇌 질환 등 다양한 질환을 야기합니다. 특히 어린이, 임산부, 노인 등 노약자에게 치명적이죠. 그래서 세계보건기구(WHO)는 초미세 먼지의 기준치를 24시간 평균 25마이크로그램 이하로 엄격하게 잡아뒀습니다(1년 평균 10마이크로그램 이하). (한국 기준: 24시간 평균 50마이크로그램) ─《프레시안》 2016.03.30.

그런데 생각해 보면 눈에 보이지 않는 문제는 이것뿐만이 아닙니다. 체르노빌과 후쿠시마 사태를 겪으면서도 확장 일로에 있는 핵발전소, 개발과 성장이라는 이름으로 사라지는 숲과 농지와 갯벌, 지금도 진행되고 있는 생물들의 멸종, 그리고 기후변화. 담배연기나 매연 그리고 술처럼 눈앞에 보이지 않거나 느리지만 지속적으로 그리고 너무 거대한 범위로 진행되기 때문에 인식하지 못하거나 애써 외면하고 있는 문제들이 우리가 사는 지금 시대에 분명하게 존재하고 있습니다. 그리고 이러한 문제들은 지금도 그리고 앞으로는 더욱더 크게 건강은 물론 생존에 큰 위협을 줄 것입니다. 물론 이러한 것들은 한 개인이 어떻게 할 수는 없는 문제들입니다. 하지만 더 많은 사람들이 관심을 갖고 대안을 모색하고 이것을 실현하기 위해 노력한다면 지금보다는 희망의 무게를 늘릴 수 있을 것입니다. 스스로 나설 수 없다면 이 일에 열정을 가진 사람들과 단체를 후원하면 될 것이고요.

영화 <스타워즈> 시리즈 중 '보이지 않는 위험'에서 오비완은 이렇게 말합니다.

"I have a bad feeling about this(왠지 느낌이 좋지 않아)."

찬란해야 할 봄날, 미세먼지 속에서 저의 심정이 그러했습니다.

뜻하지 않게
오래 살게 된
요즘 사람들에게

위기의
폐

지난 주말 서울의 한 미술관에서 책 읽는 모임이 있었습니다. 볕은 쨍쨍했지만 마치 도심 속 작은 섬과 같은 숲에 자리 잡은 카페는 가끔 불어오는 바람과 나무들이 뱉어 낸 숨으로 시원했습니다.

마스크를 쓰고 온 저를 보고 먼저 오신 분들이 오늘도 공기가 좋지 않은지 묻습니다. 미세먼지 앱을 켜니 붉은색 화면에 캐릭터가 인상을 쓰고 있습니다. 숲속 공기는 청량했지만 전체 대기의 질은 역시 좋지 않았습니다. 자연스레 공기와 건강 그리고 환경에 관한 이야기들을 나누게 되었고, 기능이 미성숙한 아이들과 쇠퇴해 가는 노인들의 건강이 특히 걱정된다는 말도 했습니다.

그 시각. 남북의 정상은 2차 회담을 진행 중이었고, 하늘은 높고 맑았고, 모임의 분위기는 화기애애했습니다. 모든 것이 완벽한 주말 오후였지만 공기만은 내내 인상을 찌푸리고 있었습니다. 조금 일찍 일어나 지하철역으로 걸어가면서, 조만간 먹는 음식뿐만 아니라 숨 쉬는 공기에서마저 빈부의 격차가 발생할 것이고 건강에도 영향을 줄 거란 생각이 들었습니다. 상념에 빠져 걸어 내려오는데 건너편에서 낡은 트럭 한 대가 매연을 뿜으며 힘겹게 오르막을 올라가고 있었습니다. 숨을 잠시 멈추는 찰나,

트럭기사의 땀이 밴 검게 탄 얼굴과 굵은 주름살이 눈에 들어왔습니다.

'아~ 이 문제, 결코 간단치 않겠구나!'

매일 대기 상태를 확인하고 환기나 아이 마스크를 챙기는 게 일상이 되었습니다. 좀 유난스럽다고 할 수도 있겠지만, 간접흡연이나 자동차 배기가스만큼 혹은 그 이상으로 건강에 영향을 줄 수 있는 터라 특히 아이는 주의하고 있지요. 물론 과거에도 공기가 안 좋았던 적은 있었습니다. 하지만 산업화 이후로 단순히 먼지의 농도와 크기뿐만 아니라 그 질이 나빠진 것도 문제가 되고 있습니다. 사막의 모래바람이 공단밀집지역에서 업그레이드된 격이랄까요. 여기에 각종 화학물질과 방사선물질로 인해 발생하는 최근의 사태를 보면, 맘 놓고 숨 쉬며 사는 것 자체가 쉽지 않은 시대가 된 듯합니다.

이러한 환경에서 가장 일차적으로 영향을 받고 힘든 장부가 바로 폐입니다. 당연한 이야기지만 사람은 잠시도 숨을 쉬지 않고는 살 수 없으니까요. 그런데 문제는 폐를 포함한 호흡기관은 아직 이러한 급격한 대기의 변화에 대한 대책이 없다는 것입니다. 삼국시대 사람의 폐나 현대인의 폐나 다를 바가 없지요. 그러니 미세먼지나 초미세먼지에 노출이 되는 것에 비례해서 건강에 문제가 발생할 확률은 커질 수밖에 없습니다.

일차적으로는 감기나 비염 그리고 폐와 기관지에 생기는 염증들이 자주 발생하겠지요. 알레르기와 같은 과민한 면역반응 또한 증가할 것입니다. 조금 더 중해지면 폐 자체의 기능이 저하되는 만성 폐쇄성 폐 질환이나 만성적 염증에 의해 폐암의 발생 또한 증가할 것입니다.

물론 여기서 그치지 않습니다. 우리 몸의 기능은 모든 영역들의 유기적 관계 속에서 이루어지기 때문입니다. 우선 충분히 호흡을 못하게 되고 호흡기계의 문제로 인한 염증 반응들이 반복적으로 발생하면 피곤해집니다. 아이들에게는 성장의 문제도 발생하지요. 기운의 생성도 저하되고 그나마 있는 것으로는 문제를 해결하는 데도 벅차기 때문입니다. 인삼을 베이스로 한 보조식품들이 여러 문제와 효능의 한계 그리고 오남용에 따른 폐단이 분명하게 있음에도 유행하는 것은 현대인의 운동부족과 부실한 식이와 더불어 이러한 문제를 해결하는 데 일정 정도 유효하기 때문일 것입니다.

폐의 호흡기능이 떨어지게 되면 전신순환의 동력 또한 떨어집니다. 공기가 충분히 들어와 주질 못하니 엔진의 출력이 저하되는 것이지요. 그렇게 되면 혈액의 순환 또한 저하되고 세포에게 필요한 산소와 영양의 공급과 대사산물의 처리가 원활하게 이루어지지 않고, 몸속에는 산화적 스트레스가 증가합니다. 결과적으로는 대사의 효율이 떨어지고 노화의 속도가 빨라집니다. 우리가 흔히 말하는 대사증후군과 이와 연관된 질환들 그리고 암의 발생 또한 증가할 것입니다. 이런 상황이 되면 기대여명의 증가는 축복이 아니라 저주가 될 수도 있습니다.

이와 함께 심리적인 문제 또한 발생합니다. 시원하게 호흡도 안 되고 그 들어오는 공기 또한 질이 떨어지고 그 공기가 통과하는 길에 염증까지 있다고 생각해 봅시다. 여기서 발생하는 답답함은 마스크를 썼을 때와는 비교할 수 없습니다. 여기에 몸도 피곤합니다. 이럴 때 생기는 것이 무엇일까요? 바로 '짜증'입니다.

작은 자극에도 과민하게 반응하게 되고 참는 것을 잘 못합니다. 알레르기 또한 지치고 예민해진 면역계의 짜증이라고 할 수도 있지요. 또한 여유가 없어지고 자신을 조절하거나 심사숙고 하는 데 어려움을 겪습니다. 말 그대로 긴 호흡이 필요한 마음의 작용이 힘들어지는 것이지요. 여기에 정말 열 받을 일이 생기면 짜증은 분노가 되어 폭발합니다. 감정적

열뿐만 아니라 외부 온도의 상승도 분노의 도화선에 불을 붙일 수 있습니다. 아마도 앞으로는 여름철 불쾌지수를 산출할 때 대기의 질 또한 포함시켜야 할지도 모릅니다.

그런데 현대인의 폐를 힘들게 하는 것은 공기의 질만은 아닙니다. 의서에서는 폐를 상하게 하는 요인으로 형한음냉形寒飮冷을 말합니다. 몸을 차게 하는 것과 냉한 것을 먹고 마시는 것이라고 할 수 있습니다. 날이 더워지면서 시작된 냉방 그리고 차가운 음료와 과일을 많이 섭취하는 것이 대표적이지요. 여름감기가 유행하는 것 또한 이러한 영향이라고 할 수 있습니다. 이러한 요인들은 낮은 온도 자체가 주는 영향과 함께 호흡에 관여하는 근육들을 긴장시키기 때문에 충만한 호흡을 방해합니다.

여기에 심리적 스트레스와 커피나 흡연과 같은 신경계를 긴장시키는 요인들이 더해지면 폐는 더욱 힘들어집니다. 또한 과도한 스마트폰과 컴퓨터의 사용은 구부정한 자세를 만들어 폐가 위치한 흉곽을 압박합니다. 더운 여름날 냉방이 잘된 카페에서 아이스커피를 한 잔 마시면서 스마트폰으로 인터넷 서핑을 하고, 나와서는 골목길에서 담배를 한 대 태우면 폐를 상하게 하는 완벽한 조합이 완성됩니다.

한의학에서는 폐를 '相傳之官 治節出焉상부지관 치절출언'이라고 표현합니다. 심장을 군주에 비유하면서 폐는 마치 정승처럼 왕을 가르치고 도우면서 올바른 통치가 이루어지도록 돕는다는 의미입니다. 폐는 호흡에서 얻어지는 힘을 통해 몸과 감정의 상태를 조율해서 각 부분이 원활한 기능을 할 수 있도록 조절합니다. 이러한 폐의 기능이 손상된다는 것은 우리 몸과 마음이 브레이크 없는 자동차나 혼군이나 폭군이 지배하는 나라가 되는 것과 다름없습니다. 이것이 얼마나 불행한 일인지는 우리 모두 익히 경험했지요.

단순히 좋은 것만 밝혀서는 건강하게 오래 살 수 없습니다. 여기에는 적절한 치절治節이 필요합니다. 그런데 그것을 주도하는 폐가 위기에 처했습니다. 과거에는 폐의 기능을 회복하는 데 운동이나 식이와 같은 개인의 노력이면 충분했습니다. 하지만 이제는 지구의 폐를 되살리는 작업이 필요한 시대가 되었습니다. 미세먼지의 문제는 단순히 공기청정기나 마스크의 문제가 아니라 지구온난화처럼 전 인류적 관점에서 개인과 사회 혹은 국가적 단위의 공조가 필요한 과제일 수 있습니다. 폐와 폐가 의미하는 기능을 회복하는 것은 개인은 물론 인류의 지속가능성과도 유관한 문제가 아닐까 생각합니다.

중독의 시대

최근 생리대에서 발암물질이 검출되었다는 보도 이후 그동안 지속되었던 인공화학물질에 대한 우려가 커지고 있습니다. '아이들 기저귀는 괜찮을까?'부터 시작해서 우리가 일상으로 쓰고 있는 화학제품 전반으로 불안감은 확산되고 있지요. 이뿐만 아니라 이번에 문제가 된 살충제 달걀과 닭고기는 물론 심심찮게 터졌던 먹을거리와 관련된 문제들 그리고 산업화 이후 지속되어 온 환경오염과 기후온난화와 같은 문제들을 보고 있노라면 '과연 이 시대에 몸과 마음이 온전한 상태로 산다는 것이 가능하긴 한 걸까?'라는 의문이 듭니다. 노케미족이나 딩크족이 생기는 것은 어쩌면 당연한 일인 것도 같습니다.

그런데 시장은 또 움직이는 생물과 같아서 이러한 불안을 먹이로 변화하고 성장합니다. 이번 사태 이후 면생리대에 대한 관심과 구매가 커졌고 먹을거리에 대한 불안으로 더 많은 비용을 지불하더라고 믿을 수 있는 (실제 그런지 단순한 심리적 만족인지는 모르겠으나) 식재료를 구매하겠단 사람들의 수가 늘고 있습니다. 특히나 자라는 아이들을 둔 부모들의 불안은 더 크지요. 아마 다른 영역에서도 사람들의 불안한 마음을 사로잡을 준비를 하고 있을 겁니다.

뜻하지 않게
오래 살게 된
요즘 사람들에게

이번 일을 겪으면서 안 것이지만 늘 그렇듯 사람들이 만든 제도에는 허점이 있기 마련이고 최종적으로는 생산자의 양심에 맡겨야 하는 상황(하지만 때론 생산자 스스로도 속기도 합니다)을 맞게 됩니다. 또한 안전을 위해 더 많은 비용을 지불할 수 있는 사람과 그렇지 못한 사람들의 문제도 발생합니다. 대안을 마련해야 하지만 그게 가능할지, 또 그동안은 어떡해야 하는지 같은 문제도 남지요. 이러다 보면 불안감에 우왕좌왕 무리 지어 도망치다가 다랑어, 슴새, 돌고래, 바다사자, 상어와 수염고래에게 차례차례 잡아먹히고 마는 정어리 신세가 되는 것은 아닌가 하는 우울한 생각마저 듭니다.

그래서 일상에서 수없이 노출될 수밖에 없는 독소와 불안에 중독된 사회에서 조금이라도 잘 살아남기 위해서는 어떻게 해야 할까를 생각합니다. 진료실을 찾은 환자의 건강은 물론이고 저 자신과 가족들의 건강과도 직결되는 문제이기 때문이지요.

우선 중독이라는 단어의 반대편에 있는 해독이라는 말을 떠올립니다. 최근 한 다큐를 보니 해독은 이미 하나의 시장을 형성하고 있다고 합니다. 다큐의 내용 중 흥미로웠던 것은 슈퍼 푸드나 시중에 유행하고 있는 해독의 방식들이 우리가 전통적으로 건강식이라고 부르는 음식을 섭취하는 것과 결과적으로 별반 차이가 없다는 것입니다.

그런데 이것은 조금만 생각하면 당연한 결과일 수 있습니다. 우리가 해독이라고 부르는 과정은 정상적인 신체기능을 유지할 때 자연스럽게 일어나는 생리적 현상이기 때문입니다. 따라서 좋은 영양 섭취를 통해 이 과정에 필요한 자원과 에너지를 얻으면 충분한 것이죠. 이와 같은 상태라면 영양보충제 또한 크게 필요하지 않습니다.

문제가 되는 것은 우리 몸이 해독기전을 갖고 있지 않은 외부의 화학물질, 중금속에 의한 해독효소들의 중독, 과도한 노출에 의한 독소의 과부하 상태 그리고 유전적 결함 등에 의한 경우입니다. 일종의 병적인 상태에 빠진 상태입니다. 이럴 때는 좋은 식이와 규칙적인 신체활동 그리고 휴식과 같은 기본적인 것을 바탕으로 좀 더 적극적인 해독을 위한 액션을 취할 필요가 있습니다.

우선 일차적으로는 독소에 노출되는 일을 최소화해야 합니다. 예방이 늘 치료보다 우선인 것처럼 말이죠. 독소가 들어오는 루트는 크게 호흡, 음식물 섭취 그리고 피부 접촉을 꼽을 수 있습니다. 이 영역에서 인공적인 화학물질이나 중금속 등이 들어올 수 있는 것을 최소화해야(차단은 이미 현실적으로 어려운 지경이지요) 합니다. 공기가 안 좋은 날 마스크를 꼭 하고 실내공기 정화에 힘쓰는 것, 건강한 환경에서 자란 로컬푸드(저는 우리나라 국내면 로컬이라고 봅니다)를 먹는 것, 약물 오남용을 줄이는 것 그리고 생활용품을 선택할 때 좀 더 꼼꼼하게 임할 것 등이 도움이 될 수 있습니다. 이런 이야기를 하면 이전에는 그렇게 안 해도 다들 괜찮았다고 하기도 합니다. 하지만 그때는 그것만 빼면 나머지는 그래도 괜찮았지만 지금은 그렇지가 않다는 것이 문제입니다.

다음으로는 일단 들어온 것을 효과적으로 처리해야 합니다. 섬유질을 충분히 섭취하고 장내 세균총을 건강하게 하면 음식물을 통해 들어온 독소가 몸 안으로 흡수되는 양을 줄일 수 있습니다. 장관면역의 강화는 이외에도 다양한 이점이 있지요. 이와 함께 들어온 독소들의 배출을 촉진할 필요가 있습니다.

《동의보감》의 해독문에는 검은콩이나 녹두를 삶아서 그 물을 마시는 것, 살찐 돼지의 고기나 비계를 삶아서 먹을 것을 권하는데, 실제 연구결과들에서도 화학물질이나 중금속의 배출을 촉진하는 것으로 알려져 있습니다. 또한 마늘과 양파 그리고 양배추와 콩과 같은 황이 풍부한 음식이 도움이 됩니다. 황은 약물, 식품첨가물, 중금속, 스테로이드와 갑상선 호르몬의 해독 과정 중에 필요한데, 현대인의 경우 황의 섭취가 상대적으로 부족한 상태라고 합니다. 또한 황은 세포 수준에서 산소에 의한 산화적 스트레스를 견제하는 중요한 요소이기도 하지요. 만일 환경적으로 유해한 화학물질이나 중금속에 노출될 일이 많거나 강한 약물요법 등을 통해 일시적으로 과하게 노출이 되었다면 이런 음식들을 즐겨 먹는 것이 도움이 될 것입니다. 물론 좋은 섭생을 하는 것을 기본으로 하고, 독소의 배출을 돕기 위해 먹는 음식물이 건강하다는 것을 전제로 합니다.

해독과 함께 생각하는 것은 심플라이프입니다. 삶의 방식이 간명해지면 정어리 떼처럼 불안에 휩쓸리지 않고 분명한 선택과 요구를 할 수 있지 않을까 하는 것이지요. 이와 함께 이러한 생각을 공유하는 사람들 간의 느슨한 연대 또한 생각하지 않을 수 없습니다. 혼자서도 꿋꿋이 해 나갈 수 있지만 서로의 차이를 인정하고 같은 방향으로 나간다면 느리겠지만 단단한 변화가 우리 사회에 생길 수 있다고 생각합니다.

생리대 이야기에서 시작해서 콩과 녹두를 말하다가 심플라이프까지, 어쩌면 횡설수설처럼 보이고 허점도 있을 수 있는 이야기를 한 것은 지금의 중독된 사회를 건강하게 살아 내기 위해서는 다 함께 생각해야만 하기 때문입니다. 뭐 하나를 바꾼다고 상황이 변할 만큼 상황이 녹록하지 않습니다. 모든 현상은 우리의 욕망을 연결끈으로 해서 아주 긴밀하게 연결되어 있습니다.

분명하게 보고 놓치지 않고 가는 수밖에 없습니다. 물론 변화는 내 손이 닿고 내 발이 딛고 있는 그곳에서부터 시작입니다.

해독이란?

"원장님, 저 요즘 한 달째 해독주스를 만들어 먹고 있는데요, 살도 많이 빠지고, 대변도 잘 나오고 몸이 좋아졌어요."

"아침은 밥 대신 해독주스 만들어 먹고 있어요. 그게 밥보다 몸에 좋다고 해서요."

요즘은 해독이라는 말이 유행입니다. 세상이 정말 독해져서일 수도 있겠고, 독해야 성공한다는 시대적 사명감 때문에 사람들이 독해져서일 수도 있을 듯합니다. 여러 언론 매체에서도 만병통치약처럼 자주 다루어지고, 특히 해독주스는 건강과 다이어트에 관심 있는 사람들(주로 여성들)에게 인기가 많아 보입니다. 환자분들 이야기를 들어 보면 해독주스는 레시피도 다양하거니와, 만드는 노력과 먹을 때 상당한 인내심이 필요한 것 같은데 그 정성이 대단들 합니다. 저 또한 만성 질환이나 잘 낫지 않는 질환은 해독요법을 통해 몸과 마음을 정화하시는 것이 필요하다고 생각하지만, 사람들이 쓰는 해독이라는 말에는 여러 의미가 포함되어 있는 것 같습니다.

해독이라는 단어는 말 그대로 독을 풀어낸다는 것입니다. 그럼 우선 독소란 무엇이고 자신이 어떤 독소에 중독되거나 과도하게 노출되어 있는지를 아는 것부터 시작해야 합니다. 독소는 우리 몸에 유해하고 위험하거나 몸의 균형에 영향을 주는 모든 것이라고 정의할 수 있습니다. 음식, 물, 공기, 식물, 미생물, 화학물질, 중금속, 소음, 기후, 방사선, 전자기장, 감정적인 스트레스 등 우리가 일상에서 어쩔 수 없이 접해야 하는 요소들이 그 정도와 내 상황에 따라 독이 될 수 있습니다. 특히 2차 세계대전 이후 산업화가 진행되면서 적응할 겨를도 없이 200만 개 이상의 새로운 화학물질이 퍼졌다고 하니, 세상과 사람이 독해졌다는 말은 전혀 과언이 아닌 것이지요. 이러한 외부적 요인 외에도 세포 속에 저장되어 있다가 배출되거나 일상의 대사 과정을 통해 몸속에서 발생하는 내부적인 독소들도 있습니다. 이러한 것들이 적절히 배출되지 못하고 쌓여 가다가 몸과 마음이 감당하기 어려운 수위에 이르면 빗물통의 빗물이 넘치듯 약하거나 과용한 부분을 타고 흘러 넘쳐서 질병을 일으키는 것이지요.

따라서 해독을 한다는 것은 일차적으로는 이와 같은 독소에 노출되는 것을 피하는 것에서부터 시작합니다. 우리가 일상적으로 먹고 마시는 것 그리고 살고 일하는 장소에서 가능한 한 독소를 줄이는 것이 좋습니다. 하지만 현실적으로 일정 정도 독소에 노출되는 것은 피할 수 없는 일, 그래서 다음으로는 우리 몸의 해독 작용을 원활하게 해서 독소가 일정 수준 이상으로 쌓이지 않게 하는 작업이 필요합니다.

그런데 우리 몸의 기능이 정상적으로 유지되면(해독에 좀 더 깊이 관여하는 기관들은 존재하지만) 해독 작용 또한 원활하게 이루어집니다. 그런 의미에서 저는 해독요법은 우리 몸의 기능들을 최적화하는 작업이라고 생각합니다. 독소에 초점을 맞추고 접근하지만 우리 몸이 스스로 독소를 처리하고 이것을 배출할 수 있는 상태로 만들어 주는 것이 더 중요하다는 것이지요. 어떤 증상에 뭘 먹어서 해독한다는 단편적인 접근이 아니라, 내가 어떤 독소에 노출되거나 무엇에 중독되어 있는지를 살피고 이로 인해 내 안의 어떤 기능들이 제 역할을 못하고 있는지를 먼저 점검해야 합니다. 그 이후에는 쌓인 독소는 풀어내고 더 이상 그것에 과도하게 노출되는 것은 피하고, 내 몸과 마음이 스스로 해독할 수 있도록 돕는 것이지요. 이런 과정을 통해 독소를 제거하는 것뿐만 아니라 몸과 마음을 맑게 하고 생활 전반을 한 번쯤 되돌아본다면 좋은 건강을 회복하고 유지하는 데 도움이 될 것입니다.

어떤 사람이 해독주스를 만들어 먹고 몸이 좋아졌다면 아마도 그 채소들에 함유된 영양이 부족하거나 영양 섭취가 불균형했기 때문일 것입니다. 건강에는 단번에 좋아지는 비법은 없습니다. 있다면 사소하지만 중요한 좋은 습관을 꾸준히 실천하는 정도겠지요. 인류의 특별한 각성이 없는 한 우리가 사는 세상은 갈수록 독해질 것입니다. 그런 세상에서 덜 아프고 살려면 몸과 마음의 독을 적절히 풀어내는 것은 분명 필요해 보입니다. 하지만 그것이 뭘 먹어서 해결될 그리 간단한 문제는 아닐 것입니다. 고생스럽더라도 변화는 언제나 내 안에서부터 시작된다는 것을 잊지 말아야 합니다.

울증
전성시대

"제 생각으로 암은 울증(鬱症)이 극에 달했을 때 생긴다고 봅니다. 소통이 안 되다 보니 울증에 빠진 세포들이 공생의 약속을 잊고 각자도생의 상태로 퇴행해서 오로지 분열(생식)에만 열을 올리게 되는 것이죠. 그러니 치료는 물론 생활에서도 막힘이 없도록 하는 데 중점을 두어야 합니다. 그래야 어렵게 회복한 건강을 유지하고 재발을 방지할 수 있으세요."

　암이 더 이상 누군가의 특별한 병이 아니게 된 시대 탓인지, 환자 중에는 암 진단을 받고 치료를 받고 있거나 치료 이후 주기적인 검사를 받고 있는 분들이 꽤 있습니다. 이분들의 몸 상태를 살피면 대부분 울증의 상태에 빠져 있지요. 병의 발생 과정과 진단을 받고 치료를 받는 과정을 생각하면 당연한 결과라고 생각됩니다. 이러한 중한 상태가 아니더라도 반복되거나 만성화된 질환의 경우 울체된 상태를 풀어 줘야 하는 환자들이 참 많습니다. 병원에 내원하는 환자의 80% 정도는 스트레스 때문이라는 말이 실감 나지요. 심지어 유치원이나 초등학교에 다니는 어린아이들에게서도 과로와 스트레스에 지친 어른의 울증이 나타납니다. 물론 노인분들도 예외는 아니지요. 드러난 문제를 하나씩 걷어 내고 시간을 두고 환자를 조금씩 더 알아 갈수록 여러 증상의 원인에서 울(鬱)을 봅니다. 상황이 이러다 보니 현대는 가히 울증의 전성시대라는 생각마저 듭니다.

'울鬱' 자는 보통 답답하거나 울창하게 우거진 상태를 표현할 때 쓰입니다.《동의보감》에서는 울은 병이 뭉쳐서 흩어지지 않은 상태를 의미한다고 하면서 기혈이 한 번 울의 상태에 빠지면 모든 병이 생긴다고 말합니다. 특히 적취나 징가 그리고 현벽처럼 우리 몸에 유형의 덩어리가 생기는 병은 모두 이 울증에 뿌리를 두고 있다고 합니다.

여기서 글자를 조금 더 살펴보겠습니다. 울 자의 부수는 鬯울창주 창으로, 울창주는 고대에 신에게 제사를 지낼 때 땅에 뿌려 신을 부르는 의식에 쓰이는 술을 의미한다고 합니다. 술을 빚을 때 용기 안에 기장과 누룩과 향기로운 풀을 섞어 술을 빚고 내리는 것을 형상화한 글자인 것이지요. 이때 쓰이는 향초로 울금鬱金이 쓰였다고도 하는데, 울증을 푸는 약초가 울창주의 재료로 이용되었다는 것이 재밌습니다.

이를 바탕으로《설문해자》의 설명을 중심으로 鬱 자를 살펴보면 울창주를 장군(缶)에 가득(彡)담아 마개(冖)를 닫아 둔 상태를 의미한다고 할 수 있습니다. 유형의 술과 무형의 향기가 장군 안에 갇혀서 빠져나오지 못하는 답답한 상태인 것이지요. 처음에는 임林 자 대신 구臼 자를 썼다고 하고, 후대에 바뀌면서 울창하고 빽빽한 숲을 의미하게 되었다고 합니다.

이 글자의 의미가 우리 몸에 똑같이 구현된 것이 바로 울증인 것이지요. 좀 더 세분화하면 기氣의 흐름이 막히면 습濕이 만들어지고, 그 습은 열熱을 형성하고, 열이 뭉치면 담痰을 만들고, 담이 뭉치면 혈血의 흐름이 막히고 음식(食)을 소화시키지 못해 몸 안에 덩어리를 만드는데 이 여섯 가지가 서로 원인이 되어 병이 발생한다고 봅니다. 병이 열이면 그중 아홉은 담 때문이다(十病九痰)라는 말이 있는데, 그 담 또한 울증의 한 상황인 것이지요. 그리고 의서에는 여섯 가지 울증이 생기는 원인의 가장 바탕이 되는 기의 울체가 일어나는 것은 감정, 기후변화 그리고 음식의 부조화 때문이라고 말합니다. 옛사람들도 지금의 사람들과 크게 다르지 않았던 셈인데, 아마도 생명진화의 긴 역사로 보면 인간이 문명이라고 불릴 만한 행위를 한 이래로 사람도 병도 별반 다르지 않을 것 같습니다.

그래서 울증의 치료는 유형의 것은 제거하거나 풀어내고 무형의 것은 통하게 하는 것을 기본으로 합니다. 장군의 마개를 열어 술을 땅에 부어 향은 날아가게 하고 술은 흘러가게 하는 것이지요. 그래서 이러한 목적에 부합되는 약재와 경혈자리 그리고 뜸과 부항처럼 열과 압력을 이용한 방법을 적절하게 처방합니다. 순리대로 풀어 가는 것이지요.

실제 울증의 상태에 빠진 환자를 살피다 보면 가장 많은 원인이 되는 것은 역시나 감정(七情, 칠정)의 부조화입니다. 특히 다른 감정보다도 분노와 우울 사이를 방황하는 사람들이 많습니다. 내 뜻대로 되지 않는 내적 불만과 타인과의 비교를 통해 느끼는 상대적 박탈감이 뒤섞여 화라는 양적 반응을 만들기도 하고 우울이라는 음적 반응을 일으키기도 하지요. 때론 이 두 상태를 오가기도 합니다. 그래서 이런 환자들을 치료할 때는 드러난 불균형을 잡아 주는 것 외에도 감정에 따른 신체적 반응을 조절할 수 있는 기법들을 함께 익히도록 해야 합니다. 호흡법이나 명상 혹은 특정한 운동 방식이 도움이 되지요.

다음으로는 야식이나 폭식과 같은 불규칙한 식습관이나 섭취하는 음식의 종류나 조리 방식에 문제가 있는 경우입니다. 물론 이런 경우도 그 이면에는 감정적 요인이 깔려 있는 경우가 많습니다. 하지만 드러난 습관을 바꾸는 것은 증상의 개선과 그 이면의 감정적 문제의 조절에도 도움이 될 수 있습니다.

이와 함께 적절한 신체적 움직임이 없는 사람들도 있습니다. 의서에는 귀하고 한가한 사람들이 힘을 써서 움직이지 않고 배부르게 먹고 앉거나 누우면 기혈의 흐름이 정체되어 병이 된다면서 적당히 피로하지 않을 정도로 움직여야 한다는 것이 그것이지요. 그러면서 부자는 몸이 편한 대신 마음이 괴롭고, 가난한 사람은 몸이 괴로운 대신 마음이 편하다 했습니다. 그런데 많은 현대인들은 너무 바빠서 먹자마자 일하고 늦게까지 일하고 먹고 자느라 몸을 고루 움직이지 못합니다. 부자와 가난한 사람의 나쁜 점만을 안고 사는 것이지요. 이러니 괴롭고 결국 중한 병에 걸리게 됩니다. 잠시라도 쳇바퀴에서 내려오는 시간을 가져야 합니다.

이 외에도 울증을 일으키는 요인들은 다양합니다. 세상을 살피고 사람과 병을 볼수록 어쩌면 나를 포함한 거의 모든 사람들이 울증을 앓고 있겠구나란 생각이 들지요. 다만 감당할 만한가 그렇지 않은가의 차이가 있을 뿐이라고요. 그래서 치료를 통해 울증을 풀어내고 난 이후에는 울증을 다루고 견디는 맷집을 키우는 작업이 필요하단 생각을 합니다. 영화나 드라마처럼 사이다 같은 일들이 생기면 좋겠지만, 고래로부터 현실은 늘 고구마 같았다는 것을 생각하면 더욱 그렇습니다.

주어진 시간을 건강하게 살고 싶다면 개인적, 조금 더 나가 사회적 해울解鬱을 고민해야 합니다.

힘든 어깨,
버티는 등

그리고 힘 빠진 허리

"하루 몇 시간이나 앉아 있어요?"

"책 보고 컴퓨터 작업하고 뭐 그러다 보면 최소 10시간 이상은 앉아 있는 것 같아요. 이제 너무 자주 아프니까 그러려니 해요."

근처에 큰 학교가 있어서인지 어깨와 허리가 아프다고 하면서 오는 분들이 많습니다. 시험과 취업을 위해, 하루의 대부분을 그리 편하지 않은 의자에 앉아서, 사람보다 책과 컴퓨터를 더 많이 들여다봐서 생기는 증상이지요. 여기에 짬을 내서 스마트폰을 통해 세상을 만나는 시간까지 합하면 이분들의 생활은 상당히 비인간적(비동물적이라는 표현이 좀 더 정확하려나요?)입니다. 학부 때는 그래도 시험기간을 빼면 좀 낫지만, 취업준비에 들어가면 원하는 목적을 달성할 때까지 무한 레이스가 펼쳐집니다. 그 과정에서 몸도 마음도 조금씩 자연스러움을 잃게 되는데, 그중 가장 많은 증상이 목과 어깨 그리고 허리의 통증입니다.

그런데 이렇게 온 젊은 친구들의 몸을 살펴보면 공통된 현상을 발견할 수 있습니다. 개인적으로 이 증상을 '힘든 어깨, 버티는 등 그리고 힘 빠진 허리'라고 부릅니다.

피로와 긴장이 누적되어 체액의 흐름은 나빠진 데다가 앉아서 고정된 자세로 오래 있다 보니 목과 어깨의 근육은 딱딱하게 굳어 가면서 한의학에서 담음痰飮이라고 부르는 피로물질들이 많이 쌓여 있습니다. 우리가 흔히 일자목 혹은 거북목이라고 부르는 경추구조의 변화가 동반된 경우도 많고요. 허리를 살펴보면 부족한 수면과 부실한 영양 섭취로 인해 내적으로는 우리 몸의 에너지탱크와 같은 역할을 하는 간장과 신장의 기운이 약해지고, 외적으로는 장시간 앉아 있으면서 발생한 근육의 피로로 인해 몸을 받쳐 줄 수 있는 힘이 떨어져 있는 경우가 많습니다. 그리고 등은 그 가운데서 어떻게든 버티기 위해 애쓰고 있는데, 그 과정에서 흉추 양쪽으로 두둑하게 살이 붙게 됩니다. 몸의 구조는 유지해야 하는데 지금의 상태로는 힘이 부족하니 우리 몸이 필요 없는 살을 붙이는 것이지요.

이런 몸 상태를 살피다 보면 그동안의 생활이 어떠했는지 얼마나 오랫동안 힘들게 버티며 생활했는지 그리고 지금 몸과 마음이 어떤 상태인지가 어느 정도 가늠이 되지요. 치료를 하면서 이런저런 이야기를 나누다 보면, 이전 어른들이 쇠를 씹어 먹어도 소화를 시킬 수 있다던 청년들이 세상이 만들어 놓은 틀에 맞추느라 너무 일찍 지쳐 버리는 것 같단 생각이 들곤 합니다. 몸뿐만 아니라 마음까지 말이지요.

연구에 따르면 우리는 매일 스마트폰을 이용하여 생산성과 능률을 향상시키고 있는 것 같지만, 그 반대로 자존감과 능률을 저하시키고 있다고 합니다. 하지만 이미 현대인에게 스마트폰이 없는 일상은 상상하기 어려운 상황이지요. 스마트폰을 과하게 써서 생기는 변형된 자세와 체형을 iHunch라고 하는데, 이것을 피하는 데 다음과 같은 방법이 도움이 된다고 합니다.

첫째, 스마트폰을 들여다볼 때는 고개를 들고 어깨를 펴라. 설사 스마트폰을 눈높이로 들어 올리는 한이 있더라도 말이다. 둘째, iHunch와 관련된 두 근육, 즉 어깨날 사이의 근육과 목 좌우의 근육을 마사지하라. 마지막으로, 스마트폰에 손이 갈 때는 늘 다음과 같은 사실을 기억하고 반듯한 자세를 취하기 바란다. "구부정한 자세는 나의 기분, 기억력, 자존감을 떨어뜨린다."

연구에서는 스마트폰이라고 말하고 있지만 저는 이것이 스마트폰이 상징하는 현대인의 생활방식이라고 생각합니다. 사람의 삶을 보다 편하게 하기 위한 도구들이 나중에는 사람을 길들여 버렸다는 생각이 드는 것이지요. 뭔가 이전보다 더 발전하고 좋아진 것 같긴 한데 생명체로서 사람이 가져가야 할 본질적인 것들을 상실하게 하고 있다는 생각이 듭니다.

그리고 이러한 상실이 과거에는 없거나 희귀했던 몸과 마음의 병들이 늘어나는 원인이라고 봅니다. 단순히 어깨가 뭉치고 등이 결리고 허리가 아픈 것이 문제가 아니라 그 원인이 되는 몸과 마음을 쓰는 방식이 뿌리가 되어 더 중한 병을 만들어 내는 것이지요. 물론 그렇다고 문명을 등진 채 원시 방식으로 살라는 것(간혹 이렇게 해서 중병을 고쳤다는 분들도 있긴 하지만)은 아닙니다. 사람 또한 하나의 생명 종이니 그 생명 종으로서 건강하게 살기 위한 것들을 함께해야 한다는 것입니다. 그래야 문명이 만들어 낸 도구나 방식에 종속(이 또한 진화라고 한다면 할 말은 없습니다만)되지 않고 잘 이용하면서 건강하게 살 수 있을 테니까요.

오늘도 뭉친 등으로 버티며 공부를 하고 있는 젊음을 만났습니다. 등 펴고 어깨 힘 빼고 천천히 숨 쉬고, 하루 2끼라도 잘 먹고 햇볕 쬐면서 잠시 걸으라고 당부했습니다. 이 말은 스마트폰으로 맞고를 즐겨 치시는 할머니에게도, 잔뜩 웅크리고 침울해하던 아이에게도 한 것 같습니다. 세상이 속도와 스마트함을 강요할수록 자존과 기본을 잃지 않는 지혜가 필요합니다.

공진단

권하는
사회

"남편이 요즘 부쩍 피곤해해서 공진단을 먹이고 싶어요. 텔레비전을 보니 너도 나도 나와서 그렇게 좋다고 하는데 도대체 어떤 약인가요?"

　　우선 환자 본인이 오지 않았기 때문에 어떤 처방도 할 수 없다고 말씀드리고, 궁금해하는 공진단에 대해서 설명했습니다. 설명이 계속될수록 기대에 찼던 아주머니의 얼굴에는 실망하는 빛이 역력했지요. 남편분을 직접 진료를 해야 왜 피곤한지 그래서 무엇이 필요한지를 알 수 있고, 그에 맞는 치료를 하는 것이 환자분을 위해 최선이라는 말로 상담을 마쳤습니다. 남편분과 다시 오마 했지만 아직 안 오시는 것을 보면 그 약이 꼭 필요했거나 아니면 제 설명이 부족했나 봅니다.

　　시대에 따라 질병의 양상이 바뀌고 이에 맞춰 특정 약물이 많이 쓰이기도 하지만, 요즘 보면 그것과는 상관없이 일종의 유행처럼 특정 약물이나 처방이 선호되는 것을 보게 됩니다. 여기에는 정말 병의 치유나 건강의 증진에 도움이 되는 것도 있지만, 사람들의 불안과 욕망에 산업의 논리가 더해진 경우도 종종 있지요. 시쳇말로 몸에 좋다고 하니깐 크게 생각하지 않고 복용하는 것인데, 가끔은 우려스러운 경우도 있습니다.

　　공진단이 이전부터 보약의 대명사처럼 여겨져 온 것은 사실입니다.

뜻하지 않게
오래 살게 된
요즘 사람들에게

또한 잘 가려서 쓰면 좋은 효과를 내는 약입니다. 그런데 최근에는 예능 프로그램이나 홈쇼핑에서까지 마치 비타민처럼(비타민 또한 가려서 먹어야 하지요) 아무나 먹으면 좋은 것처럼 나옵니다. 하지만 홍삼이나 녹용이 그렇듯 세상에 그런 약은 없다는 것이 제 생각입니다.

공진단은 원나라의 위역림이란 의사가 당대의 황제에게 올린 약으로 유명합니다. 의서《세의득효방》의 저자이기도 한 위역림은 의사를 가업으로 하는 집에서 태어나 젊어서부터 명성을 얻은 당대의 명의였습니다. 요즘으로 치면 정형외과 분야에 실력이 뛰어났는데, 기마술을 중시하고 많은 전쟁으로 부상이 잦았던 당시 상황상 그의 의학적 성과는 더 크게 부각되었지요. 그 명성이 황실에까지 알려져 콜업을 받았지만, 진료를 이유로 거절하면서 대신 올린 것이 공진단이었습니다. 당시 황제가 이를 복용하고 크게 만족하고 황실가족이 애용했다고 하지요.

여기서부터 오해가 생깁니다. 황제가 복용한 것이니 얼마나 좋은 것일까 하고 여기는 것이지요. 영조가 인삼을 즐겨 먹으니 시중에 인삼 품귀현상이 일어났다는 것과 비슷한 현상입니다. 하지만 여기서 조금 더 들어가서 왜 황제에게 그 처방을 진상했을까를 생각해 봐야 할 것 같습니다. 그냥 정말 좋은 거라서 그랬을까요? 다른 좋은 것들도 많은데 왜 당귀, 산수유, 녹용 그리고 사향이란 약재를 선택했을까를 생각해 봐야지요.

《동의보감》에서 공진단은 지친 간을 보하는 약으로 분류되어 있습니다. 실제 당귀와 산수유, 녹용과 같은 약들은 간을 보하는 성질이 따뜻한 약재들입니다. 이들 약재를 통해 축적된 것을 사향이란 약재가 통하게 만드는, 한의학에서 말하는 간의 장혈藏血 기능에 초점을 두되 마냥 보하지만 않고 이 힘을 잘 끌고 갈 수 있도록 처방을 구성한 것이지요.

그럼 왜 황제에게 이것을 처방했을까 생각해 봅니다. 당시 원나라 황실은 잦은 정쟁으로 위역림 생전에만 10명의 황제가 바뀔 정도로 혼돈의 시대였습니다. 위역림이 부름에 응하지 않은 것도 정쟁에 휩쓸리지 않기 위해서였을지도 모른단 생각이 들기도 하지요. 그런 살얼음판 같은 시대에 황제가 받는 긴장감과 피로감은 상당했을 것입니다. 그것을 풀기 위해 술을 즐겼을 수도 있고 유목민 특유의 식습관상 육식을 선호했을 수도 있습니다. 이러한 모든 상황이 간을 지치게 만들지요.

이와 함께 몽골의 차가운 기후대에서 생활해 온 사람들의 특성상 따뜻한 약재들을 선호하게 됩니다. 조선 3대 명주 중 하나로 고려시대 원나라로부터 증류기술과 함께 전해진 것으로 알려진 감홍로에도 용안육이나 계피와 같은 따뜻한 성질의 약재가 들어가는 것처럼 말이지요. 위역림이 처방할 때는 아마도 이런 점들을 감안했을 것입니다. 또한 잊지 말아야 할 것은 황제가 공진단만으로 건강을 관리했을 리가 없다는 것입니다. 황실 전속의사들이 많이 있었을 테니 말입니다. 그리고 현대인에게 이 약이 정말 좋기만 할까요? 저는 그렇지는 않다고 생각합니다. 모든 약은 필요할 때 필요한 만큼만 써야 합니다. 특히 현대인들은 소통이 잘 되지 않고 내부에 독소가 많이 축적되어서 생기는 병이 많은데 무조건 보하기만 하면 좋다는 발상은 득보다 실이 클 수도 있습니다. 이것은 비단 공진단에 국한된 문제가 아니지요. 그럼에도 사람들이 선호하는 이유는 무엇일까요? 어쩌면, 그냥 유명인 따라 하기 혹은 일시적 유행이거나 아니면 많은 사람들이 스스로 지쳤다고 여기기 때문이 아닐까 합니다. 다들 좋다고 하고 나도 힘드니 그런 것으로라도 위안을 받고 싶은 것은 아닐까 하는 것이지요.

공진단 권하는 사회는 술 권하는 사회와 크게 다르지 않습니다. 요즘 유행하는 '휘게Hygge'라는 말, 이런 것이 일상이 되는 사회가 된다면 아마 이런 유행에 혹 하는 일은 줄어들 것입니다.

뜻하지 않게
오래 살게 된
요즘 사람들에게

암은

이제
흔한 병이 되었다

"요즘 갑자기 피곤해 보이시는데, 무슨 일 있으세요?"

"할아버지가 정기검사 받으러 갔다가 폐암이라는 진단을 받아서, 병원 모시고 다니느라 제가 다 죽게 생겼어요. 하루 내 여러 과를 돌다 보면 진이 다 빠진다니까요."

언제부터인지는 몰라도 진료 중에 '암'이라는 병과 자주 만나게 되었습니다. 환자 본인이 과거에 수술을 받았거나 현재 투병 중이기도 하고, 가족의 암 때문에 고통받고 있는 분들도 많습니다. 과거에 진료했던 환자분이 갑자기 암 진단을 받고 투병 중에 돌아가신 경우도 있는데, 불과 한두 달 전에 웃는 얼굴과 씩씩한 모습으로 투병 중이라며 찾아오셨던 분이 운명하셨다는 소식을 전해 들으면 한나절 정도는 무력감에 빠지기도 하지요.

과거에 암은 그리 흔치 않은(아마 암인 줄 모르고 사망한 경우도 많았겠지요) 질병처럼 보였습니다. 하지만 현재는 우리나라 국민의 사망원인 1위를 차지하고 있고, 수십 년이 지나면 2~3명 중 1명은 암으로 사망하게 될 것이라는 예측도 나오고 있지요. 심심하면 한 번씩 암정복의 길이 열렸다는 보도가 나오지만, 아직도 암은 싯다르타 무케르지의 책 제목처럼 '만병의 황제'로 군림하고 있습니다.

　짧은 수명 때문에 상대적으로 암에 걸릴 확률은 적었을지 모르지만 옛 기록들을 보면 특정한 암에 걸린 것이 분명한 내용들이 등장합니다. 한의학에서는 적취, 반위, 영류, 나력, 징가, 어혈 그리고 담음과 같은 용어들로 표현하는데, 그 부위나 양상은 다르지만 전반적으로 기혈의 소통이 정상적으로 되지 않아 뭉쳐서 생긴 덩어리로 파악했다고 할 수 있습니다. 과거 사람들도 걸릴 병은 다 걸리고 살았던 셈이지요.

　현재까지 암은 200가지가 넘는 변종이 있다고 알려져 있습니다. 흔히 암이 생긴 부위를 중심으로 이름을 붙이지만 실상 암이라는 용어에는 200종류가 넘는 서로 다른 병이 담겨 있다고 할 수 있는 것이지요. 저는 이 암들을 통제불능(혹은 통제거부) 상태에 빠진 세포들의 집단이라고 생각하고 접근하고 있습니다. 정상적인 세포라면 성장하고 분열하고 때가 되면 사멸해야 하는데, 이 일반적인 룰을 지키지 않게 된 패거리가 생긴 것이지요. '왜 이런 녀석들이 생겼을까?'에 대해 일반적으로는 개인의 유전적 요인, 늘어난 수명, 잘못된 생활습관 그리고 우리가 살고 있는 자연적, 사회적 환경에서 노출되는 발암물질 등을 꼽습니다. 그런데 생각해 보면 이 모든 것들은 단지 암에만 국한된 것이 아니라는 것을 금세 알 수 있습니다. 물론 과도하게 방사선에 노출되는 것과 같은 치명적 위험을 지닌 요인은 존재하지만, 암이라고 해서 그 뿌리를 다른 질병들과 아주 다른 곳에 두고 있지는 않다는 것입니다. 따라서 암에 대해 접근할 때도 그드러난 것을 없애는 것뿐만 아니라 그 뿌리가 되는 상태를 개선하는 데도 (통상적인 암 치료법이 그 자체로 모든 암세포를 제거한다는 것이 불가능하다는 것을 감안한다면 더욱이) 많은 관심을 가져야 합니다.

　그럼 암의 바탕 혹은 뿌리가 되는 상태라는 것은 무엇일까요? 아보 토오루와 같은 면역학자는 과로와 스트레스로 인한 저체온, 저산소 상태를 이야기하는데, 저 또한 이에 공감합니다. 이와 함께 진화생물학에서 이야기하는 우리 몸을 이루고 있는 세포들의 공생관계의 일그러짐이 암의 바탕이 된다는 설에 관심을 갖고 환자들에게 암의 예방과 치유를 위해 이 관계 회복을 위해 애써 줄 것을 당부하고 있습니다.

이 설에 따르면 우리 몸은 60조 개가 넘는 세포들과 그보다 더 많은 미생물이 존재하고 있고 이와 더불어 세포 안에도 미토콘드리아처럼 진화의 과정에서 동거를 하게 된 세포 내 기관들이 존재합니다. 게다가 외부에서 침입한 세균이나 바이러스 또한 공존하고 있지요. 우리 몸은 이 모든 존재들이 서로 균형을 이루고 공생하고 있는 하나의 우주라고 할 수 있습니다. 이렇게 간단히 몇 줄로 정리되지만 조금만 상상력을 발휘해서 수백 조에 이르는 개체들이 쉼 없이 서로 전기적 혹은 화학적 자극을 주고받으면서 인간이란 복잡계를 유지하고 있는 장면을 떠올려 보면 어떤 SF 영화보다도 흥미진진하고 아슬아슬합니다. 물론 겉으로 보기에는 너무나 일상적이고 아무렇지도 않지요. 생물학적 유연성을 잃는 대신 인간과 같은 골치 아픈 복잡계를 선택한 것은 아무래도 그것이 생존에 유리하기 때문이라고 합니다. 서로 적당한 룰을 지키면 너도 좋고 나도 좋으니까요.

그런데 한 인간의 상황이 도저히 이 공생관계를 유지할 수 없게 될 상황이 된다면 어떻게 될까요? 이 세포들은 지난날 함께 죽고 함께 살자는 맹세를 저버리고 각자도생의 길로 접어들게 됩니다. 이성을 잃고 생존 본능만 남게 되는 것이지요. 결과적으로 내가 속한 세상(인체)이 무너지더라도 내 세력을 키우는 데만 몰두하게 됩니다. 마치 인간이 지구(인간이 이룩한 문명이겠지만요)를 파괴하면서 살아가는 것처럼 말입니다. 이런 상황을 바탕으로 다양한 질병들이 생기는데 암 또한 그중 하나일 수 있다는 것입니다. 우리가 흔히 발암요인이라고 하는 것들은 이러한 폭주를 부추기고 이를 제어할 수 있는 기능들을 무력화하는 데 일익을 담당하지요. 여기에 길어진 수명만큼 증가하고 누적되는 세포 수준에서의 오류의 축적은 나이가 들수록 암의 발생할 확률이 높아지는 우울한 결과를 가져옵니다.

물론 이러한 내용이 암에 관한 모든 것을 설명해 내지는 못할 것입니다. 하지만 우리가 단순히 암을 없애야 할 무엇이 아니라 내적인 불균형(한의학에서는 이것을 음양오행의 부조화라고 표현하지요)의 결과로 어쩔 수 없이 혹은 자연스럽게 유발된 것이라 인식하면 그것을 다루는 데에도 변화가 일어나리라 생각합니다. 특히 암을 예방하거나 공격적 치료 이후 좋은 건강을 유지하고 재발을 방지하기 위해서는 이러한 인식의 변화가 꼭 필요하다고 생각됩니다. 과도하게 불안해하거나 암 자체에 집착하다고 보면 길을 잃기 쉬우니까요. 선별적인 공격적 치료와 함께 내적인 환경을 건강하게 회복하고 나를 이루고 있는 존재들의 평화로운 공존을 회복할 수 있다면 암은 황제의 왕관을 슬그머니 내려놓을지도 모릅니다.

뜻하지 않게
오래 살게 된
요즘 사람들에게

프레임이
바뀌면

건강도 바뀐다

출근길에 신호대기를 하고 있는데 앞으로 지나가는 버스에 적힌 광고문구가 눈에 들어옵니다.

"수술 없이 치료하세요."

이전 같으면 '관절전문 병원 광고구나. 우리 환자분들은 그런데 왜 저 병원에서 수술을 하고 오셨을까⋯⋯' 하는 정도에서 생각이 멈췄을 테지만, 최근에 읽은 책 덕분에 뇌가 한 번 더 회전합니다.

'사람들이 저 광고를 봤을 때 맨 처음 떠오르는 단어가 뭘까? 그건 바로 수술이라는 말이겠지. 그럼 저 문장은 그 뜻과는 관계없이 사람들에게 수술이란 의미를 강하게 전달할 것이고, 저런 식의 광고에 자주 노출된 사람들은 관절이 나빠졌을 때 수술이란 단어를 맨 처음 떠올리게 되겠구나. 이거 재밌기도 한데 좀 무서운 걸.'

우리는 사실을 접할 수 있지만, 우리에게 그 사실이 의미를 지니려면 우리 뇌의 시냅스에 이미 들어 있는 것과 맞아야 합니다. 그렇지 않으면 사실은 우리 머릿속으로 들어왔다가 그대로 밖으로 나갑니다. 그것은 우리 귀에 아예 들어오지 않고 사실로 받아들여지지도 않습니다. 아니면 우리는 상대방의 말을 이해하지 못하고 어리둥절해집니다. 그러고는 그것이 비합리적이거나 미쳤거나 어리석은 것이라고 딱지를 붙여버립니다.

－《코끼리는 생각하지 마》, 조지 레이코프 지음, 유나영 옮김, 나익주 감수, 와이즈베리, 47쪽

　본래 이 책은 진보와 보수에 관한 이야기이지만 인지언어학자인 저자의 이야기를 듣다 보면 정치적인 영역을 떠나 우리가 어떻게 언어라는 도구가 만들어 낸 뇌 속의 프레임을 통해서 세상을 인식하는가에 대해 생각하게 됩니다. 그리고 이러한 프레임의 문제는 의료의 영역에도 그대로 적용되고요.

　이전에도 건강에 관한 이야기들은 참 많았지만 방송사가 늘어나면서 건강에 관한 프로그램이 폭발적으로 증가했습니다. 여기에 인터넷을 통해 접할 수 있는 정보량 또한 엄청나지요. 우리는 텔레비전을 보고 책을 읽고 자극적인 제목에 이끌려 인터넷 기사를 클릭합니다. 그리고 그 안에 담긴 정보들에 노출됩니다. 이 과정에서 오랜 시간 동안 반복적으로 특정한 패턴의 정보들에 노출되면 본인의 의도와는 관계없이 그것이 뇌 안에 일정한 프레임을 형성하게 됩니다. 현재 많은 사람들이 가지고 있는 본인의 몸과 마음 그리고 건강과 질병에 관한 지식과 기준들이 이러한 과정을 통해 만들어진 것이지요. 그런데 문제는 언론 매체의 속성 상 많은 정보들이 사람들의 호기심을 자극하는 것, 건강에 대한 불안감과 질병에 대한 공포를 키우는 것 그리고 뭐에는 뭐 하는 식의 단편적인 내용들을 다루다 보니 우리 안에 형성된 건강에 관한 프레임이 불안정하고 편향될 수밖에 없습니다. 그러니 결국 계속 불안할 수밖에 없고요. 어쩌면 이러한 불안이 의료라는 거대한 시장을 유지하는 힘인지도 모르겠습니다.

　우리가 부지불식간에 노출되는 수많은 정보들은 그대로 우리 뇌 속에 집을 짓습니다. 그리고 우리는 이 집에 맞춰 다시 정보들을 받아들이면서

뜻하지 않게
오래 살게 된
요즘 사람들에게

집을 더 튼튼하게 만들어 갑니다. 그런데 편식과 과식이 영양부족과 비만을 만들어 내는 것처럼 우리가 맞다고 받아들이는 것들이 잘못되거나 편향된 것이라면 그리고 그것이 내 뇌 속에 있는 잘못된 프레임에 의한 것이라면 우리는 이것을 수정할 필요가 있습니다. 그래야 건강과 질병에 관해 조금 더 제대로 판단하고 이를 통해 건강을 잘 유지할 수 있기 때문입니다. 그러기 위해서는 몸과 마음 그리고 사회와 환경을 두루 아우르는 전체적인 시선으로 다양한 관점으로 제공하는 정보들이 지금보다 많아져야 할 것입니다. 이러한 변화는 정보의 수신자와 발신자 모두가 조금씩 달라질 때 가능할 것입니다.

인공적 삶과
자연적 삶

한참 늦은 감은 있지만, 최근 들어 가습기 살균제 사태의 내막이 드러나면서 이 문제에 대한 사람들의 관심이 높습니다. 현대인들이 타인의 고통에 대한 공감능력이 많이 떨어졌다고는 해도, 내 아이와 가족을 위한 선택이 (여기에는 대기업 그리고 브랜드에 대한 신뢰가 있었겠지요) 초래한 비극적 상황은 많은 사람들에게 슬픔과 안타까움 그리고 분노와 불안을 일으킵니다.

그런데 생각해 보면 이런 부류의 사태는 끊이지 않고 발생하고 있습니다. 멜라민 분유, 쓰레기 소각장의 다이옥신, 불산 누출 사고, 식품첨가물로 인한 문제, 학교 운동장에 깔린 인조잔디 때문에 생긴 문제, 골프장의 농약이나 농부의 농약 중독 등. 유해한 화학물질로 인한 문제는 과거로부터 현재진행형입니다. 최근에는 의약품과 관련해서도 여러 문제들이 제기되고 있는 상황이고요.

문제는 우리가 알고 있거나 알지도 못하고 노출되는 화학물질의 유행성에 대해서 충분히 알려져 있지도 조사되어 있지도 않다는 것입니다. 통계를 보면 산업화가 진행되면서 특히 2차 세계대전 이후 가히 화학혁명이라 불릴 만큼 다양한 화학물질들이 만들어졌다고 합니다. 수십 년의 짧은 기간에 수백만 가지가 넘는 물질들이 만들어졌으니 가히 혁명이라 불

뜻하지 않게
오래 살게 된
요즘 사람들에게

릴 만하지요. 물론 그 이전에도 우리는 이미 자연계에 존재하는 수많은 화학물질들에 둘러싸여(인체의 기능들도 다양한 화학물질에 의해 유지되고 있지요) 살고 있었습니다. 그리고 오랜 기간을 두고 이런 환경에 적응(진화라고도 표현하기도 합니다)해 왔지요.

그런데 근대에 만들어진 수많은 화학물질들은 실험실에서 인공적으로 만들어진 것들이고, 지극히 짧은 기간에 너무나 많은 것들에 노출되어 우리 몸은 채 적응할 시간을 얻질 못했습니다. 따라서 유해성이 판명된 물질 외에도 어떤 새로운 화학물질에 우리가 수십 년 동안 노출되었을 때 어떤 결과가 나올지, 게다가 개별적인 물질이 아니라 여러 물질들이 우리 몸에 들어왔을 때 어떤 영향을 줄 것인가를 아는 사람은(언젠가 알파고가 알려 주는 날이 오려나요?) 제 생각에는 없을 듯합니다. 이번 가습기 살균제 사태처럼 치명적인 결과를 초래한 경우에나 조금 관심을 가질 뿐이지요.

조금 더 들어가서 우리가 일상적으로 얼마나 많은 인공화학물질에 노출되는지를 한번 살펴보겠습니다. 수돗물에 포함된 염소, 샴푸와 비누, 옷에 있는 세제와 섬유 유연제 그리고 드라이 크리닝 용제, 화장품, 향수, 헤어스프레이, 가공식품에 포함된 다양한 물질들, 자동차 배기가스, 오염된 공기, 청소용품, 살충제, 건물의 건축자재에서 발생하는 가스, 오염된 실내 공기, 약물, 술과 담배연기 등등. 우리가 특별히 어떤 유해한 물질이나 환경에 노출된다는 의식을 하지 않아도 우리는 이미 충분히 많은 것들에 노출되어 있고 이러한 것들이 효과적으로 처리되어 배출되지 않으면 몸속에 쌓여서 질병의 발생에 큰 영향을(드러나지 않아 인식하지 못할 뿐이지요) 줍니다.

그럼 어떻게 해야 할까요? 이 모든 것들을 등지고 살아가는 방법도 있을 것입니다. 하지만 그럴 수 없다면 먼저 생활에서 알 수 없는 화학물질들을 줄이는 것부터 시작하는 것이 좋습니다. 본인이 쓰고 있는 물건들의 성분명이나 그 유래를 알 수 없다면 가능한 한 이러한 것들을 쓰지 않아야 합니다. 도저히 그럴 수 없다면 검색을 통해 유해성이 판명된 것들이라도 치우는 것이 좋습니다. 이와 함께 우리 몸이 스스로 이러한 물질들을 처리할 수 있도록 주기적으로 채우는 것을 잠시 멈추고 비워 내는 시간을 갖는 것이 도움이 됩니다.

다음으로는 먹고 마시고 접촉하는 것들에 있어서 가능한 한 자연과의 거리를 좁히도록 노력합니다. 인간은 실험실에서 만들어지고 살아가는 존재가 아닙니다. 자연에서 태어나 자연으로 돌아가는 존재이지요. 따라서 자연과의 접점이 많을수록 건강할 수 있습니다. 먹고 마시고 숨 쉬고 접촉하는 것들에 있어서 인위를 줄이고 자연을 늘려 가는 것이 건강을 위한 가장 좋은 비결입니다.

이러한 소극적 행동과 함께 가능한 유해한 물질들이 우리 생활로 들어오지 못하도록 좀 더 적극적으로 행동할 필요도 있습니다. 유해한 것들을 소비하지 않고 시장에 경고함으로써 제대로 된 물건들을 만들도록 해야 하고, 내가 하지 못하겠으면 이러한 운동을 하는 시민단체나 기관에 후원이라도 하도록 합니다. 또한 우리가 삶의 뿌리와 바탕이 되는 자연환경이 건강할 수 있도록 관심을 갖고 자신의 자리에서 할 수 있는 사소한 운동을 해 보는 것이 좋습니다.

늘 그렇듯, 보이지 않는 위험이 우리가 인지하고 있는 것들의 위험보다 큽니다. 문명이라는 이름의 인위를 가까이 하고 생명의 본래 자리인 자연에서 멀어질수록 정체불명의 건강문제와 마주하게 될 것입니다. 주어진 시간을 건강하게 살고 싶다면 삶의 자연지수를 높이는 것이 좋습니다.

뜻하지 않게
오래 살게 된
요즘 사람들에게

식사와
농업

그리고 건강

주말 오후, 오랜만에 아이와 함께 마을 농장에 갔습니다. 봄과 여름에는 날마다 자라는 상추며 쑥갓, 아욱을 뜯고 방울토마토와 고추를 따고 물을 주러 거의 매일 가다시피 했습니다. 하지만 작물들이 옥수수와 콩으로 정리되고 해갈이 된 이후로는 드문드문 갔지요. 그 날은 옥수수와 콩을 따러 갔습니다. 그런데 너무 무심했던 탓인지 총 15개 정도의 수확량에서 반은 이미 쇠어 버렸습니다. 그래도 늦게 심어서 먹을 수 있을까 반신반의했던 것치고는 훌륭한 수확량이었고, 아이는 난생 처음 옥수수를 따는 경험을 할 수 있어서 즐거운 한때를 보낼 수 있었습니다. 수확을 마치고는 밭을 정리했습니다. 손이 안 가 길게 자란 풀을 뽑고 옥수수대와 마른 고추대와 토마토 줄기를 뽑아 정리하고, 삽으로 흙을 뒤집어엎고 잘게 부수어 잘 고르는 작업을 했습니다. 조금 늦었지만 올해의 마지막 농사로 배추와 총각무를 심을 생각입니다.

　집에 돌아오자마자 물에 소금만 조금 넣고 옥수수를 삶고, 쇤 옥수수는 나중에 밥을 해 먹을 때 넣어서 먹을 요량으로 알맹이를 따서 냉동실에 넣어 두었습니다. 한참 지나자 집 안에 구수한 냄새가 퍼지기 시작했습니다. 잘 익은 옥수수를 꺼내 쌓아 놓고 보니 모양도 크기도 제각각이지만 왠지 정겨웠습니다. 세 식구가 '뜨거워!'를 연발하면서 먹는데, 정말 맛있었습니다. 게다가 소금만 넣었는데도 감미료의 단맛과 격이 다른 달콤한 맛이 납니다. 언젠가 옥수수 농사를 짓는 페이스북 친구가 옥수수는 따서 그 자리에서 삶아 먹어야 제맛인데, 도시 사람들은 그 맛을 죽어도 모를 거라고 했던 말이 떠올랐습니다. 그리고 앉은 자리에서 3개째 옥수수를 먹으면서 우리를 건강하게 해 주는 좋은 음식이란 사람이 맛을 내는 것이 아니라 만든 식재료가 품은 자연의 맛을 잘 이끌어 낸 것이라는 생각을 했지요.

넘치는 건강 정보의 영향인지는 몰라도 많은 분들이 특별한 무언가를 먹으면 병을 치료하고 좋은 건강을 유지할 수 있으리라 생각합니다. 하지만 가장 중요한 것은 우리가 늘 먹고 있는 식사입니다. 그리고 그 식사의 질을 결정하는 가장 중요한 것은 식재료입니다. 재료가 건강하지 않으면 입을 즐겁게 하는 맛을 낼 수는 있어도 건강에 도움이 될 수는 없습니다. 병든 재료로 만든 음식을 먹다 보면 내 몸과 마음 또한 병드는 것은 자명한 이치입니다. 이렇게 생긴 병을 치료와 약을 통해서 회복시킬 수는 있겠지요. 하지만 평생 그것에 의존해서 살 수는 없는 것이니 병의 예방과 치료 그리고 좋은 건강을 유지하기 위해서는 좀 더 본질적이고 기초가 되는 부분을 고쳐 나가는 과정이 동반되어야 하는데, 건강한 음식을 먹는 것은 이 과정에서 매우 중요한 역할을 합니다. 내 몸을 만들고 신체기능을 유지하고 정신 작용에 영향을 주는 것이 바로 내가 먹은 음식이니까요.

미국의 시인이자 농부이며 문명비평가인 웬델 베리는 "식사는 농업 행위이다"라고 말했습니다. 이 말은 우리는 음식의 수동적인 소비자일 뿐 아니라, 음식이 생산되고 유통되고 소비되는 일련의 시스템의 참여자라는 의미를 담고 있습니다. 우리가 음식에 대해 지불하는 돈은 음식을 둘러싼 시스템의 구조에 영향을 줄 수 있습니다. 이런 생각을 하는 것은 복잡하고 번거로울 수도 있고 유난스럽단 말을 들을 수도 있습니다. 때론 더 많은 비용을 지불하기도 합니다. 하지만 이러한 우리의 선택을 좀 더 건강한 세상을 위한 투표라고 생각하면 어떨까요? 정치에 관심을 갖고 적극적으로 투표에 참여 하는 것이 상식적인 사회를 만드는 것처럼, 일상의 선택들이 모여 음식을 둘러싼 시스템을 변화시킬 수 있습니다.

제대로 된 음식을 먹기 위한 방법 가운데 하나로 농산물직판장이나 CSA 상자(소비자가 어떤 농장에 돈을 지급하는 대신 매주 한 차례 농산물 상자를 받는 방법으로 운영되는 공동체 지원 농업)를 소개합니다. 우리나라에도 그 지역에서 실명제로 생산된 농산물을 파는 로컬푸드 판매장이나 여러 협동조합들이 있습니다. 조금 불편할 수도 있고 조금 더 비용을 지출할 수도 있지만 그곳에서는 조금 더 건강한 식재료를 구하는 것이 가능합니다. 이러한 곳을 지금보다 많은 사람들이 이용하게 된다면 일차적으로는 내 가족의 건강에 도움이 되는 건강하고 맛있는 음식을 먹을 수 있어서 좋고, 이차적으로는 좀 더 많은 농부들을 작지만 단단하고 믿을 수 있는 음식사슬로 이끌 수 있어서 좋습니다. 그러다 보면 지금은 뭔가 유별나 보이는 선택들이 당연하게 여겨지는 날이 올 것이고, 그렇게 되면 사람은 물론 환경 또한 건강을 회복할 수 있을 것입니다.

하지만 최근의 소식을 들어 보면 이러한 일이 금방 일어날 것 같지는 않습니다. 지인 중에 오랜 외국생활을 접고 들어와서 농부가 된 분이 있습니다. 그런데 올해 이분과 의기투합한 농부들이 영농조합을 만들어 시도한 친환경 파농사가 실패했다고 합니다. 이유는 납품한 파가 모양이 좋지 않다는 학교영양사분의 판단으로 반품되었기 때문이랍니다. 그 영양사분이 모양보다 파의 건강과 자란 환경을 좀 더 중요하게 생각했더라면 하는 안타까움이 있지만, 근본적인 요인은 그분이 농사를 지어 본 경험이 없고 그 파를 키운 사람과 아무런 교감이 없기 때문이었다는 생각이 들었습니다. 그분이 만일 스스로가 농부와 아이들을 이어 주는 음식사슬의 일부라는 인식이 있었다면 결과가 달라졌겠지요. 물론 이 한 가지 일로 모든 상황을 판단할 수도, 해서도 안 되겠습니다. 이와 반대되는 긍정의 소식들도 많이 있고요. 다만 이 일은 먹거리의 건강이 단순히 시장에 좋은 상품이 나오는 것이 아니라 관계(사람과 자연, 생산자와 소비자, 음식과 건강)의 문제까지 잘 풀어낼 때 보장될 수 있다는 것을 보여 준다고 생각합니다.

사람의 건강과 음식의 건강은 떼어 놓을 수 없습니다. 관심을 갖고 주변을 둘러보면 지금 당장 할 수 있는 일들을 찾을 수 있을 것입니다. 그 작은 행동이 내 식탁에 오르는 음식을 건강하게 하고 내 몸과 마음을 건강하게 할 수 있는 시발점이 될 것입니다.

뜻하지 않게
오래 살게 된
요즘 사람들에게

진짜 음식이

건강한
생명을 만든다

"묵은 음식 적게 드시고, 제철에 나오는 신선한 채소와 과일을 즐겨 드세요."

"냉장고에서 꺼낸 것만 드시지 말고, 한두 가지라도 반찬을 꼭 새로 해서 드세요."

진료를 하다 보면 몸과 마음의 활력이 떨어진 분들을 보게 됩니다. 이런 분들에게는 겉으로 드러난 증상에 관계없이 잘 먹고, 조금 더 자고, 낮에 잠깐이라도 햇볕을 쬐면서 걸을 것을 당부합니다. 그럼 뭘 먹어야 잘 먹는 것인가를 묻는 분들이 있습니다. 그런 분들에게는 몸에 필요한 것들을 알려 드리기도 하지만, 위에서 한 이야기를 빼놓지 않고 말합니다. 그것이 잘 먹는 것에 대한 가장 중요한 내용이라고 생각하기 때문이지요.

"당신이 먹는 음식을 알려 달라. 그럼 내가 당신이 어떤 사람인지를 말해 주겠다"는 말처럼 먹는 음식에 따라 몸과 마음 그리고 정신의 상태까지 영향을 받습니다. 건강은 말할 것도 없지요. 병을 잘 치료하기 위해서는 일정 정도의 기력과 체력이 바탕이 되어야 하는데, 제대로 된 음식을 먹는 것이 가장 기본이 됩니다. 이때 말하는 제대로 된 음식은 어떤 성분이 들어서 좋다는 식의 영양학적 분석을 따르기보다는, 본연의 기운과 기질을 간직하고 있는 건강하고 신선한 식재료를 최소한의 조리 과정을 거쳐 섭취하는 것을 말합니다. 한의학적으로 말하면 식재료가 품고 있는 기氣와 미味를 취하는 것이고, 인디언식 표현으로는 내 생명을 위해 다른 생물의 생명을 취하는 것이지요. 다시 말해 생기가 넘치는 건강한 음식을 먹어야 합니다. 그런데 몸과 마음의 건강에 먹는 음식이 얼마나 중요한가에 대해 100년 정도 전에 언급한 사람이 있습니다. 바로 발도로프 교육으로 잘 알려진 인지학자 루돌프 슈타이너입니다.

한 강연에서 에렌프리드 파이퍼(슈타이너와 동시대의 생화학자)는 정신 수양에 대한 슈타이너의 방법을 사람들에게 여러 번 알려 줘도 효과가 잘 나타나지 않고, 노력해도 실질적인 정신 경험에 이르기는 어려우며, 새로운 방향을 머리로는 이해하면서도 실천하는 의지는 왜 그렇게 미약한가를 묻습니다. 이 질문에 대해 슈타이너는 다음과 같이 답하지요.

"이 문제는 사람들이 어떤 것을 먹느냐에 달려 있다. 오늘날 사람들이 먹는 것은 정신을 물질에까지 나타나게 하는 힘을 사람에게 전혀 줄 수 없다. 생각하는 것을 실제 행동으로 옮기는 마음을 내기가 어렵다. 요즈음 사람들이 먹는 곡식이나 채소 안에는 사람이 필요로 하는 기운이 들어 있지 않다."

질문자는 무엇인가 영적이고 철학적인 대답을 기대했지만 슈타이너의 답은 너무도 간단합니다. 바로 제대로 된 음식을 먹지 못하기 때문이라는 것이지요. 당시에도 이런 걱정을 했는데, 지금의 우리 상황을 보면 상당히 우려스럽습니다. 공장에서 만들어진 가공식품은 말할 것도 없고, 우선 원래대로 제철에 나오는 먹거리를 찾기가 어렵고 식재료가 길러지는 환경 또한 건강하다고 말할 수 없게 되었습니다. 또한 우리가 일반적으로 먹는 음식의 종류 또한 과거에 비해 그 수가 줄었는데, 기존 식재료의 재배와 유통이 시장의 원리에 지배받으면서 생겨난 현상이지요. 음식을 하나의 생태계라고 봤을 때 환경은 나빠지고 생물 종은 줄어든 상황인 셈입니다. 이러니 사람의 건강 또한 온전할 수가 없지요.

작금의 먹거리 상황과 슈타이너의 말을 통해 지금의 세상을 바라보면 현대인이 겪고 있는 많은 건강상의 문제들 그리고 지구적인 위기를 머리로는 알고 있으면서도 그것에 대해 적극적인 행동을 보이는 사람들이 왜 적은지에 대해 알 수 있을 것 같습니다. 또한 지금 우리 사회를 지배하고 있는 힘과 물질적인 것에 대한 과도한 집착 그리고 인성이 자꾸만 후퇴하고 있는가에 대해서도 설명할 수가 있지요.

물론 단순히 음식의 문제가 이 모든 것의 원인이라고 단순화할 수는 없습니다. 하지만 건강한 음식에 대해 고민하는 사람이 생명에 대해 생각하지 않을 수 없고 생명에 대해 깊이 있게 접근하는 사람이 타인과 세상에 대해 무관심할 수 없을 것입니다. 지금 내가 무엇을 먹는가는 작게는 내 몸과 정신의 건강에 영향을 주고 크게는 내가 소속된 사회와 내가 살고 있는 이 지구라는 행성의 건강과도 이어집니다.

만일 사람들이 지금 내 입에 들어가고 있는 음식을 통해 세상을 바라볼 수 있다면 지금보다 조금 더 나은 세상을 기대할 수 있을 것입니다.

핸드 메이드
라이프

"목 뒤에서 삐~ 소리가 나는 증상 좀 잡아 주세요. 치료를 받아도 왜 변화가 없어요?"

오늘도 어김없이 귀에서 이어폰을 빼면서 들어오시는 이분은 왜 자기 증상이 낫질 않느냐면서 잊을 만하면 한 번씩 오십니다. 올 때마다 검사를 해도 별문제가 없다는데 왜 그러냐고 묻습니다. 그럼 저는 "요즘은 술 좀 줄이셨어요?"라고 묻는데, 그럴 때마다 그건 불가능한 이야기라고 하면서 치료실로 들어갑니다.

그런데 술 외에도 제가 이분에게 자주 당부드리는 게 있습니다. 치료받는 중이라도 귀에서 이어폰을 빼고 스마트폰 들여다보는 것을 쉬라는 것이지요. 한의원에 들어와서 치료받고 나가기까지 대화를 하는 때 빼고는 눈과 귀를 쉬게 해 주질 않기 때문입니다. 그분의 증상과 유관하기 때문에 하는 말이지만, 이 환자분 본인의 증상만큼이나 고집이 세서 오늘도 스마트한(?) 세상과 떨어질 줄 모릅니다.

진료를 하다 보면 정말 남녀노소를 가리지 않고 많은 사람들이 스마트폰이 이어 준 가상의 세계에 빠져 있다는 것을 실감합니다. 침을 맞고 누워 있으면서도 화면에서 눈을 떼지 않는 분들이 많지요. 침 치료라는 것이 기의 흐름을 조정해서 몸과 마음의 상태를 조정하는 것이기 때문에, 그렇게 정신이 분산되어 있으면 치료 효과가 떨어집니다. 그래서 가능하면 치료받는 동안은 쉬게 하거나 아예 손의 혈자리에 침을 놔서 강제하기도 하지요. 스마트폰이 대중화된 것은 불과 몇 년 되지 않았지만 사람들의 일상과 자세에 미친 영향은 정말 굉장합니다. 앞으로 어떤 기기가 또 나올지는 모르겠지만 이런 기기들이 우리의 몸과 마음의 상태에 미치는 영향은 조금 우려스러운 부분이 있지요.

어린이날 선물로 태블릿 PC를 아이에게 사 주고 너무나 빨리 빠져드는 것에 놀란 적이 있습니다. 제가 어릴 적 텔레비전 보기를 좋아한 것과는 차원이 달랐기 때문입니다. 아이가 예민해지고 좀 급해지는 경향이 생기고 종이책을 멀리하는 것 같았습니다. 그냥 놔두면 안 될 듯해서 지금은 특정한 목적 외에는 사용을 금하고 있습니다. 또한 그것을 통해 접하게 되는 언어, 음악, 색 그리고 속도감이 얼핏 보면 흥미롭고 다양한 듯했지만, 실제 현실 속에서 오감을 열어 놓고 경험할 수 있는 것에 비하면 지극히 단순하고 투박한 것이라는 생각이 들었지요.

그런데 이러한 현상이 아이들뿐만 아니라 어른들에게도 발생하는 듯합니다. 스스로는 충분히 자제하고 조절할 수 있고 그것이 내 몸과 마음에 미치는 영향이 미미할 것이라고 생각하지만, 어느새 그것에 사로잡히게 됩니다. 그리고 화면 속 가상현실과 실제 현실세계의 상이함을 경험하고 처리해야 하는 우리의 감각기관과 뇌는 이로 인해 피로하고 혼란을 겪게 될 수 있습니다. 이러한 피로와 혼란이 가져오는 스트레스는 몸과 마음의 불균형을 초래할 수 있지요. 또한 오관과 뇌가 작업하기 위해 기혈의 흐름이 그쪽으로 집중되면서 머리와 가슴에 기운이 집중되고 열이 오르는 현상이 발생할 수 있습니다. 그렇게 되면 흔히 하단전이라고 부르는 아랫배 부위에 자리하고 있어야 할 에너지의 중심추가 위로 쏠리게 되어 전반적인 기혈순환에 문제가 발생하게 됩니다.

그렇다고 컴퓨터와 스마트폰 없이 살 수는 없는 일, 뭔가 대책이 필요합니다. 저는 평소 진료하면서 정신적인 스트레스를 많이 받고 에너지의 균형이 위로 쏠린 분들에게 자주 많이 걷고 천천히 그리고 깊이 호흡하는 것과 함께 손을 써서 무언가를 만드는 작업을 배우고 익힐 것을 권합니다.

그 대상이 무엇이 되었든 내 손을 움직여 무엇인가를 만들어 내는 일은 단순하고 반복적인 작업이 주는 몰입의 즐거움을 주는 동시에 뇌를 쉬게 하고 밖으로만 치닫던 감각을 내면으로 향하게 합니다. 또한 위로만 치솟아 오르던 기운을 본래 자리로 내려 줍니다. 그 질적인 측면에서는 다를 수 있지만 좌선을 통한 입정의 상태가 정적인 입정이라면 이러한 몰입 상태는 일종의 동적인 입정이라고 할 수 있습니다. 이러한 순간들이 너무 많은 자극에 노출되어 생기는 몸과 마음의 불균형을 바로잡는 데는 최고의 약이 됩니다.

고요지수가 높은 곳을 찾아갈 만큼 현대인의 삶은 요란스럽습니다. 의미 있는 소리도 있지만 불필요한 소음도 참 많지요. 소음을 피하거나 걸러 낼 수 없다면 고요함을 통해 지치고 예민해진 몸과 마음을 달래 주어야 할 것입니다.

뜻하지 않게
오래 살게 된
요즘 사람들에게

커피 한 잔의
여유와

시 한 편의 여유

"가슴이 쿵쾅거리고 머리가 아파서 너무 힘든데 혈압 한 번만 재 주세요."

막 걸어 온 참이라 물 한 잔 마시고 잠시 앉아 있게 하면서 자초지종을 들으니, 친구들과 점심을 먹고 날씨도 좋고 기분도 좋아서 분위기 있게 카페에서 커피를 한 잔 마셨다고 합니다. 평소 커피를 마시면 가슴도 뛰고 잠도 잘 못 자는 편이라 조심했는데, 가을 하늘과 친구들의 유혹을 견디지 못했다고요. 한참 후에 혈압을 재어 보니 정상 범위를 훌쩍 넘어섭니다. 그래서 심장을 편하게 하고 위로 치밀어 오른 기운을 아래로 내려 주는 치료해 드리면서, 다음에는 커피 대신 허브티나 홍차를 드시라고 말씀드렸습니다.

언제부터인지는 몰라도 "차 한잔할래?"라는 말은 "커피 한잔할까?"라는 말이 되어 버렸습니다. 거리에는 수많은 커피전문점들이 생겨났고, 생소한 이름의 커피들이 등장했습니다. 광고 속에서는 차가운 계절을 배경으로 잔잔하고 부드러운 음악이 흐르는 가운데 감미로운 미소를 띤 남녀 배우들이 커피 한잔을 마시라고 손짓하지요. 친구와 연인을 만나거나 왠지 무료하고 지칠 때 일상을 벗어나는 여행을 갈 때조차도 사람들은 커피를 챙기고, 들판에서 일하시는 어르신들도 종이컵에 타서 마시는 믹스커피 한 잔을 즐깁니다. 모든 게 빠른 대한민국의 특징을 반영이라도 하듯 커피는 어느 순간 온 국민의 마음을 사로잡아 버렸습니다.

아라비아에서 처음 음료로 발전한 것으로 알려진 커피는 초기에는 약재로 이용될 정도로 귀한 것이었습니다. 주로 활기를 주고, 정신을 맑게 하고, 졸음을 없애는 용도로 이용되었는데, 특히 종교적 이유로 술을 마실 수 없는 이슬람교도들에게 기분을 풀어 주는 위안거리가 되었다고 하지요. 이러던 것이 이슬람권역을 중심으로 퍼져 나가다가 동인도와 서인도를 거쳐 전 세계로 확산되었다고 합니다. 한의학에서는 간장의 기운 소통을 돕는 효과가 있어서 이담제로 이용되었다는 기록이 있고요.

최근의 커피전문점 체인들은 다양한 문화적, 심리적 코드까지 씌워서 마케팅을 하고 있지만 우리가 커피를 찾게 되는 본질적인 요소는 카페인입니다. 그리고 카페인의 효용은 중추신경계통을 활성화(흥분)시키는 데서 발생합니다. 최근에는 커피콩과 관련하여 다양한 건강상의 효용이 발표되어 건강에도 좋은 차라는 이미지를 만들고 있지만, 과도한 카페인 섭취는 우리 몸에 해가 됩니다. 카페인 섭취가 과하면 신경증과 불안, 불면, 불규칙한 심박동과 심계항진을 일으킬 수 있고 피로를 더하고 혈당 조절을 어렵게 한다고 합니다. 이러한 불균형은 몸속은 지쳐 가도 지금 당장 우리를 긴장하고 깨어 있게 만드는 데서 발생합니다. 그런데 한편으로는 남은 에너지를 소진시킨다 하더라도 달리지 않으면 뒤쳐질지도 모른다는 불안에 싸인 현대인들에게는 커피가 매력적일 수밖에 없겠다는 생각도 듭니다. 게다가 잘 포장된 '여유와 낭만'이라는 근사한 이유도 있으니까요.

이렇게 말하는 저 자신도 이러한 대한민국의 커피중독에서 자유로운 것은 아닙니다. 다양한 차들을 즐겨 마시고 몸 상태에 따라 약차를 만들어 마시기는 하지만 하루 한 잔 정도는 마시고 있으니까요. 그런데 언제

뜻하지 않게
오래 살게 된
요즘 사람들에게

부터인가 광고에 등장하는 커피 한 잔의 여유라는 말이 조금 거슬리기 시작했습니다. 아마도 '열심히 일한 당신 떠나라'라는 말을 들었을 때부터였던 것 같습니다. 저는 그 말이 '열심히 일한 당신은 떠날 수 있다. 그리고 돌아와서 열심히 일해라. 그래야 또 떠날 수 있을 테니까'라고 들렸습니다(아마도 제 안의 삐딱함 탓이겠지요). 그런 생각이 들면서 커피 한 잔의 여유라는 말도 바쁘게 일하다가 지치면 커피 한 잔 마시면서 잠깐 쉬고 다시 열심히 일하라는 말처럼 들렸습니다. 언제 어디서나 커피를 마실 수 있는 인프라는 이러한 생활을 가능하게 해 줄 테고요. 하지만 이러한 생활이 반복되면 결국에는 몸도 마음도 지치게 되고 그때는 아무리 진하고 좋은 커피도 소용없게 되고 마는 상황이 벌어지게 될 것입니다.

그런데 올가을 먼지가 쌓인 시집을 다시 펴고 읽으면서 '커피 한 잔의 여유'로 대표되는 세상의 반대쪽에는 '시 한 편의 여유'가 있겠구나 하는 생각이 들었습니다. 시인의 마음이 쌓이고 쌓여 더 이상 담아 둘 수 없을 지경이 되었을 때 비로소 정제된 언어로 튀어나온 좋은 시는 삶을 돌아보게 하고 마음에 울림을 주지요. 시 한 구절에 가슴이 따뜻해지기도 하고 눈물이 나기도 하는데 이러한 순간이 지나고 나면 마음도 몸도 한결 기분이 좋아지는 것을 경험할 수 있습니다.

시 한 편이 있는 세상은 정신없이 휩쓸려 살지 않고 흐름에서 잠시 벗어나 '과연 내가 제대로 살고 있는가?'라는 근본적인 질문을 던지는 세상일 것입니다. 좋은 시에는 스스로를 속이면서까지 달리게 하는 것이 아니라 한 걸음 떨어져서 나를 솔직하게 바라보게 만드는 효능이 있습니다. 물론 시 한 편을 감동적으로 읽었다고 갑자기 다른 삶을 선택하는 그런 극적인 반전이 일어나지는 않을지도 모릅니다. 하지만 이유도 모른 채 늘 바쁜 삶의 속도를 잠시 늦출 수 있을 것입니다.

건강한

감각의 회복이
필요하다

봄비가 내리던 어느 퇴근길. 라디오에서 책에 관한 이야기가 나옵니다. 우리나라 성인의 평균 독서량이 1년에 9~10권이란 소식과 함께 문고판 책에 교통카드를 넣어 무료로 배포한 브라질의 출판사와 버스에서 책을 읽으면 요금을 받지 않는 루마니아의 한 도시를 이야기합니다. 사람들에게 책을 읽게 하기 위한 다양한 프로젝트들을 소개하면서 진행자는 책을 통해 전해지는 인생의 의미를 향유할 수 있었으면 좋겠다는 말로 이야기를 마무리합니다.

　차창으로 떨어지는 빗방울 소리와 묘하게 어울리는 음악을 들으면서 이런저런 생각을 합니다. 인터넷을 통해 유통되는 정보들은 넘쳐 나는데 왜 세계 각국은 책을 읽지 않는 것을 걱정할까. 정보의 바다를 채운 이야기들이 가치가 없어서? 책을 통해 전해지는 인생의 의미란 어떤 것일까? 그것이 종이책이 아니라 전자책을 통해 전해지면 또 다를까? 임신 중에 종이책을 많이 본 엄마와 스마트폰을 손에서 놓지 않은 엄마에게서 태어난 아이는 성향이 다를까? 어쩌면 그런 연장선상에서 일종의 진화(?)가 일어나는 것은 아닐까?

　저녁을 먹고 요즘 읽는 책 《마라톤에서 지는 법》을 펼쳤습니다. 그러

뜻하지 않게
오래 살게 된
요즘 사람들에게

면서 드는 생각은 '책을 읽는다는 것은 단순히 그 내용만을 취하는 것은 아니구나!'였습니다. 책장을 넘길 때의 손의 감각과 책장이 넘어가는 소리, 종이의 냄새, 책을 읽는 동안 일어나는 생각과 감정들 그리고 잠시 주변에서 떨어져 나오는 것 같은 고립감. 물론 같은 책이라도 수험서처럼 목적이 뚜렷한 책이나 함량 미달의 책이 주는 느낌은 다르겠지요. 하지만 사람을 몰입시키고야 마는 좋은 책을 읽는 일은 컴퓨터게임이나 인터넷 창을 통해 정보들을 얻는 것보다 훨씬 더 깊고 풍부한 자극을 몸과 마음에 준다는 생각이 들었습니다. 어쩌면 구세대인류의 착각일지도 모르겠지만요.

환자를 살피다 보면 몸과 감정의 감각들이 저하된 경우를 자주 보게 됩니다. 이야기를 나눠 보면 삶에서 받아들이는 것이 만날 그 밥에 그 나물인 경우가 많습니다. 겉으로 드러난 생활의 단조로움이야 어쩔 수 없지만, 그것보다는 새로운 것을 많이 접한다고 착각하지만 실상 그것이 우리 내면에 일으키는 파문은 과거의 그것과 별반 다르지 않은 경우가 많습니다. 마치 색깔만 다른 막대사탕을 먹는 것처럼 포장과 향은 다양하지만 먹고 나면 결국 남는 것은 설탕 맛뿐인 것처럼요.

게다가 요즘에는 과거보다 몸을 적게 쓰기 쉽습니다. 그러다 보니 순수하게 몸을 움직이면서 얻는 감각의 양이나 종류 그리고 즐거움이 줄었습니다. 일부러 운동을 하고 아웃도어라이프를 찾아 떠나기도 하지만 몸보다는 머리와 감정의 노동이 많아졌지요.

반면 스마트폰과 컴퓨터로부터 받는 자극은 늘어났습니다. 우리는 단순히 화면의 글자나 그림 혹은 영상만을 본다고 생각하기 쉽지만, 인식하지 못하는 상태로 훨씬 더 많은 정보들이 들어와 뇌를 흥분시킵니다. 거북목과 같은 신체적 증상뿐만 아니라 신경계의 과부하로 인한 다양한 증상들이 생기게 됩니다. 이러한 양적 과부하와 함께 그러한 매체를 통해 접하는 정보의 깊이가 그만그만하고, 다양한 듯 보이지만 일정 범주에 머무는 경우가 많아서 그것을 접하는 사람 또한 그만그만한 수준에서 비슷한 생각을 하기 쉽습니다. 얄팍하고 수명이 짧은 별것 아닌 정보들이 일으키는 자극들에 과도하게 노출되어, 이유도 모른 채 예민하고 피곤한 사람이 되기 쉬운 것이지요.

그리고 이 예민함과 피로함의 끝에는 둔감해짐이 따라옵니다. 동일한 자극의 반복은 더 이상 흥분을 일으키지 못하니까요. 이런 상태가 환자들에게서 느껴지는 생기가 저하된 상태입니다. 매사에 시큰둥하거나 때론 사소한 것에 과민 반응을 보이기도 합니다. 많은 사람들이 이 상태를 그냥 정상이라고 여기며 살아갑니다. 일부의 사람들은 약물이나 엽기적인 행각을 통해 더 강한 자극을 탐닉하기도 하지요.

이러한 추세는 아마도 갈수록 더해질 것 같습니다. 현대인이 컴퓨터와 스마트폰 그리고 인터넷을 포기하는 것은 더 나은 도구가 생기거나 전 지구적 재앙이 일어나지 않는 한 일어나지 않을 테니까요. 저 또한 이 글을 쓰는 것도, 진료기록을 정리하는 것 모두 컴퓨터를 이용하고 있고요.

하지만 이러한 자극들에는 뭔가 결여된 것이 있어 보입니다. 같은 식사라도 집밥과 식당밥이 다른 것처럼 말이지요. 맛있어 보이지만 계속 먹으면 맛도 못 느끼게 되고 건강도 나빠지는 것 또한 비슷합니다. 건강하게 살기 위해서는 집밥과 같은 자극이 필요합니다. 저는 그것을 이전에 인간 종이 과거에 해 왔던 일들에서 찾을 수 있다고 생각합니다. 구석기, 신석기 시대로 거슬러 올라가기도 하지만, 적어도 산업화되기 이전에 사람들이 했던 일들에서 말이지요.

그런 의미에서 독서는 단순히 다른 취미가 없거나 남에게 지적으로 보이기 위해 말하는 용도가 아니라 미친 듯 돌아가는 세상에서 잠시 벗어나 삶을 속도를 조정하는 의미가 있다고 생각됩니다. 책읽기 운동을 펼치는 것도 그런 이유에서가 아닐까 하고요. 몸을 움직여서 얻는 순수한 즐거움, 가공되지 않은 식재료에서 느끼는 맛과 향, 흙을 밟고 자연의 것을 접하는 감촉, 인위의 소리가 아닌 자연의 소리나 고요함 같은 것들이 그런 집밥과 같은 자극이라고 생각합니다. 예민해지고 지친 마음과 몸에는 이러한 자극들이 가장 좋은 약이 될 것입니다.

불굴의 의지로 역경을 이겨 낸 위대한 사람들도 있지만, 저를 포함한 평범한 사람들은 어떤 환경에서 어떤 자극을 받는가에 따라 아주 정직한 반응을 보이며 살아갑니다. 환자를 치료하고 아이를 키우는 입장에서 보면 현대 사회에 넘치고 있는 휘발성 자극들은 꽤 위험해 보입니다. 없앨 수도 피할 수도 없다면 그 자극들이 어떤 의미를 갖고 있는지를 알고 거기서 받은 상처들을 치유할 수 있어야 할 것입니다. 어느 스마트폰 광고처럼 잠시 그 자극들을 꺼 두고 회복을 위한 자극들을 접하는 것이 좋은 치유의 방법이 될 수 있습니다.

아이들을
보호하라

일터가 오래된 동네의 길가에 있는 덕분에 진료실에는 다양한 삶의 이야기를 가진 분들이 옵니다. 저를 찾아오는 환자 중에는 막 첫 생일을 맞은 아이도 있고(그 아이가 생기기 전에 엄마, 아빠를 먼저 만났지요), 나이가 90을 넘긴 어르신들도 있습니다. 한동안 보이질 않으신다 했는데, 이웃 할머니로부터 돌아가셨다는 소식을 듣기도 하고, 수능을 준비하던 학생이 군대를 가고 휴가를 나왔다가 오기도 합니다. 이곳에 터를 잡은 것이 그리 오래되었다고는 할 수 없지만, 시간의 흐름에 따른 사람들의 이야기를 일부분 공유하고 있는 셈이지요.

아이를 키우는 입장이어서인지는 몰라도 아이들이 환자로 오면 왠지 더 관심이 갑니다. 아이들은 진료를 받으면서도 이것저것에 관심이 많아 필요한 정보들을 수집하는 데 애를 먹는 경우도 있지만, 생기 넘치는 모습을 보면서 저 또한 재충전되지요.

그런데 너무나 빨리 어른이 되어 버린 아이들을 자주 만납니다. 물론 몸이 아직 어른이 된 것은 아니지요. 아이들의 세상에 있지를 못하고, 지금의 어른들이 만들어 놓은 세상에 너무 일찍 노출되어 버린, 그래서 아이가 그것을 수용하는 데 버거워 하거나 그 무게에 눌려 있거나 혹은 자

뜻하지 않게
오래 살게 된
요즘 사람들에게

기 나름대로 수용은 했지만 그것이 도리어 아이가 나름대로 성장하는 것을 방해하는 경우가 있습니다. 그런 아이들이 보이는 병의 증상은 영락없이 어른의 그것과 닮아 있지요.

병의 뿌리가 환자의 일상생활에 있다는 것을 감안한다면, 아이들에게 어른들이나 있을 법한 병증이 생긴다는 것은, 아이들의 삶이 어른의 그것과 별반 다르지 않기 때문일 것입니다. 우리가 어렸을 때만 해도 사람으로서 마땅히 지켜야 할 기본적인 예의에 대한 강조는 있었어도, 지금처럼 아이때부터 어른이 사는 사회의 경쟁논리가 그대로 적용되지는 않았습니다. 채 크지도 않고, 준비도 되지 않은 아이들을 어른의 기준에 맞춰 만들어 내려고 하다 보니, 아이들은 아플 수밖에 없습니다.

이와 함께 어른이 아이보다 낫다는 착각은 아이가 가지고 있는 무한한 발전의 가능성을 어른이 할 수 있는 수준으로 하향평준화를 시켜 버립니다. 더 커 나갈 수 있는 아이들을 어른의 잣대로 재단해 버리는 겁니다.

감당할 수 없는 그리고 왜 감당해야 하는지도 모를 세상의 무게와 아이 나름대로 천재성을 발휘할 수 있는 통로가 차단된 아이들은 점점 생기를 잃고 침울해질 수밖에 없습니다. 마치 경쟁에 지치고 패배감에 젖어 있는 어른들처럼 말이죠.

격변의 시기를 겪고 있는 대한민국에는 여러 사람들이 나서서 많은 약속을 내놓고 있습니다. 그런데 그 약속들 중 미래세대가 살아가야 할 환경에 대한 고민이나 아이들이 좀 더 아이답게 클 수 있는 사회에 대한 약속들은 찾기 어렵습니다. 아마도 아이들에게 투표권이 없기 때문이겠지요. 하지만 저는 유심히 보고 있다가 그런 약속을 하는 사람에게 투표할 것 입니다. 우리 사회가 좀 더 발전하고 건강해지려면 아이들이 아이답게 배우고 성장해 갈 수 있도록 배려할 수 있어야 합니다.

투표와 건강

"아빠, 아빠는 누굴 찍을 거야?"

거실 가득 우편으로 온 선거홍보물을 펼쳐 놓은 아이가 묻습니다.

"비밀이야!"

"에이, 비밀 지킬게! 지난번 대통령 뽑을 때도 아무한테도 말 안 했어!"

솔직히 지난 대선 때는 홍보물을 펼쳐 보지도 않고 투표를 했습니다. 그런데 이번 선거는 의미도 다르고 홍보물이 아니면 후보에 대해 알기도 어려워서 아이가 분류해 놓은 순서대로 천천히 살펴봤습니다. 누가 나왔는지, 어떤 약속들을 했는지를 보면서 우선 뽑으면 안 될 사람을 먼저 추려 냈습니다.

맨 먼저 탈락시킨 사람은 약속보다는 자신의 지난 이력이나 특정인과의 친분을 앞세운 사람이었습니다. 그런 사람일수록 지역의 사정에 어둡고 약속의 디테일이 떨어졌습니다. 환자에 비유하면 병에 걸리기 전의 건강했던 시절만 이야기하거나, 무슨 병원의 어떤 의사를 알거나 그 사람에게 치료받았다고 말하는 분과 비슷합니다. 병을 치료할 때 과거의 시간이나 배경이 참고는 되지만, 지금의 상태를 진단하고 앞으로 어떻게 치료해 나갈 것인가가 더 중요합니다. 그래서 과거와 배경을 중심으로 자신을 증명하고자 하는 후보는 제외했습니다.

다음으로는 '지구적으로 생각하고, 지역적으로 행동하라'는 말을 기준으로 삼았습니다. 세상을 아직 덜 살아서인지는 몰라도 사회와 미래세대에 대한 꿈이 없는 후보는 매력을 느끼지 못합니다. 그래서 유권자의 관심을 끌 당장의 현안의 해결에만 과도하게 집중한 후보는 제외했습니다. 이와 함께 구체적인 실행 방향이 부족한 후보도 한쪽으로 빼 두었습니다. 머리는 하늘을 향해 두되 두 발은 땅을 딛고 살아야 한다는 말처럼, 이상과 현실 사이에서 고민하면서 약속을 내놓은 흔적이 있는 후보들을 추렸습니다.

정치인의 좀 더 나은 사회에 대한 포부는 환자에 있어서는 '나는 어떤 인생을 살고 싶은가' 하는 문제와 같습니다. 이 질문은 좀 더 나가면 자연스럽게 '어떻게 죽을 것인가' 하는 질문과도 이어지지요. '그냥 병 없이 건강하게 살면 되지!'라고 생각할 수도 있지만, 살아가면서 하고 싶은 일들이나 죽음에 대한 진지한 접근은 평소 자신의 건강을 어떻게 관리할 것인가 혹은 중한 병에 걸려 선택의 순간이 왔을 때 도움이 될 수 있습니다.

개인적으로는 언제든 배낭을 메고 여행을 다닐 수준의 신체를 유지하는 것, 생의 마지막 날까지 책을 읽을 수 있는 인지능력을 유지하는 것, 불행하게 중병에 걸렸을 때 스스로의 신념을 배신하지 않을 것 그리고 연명치료는 하지 않을 것을 기준으로 삼고 있습니다. 그리고 이러한 수준을 유지하기 위해 지속적으로 혹은 나이가 드는 것에 맞춰 조금씩 바꿔 가며 실행하려고 노력하고 있습니다.

누구나 마음속에 그리고 있는 삶의 이미지가 있을 것이고 그것을 이루기 위해 해야 할 일들이 있을 것입니다. 건강은 그것을 위한 조건이 되고요. 자신의 인생의 목표를 이루는 데 필요한 심신의 상태를 유지하기 위해, 나의 상태를 진단하고 지금 할 수 있는 것을 실천하는 것이 진정한 건강관리라고 할 것입니다. 선진국의 방식이라고 해도 우리 현실에 맞지 않으면 쓸모가 없는 것처럼, 아무리 좋은 건강법이 있다 하더라도 내게 불필요하거나 맞지 않는다면 무의미할 것입니다.

마지막으로 생태와 교육에 관한 부분을 살폈습니다. 아이를 키우다 보니 더욱 관심이 가는 영역이고, 교육과 생태는 건강한 삶의 바탕이 되기 때문입니다. 하지만 이 부분에 대해서는 깊은 성찰이나 고민을 한 후보를 찾기 힘들었습니다. 좋은 이야기들과 이슈가 되는 문제에 대한 즉각적 대안들은 있었지만, 긴 호흡으로 깊이 고민한 흔적들은 없었습니다. 이 부분은 선거 때마다 늘 아쉬운 부분으로 남는 것 같습니다.

그렇게 한동안 시간을 보내고 나니 후보들을 고를 수 있었습니다. 의식한 것은 아닌데 한 가지 색으로 통일이 되진 않았습니다. 병을 치료하고 좋은 건강을 유지하는 데 특정한 방식이 유일한 답이 될 수 없는 것처럼 말이지요.

자신에게도 투표권이 있었으면 좋겠다고 말하는 아이와 함께 웃기도 하고 때론 진지하게 이야기도 하면서 선거에 나온 후보들을 진단하다 보니, 좀 더 나은 사회를 만들기 위한 노력이 병을 치료하는 것과 별반 다르지 않단 생각이 들었습니다. 그래서 좋은 세상을 만드는 사람을 큰 의사(大醫)라고 칭하는 것이겠지요.

이번 선거를 통해 우리 사회의 병을 치유하고 건강한 기운을 북돋아 줄 큰 의사들이 많이 나타나길 기대해 봅니다.

뜻하지 않게
오래 살게 된
요즘 사람들에게

삶의
마지막 순간이

평화롭기를

"한참 만에 오셨네요. 그동안 잘 지내셨어요?"

일주일에 한 번 정도는 꼭 들르시던 할머니께서 계절이 두 번 바뀌고 나서 오셨기에 안부를 물었습니다. 별 표정 없이 잘 지냈다 하시며 조금 서두르며 치료실로 들어가셨습니다. 잠시 후에 몸을 살피려고 들어가니 할머니께서는 들어가는 목소리로 눈시울을 살짝 붉히시며 이렇게 말씀하셨습니다.

"그 양반, 갔어요……."

진료를 하다 보면 꽝! 하고 막히는 순간이 있는데 이럴 때가 그렇습니다. 환자분의 짧은 말 속에 녹아 있는 여러 감정들이 일순간에 밀려들어서 잠시 손을 잡아 드리는 것 외에는 할 수 있는 일이 없지요. 할아버지를 떠나보내고 몇 달간은 사람들 보기도 싫고 뭔가 죄를 지은 것 같은 기분이 들어서 바깥출입을 거의 안 했다가 이제야 정신을 좀 차렸다고 합니다. 손자 이야기랑 이런저런 잡담을 잠시 나누고는, 잠을 길게 못 주무신다고 해서 심장을 편하게 하는 자리에 침을 놔 드렸지요.

동네에서 여러 해 진료를 하다 보니 이런 경우가 종종 있습니다. 지난봄에 진료했던 환자분이 돌아가셨다는 소식을 전해 듣기도 하고, 배우자를 잃고 나서 상심에 빠져 급속히 몸이 쇠약해진 분들을 만나기도 합니다. 살아 있는 존재는 죽음을 피할 수 없음을 알고는 있지만 성현들의 말씀처럼 담담하게 죽음을 받아들이기란 어려운 일입니다. 그래서 이런 분들이 오시면 가능한 한 좀 더 많이 대화를 하고 책에서 읽거나 경험한 소소한 이야기들을 전해 드리며 위축된 몸과 마음의 상태를 풀어내려고 노력합니다. 그러면서 배우자나 자녀의 죽음과 같은 감당하기 힘든 사건을 겪은 분들의 심리적 회복을 도울 수 있는 복지서비스가 있었으면 좋겠다는 생각을 합니다. 이 부분이 해결되지 않으면 이 분들의 여생은 살아는 있지만 그 삶의 질은 매우 떨어질 수밖에 없고, 이로 인해 또 다른 질병이 생길 수 있기 때문입니다. 죽음은 숙명이어서 누구도 피할 수 없겠지만, 다만 그 당사자와 가까운 사람들이 조금 그 상황에 연착륙할 수 있었으면 하고 바라는 것이지요.

아버지를 떠나보내면서 경험한 것이지만, 한 사람에게 죽음의 그림자가 깊게 드리워졌을 때 우리가 할 수 있는 일이란 많지 않습니다. 이 시기에 이루어지는 많은 의료행위 또한 그것이 환자를 위한 것인지 아니면 남아 있는 사람들에게 최선을 다했다는 위로를 주기 위한 것인지 명확하지가 않지요. 단지 한 사람으로 그리고 진료를 하는 입장에서 바라는 것은 죽음을 준비하는 사람과 그를 사랑해 온 사람들이 너무 고통스럽지 않았으면 하는 것입니다.

당사자가 겪을 수 있는 신체적인 고통을 최소화하고 인간적인 품위를 잃지 않고 죽음을 맞이하는 데 도움이 되는 방법이라면 학문적 경계를 벗어나서 수용할 수 있었으면 좋겠습니다. 천천히 생을 마치는 동안 가족이나 자신의 삶을 함께했던 사람들과 맺었던 좋고 나빴던 매듭을 풀어낼 수 있다면 본인은 물론 주변 사람들 또한 그 죽음을 받아들이는 데 조금 더

뜻하지 않게
오래 살게 된
요즘 사람들에게

수월할 것 같습니다. 전쟁 같았던 삶이라도 마지막 순간은 평화로우면 좋겠다는 것이지요.

할머니께서 댁으로 돌아가실 때 앞으로는 매주 한 번씩 마실 나오듯 들르시라고 했습니다. 그리고 분명 자제분들이 몸에 좋다고 해 드린 것들이 있을 텐데, 그거 한쪽에 밀어 두지 마시고 챙겨 드시라고 했지요. 그랬더니 어떻게 알았냐며 아주 잠깐 웃으셨습니다. 앞으로 이분이 오시면 조금 더 많이 시답잖은 이야기들을 해 드릴 생각입니다. 그 이야기들이 오늘처럼 할머니를 잠깐이라도 웃음 짓게 할 수 있다면 제 노력이 꽤 괜찮은 치료가 될 것입니다.

3장

생각하고
실천해야

건강하다

머리는 차갑게
가슴은 뜨겁게

'머리는 차갑게 가슴은 뜨겁게'라는 말을 많이 듣습니다. 만화 《미생》에서도 위궤양 진단을 받은 천 과장이 술을 끊겠다며 '수승화강水昇火降'이라는 단어를 인용하며 머리는 차갑게 깨어 있으면서 가슴에는 열정을 품고 살아야 한다고 말합니다.

한의학에서는 수승화강을 우리 몸의 가장 근원적인 에너지 순환원리로 봅니다. 우리가 건강하기 위해서는 차가운 물의 기운을 위로 올려 머리를 서늘하게(頭寒) 하고, 따뜻한 불의 기운은 아래로 내려 배를 따뜻하게(腹熱) 해야 한다는 것이지요. 보통 머리를 차게 하고 발을 따뜻하게 해야 한다는 의미에서 '두한족열'이라는 말을 쓰는데, 이 또한 같은 원리에 기반한 말입니다.

그런데 이러한 에너지의 흐름은 불은 위로 타오르고 물은 아래로 스며드는 자연현상과는 상반됩니다. 여기에 우리가 일정한 형체를 이루고 기능을 유지하면 살아가기 위해서는 내면에 외부의 흐름과는 반대되는 에너지의 흐름을 가지고 있어야 한다는 한의학의 생명관이 담겨 있습니다. 그래야 음양(물과 불)의 기운이 흩어지지 않고 생명을 유지할 수 있는 것이지요. 만약 이것이 깨지면 우리의 생명은 불과 물처럼 위아래로 흩어

뜻하지 않게
오래 살게 된
요즘 사람들에게

져 자연으로 돌아가게 됩니다.

수승화강을 유지하는 데는 오장육부가 모두 연관되어 있지만 그 핵심은 심장과 신장입니다. 심장은 불의 장부이고 신장은 물의 장부입니다. 심장의 불의 기운이 차갑게 식기 쉬운 신장을 따뜻하게 덥혀 주고, 신장의 물의 기운이 타오르기 쉬운 심장을 서늘하게 식혀 주어야 좋은 건강을 유지할 수 있습니다. 그런데 문제는 21세기 대한민국에서의 삶이 심신心腎을 피로하게 하는 일로 가득하다는 것입니다.

1년 열두 달 밤낮없이 일하고, 몸을 움직이기보다는 머리를 과하게 쓰고, 감정의 균형을 유지하기 어려운 온갖 스트레스와 마음과 몸을 과도하게 자극하는 것들에 싸여 살다 보면 심장의 불기운은 치성해지고 신장의 물 기운은 메마르는 현상이 발생하게 됩니다. 실제로 만성 질환이나 만성 피로 그리고 화병과 같은 증상을 호소하는 분들을 살펴보면 위로 기운은 치솟아 오르고 몸의 근본이 되는 장부의 맥은 텅 비어 있는 것을 자주 볼 수 있습니다. 이러한 경우에는 드러난 증상을 치료하는 데만 집중할 것이 아니라, 우리 몸의 가장 근본이 되는 수승화강의 순환을 정상화해야 건강을 회복할 수 있습니다.

드러난 병을 치료하면서 일상에서 수승화강의 순환을 돕는 방법을 실천하면 병의 치료와 예방에 좋은 효과를 거둘 수 있습니다. 자주 걷기, 천천히 깊이 호흡하기, 족욕과 반신욕, 발바닥 마사지 등은 긴장을 풀고 위로 치우친 에너지의 불균형을 바로잡는 데 도움이 됩니다. 또한 입만 즐겁게 하는 자극적인 음식을 삼가고 과도한 음주와 흡연 그리고 설탕과 카페인의 섭취를 줄이는 것이 좋습니다. 운동을 꾸준히 익히면 더 좋겠지요. 단단한 신장과 따뜻한 심장의 기운으로 수승화강을 잘 유지한다면 예의가 사라지고 열 받을 일로 가득한 이 세상을 살아가는 데 조금은 힘이 될 것입니다.

숨찬 자들의
도시

올봄부터는 버스나 지하철을 이용해 출근하는 날이 많아졌습니다. 솔직히 차량 운행을 줄여 보자는 큰 뜻이 있었던 것은 아니고, 아이가 입학하면서 아침시간에 여유가 생겼기 때문이지요. 출퇴근 시간의 대중교통은 만원이어서 불편함은 있지만, 운전 중 받는 긴장과 스트레스가 없는 쪽을 선택하게 되었습니다.

올봄부터 또 한 가지 습관의 변화가 생겼는데, 바로 아침에 스마트폰 앱을 통해 그 날의 대기 상태를 확인하는 것입니다. 전반적인 대기 상태와 시간에 따른 변화 그리고 미세먼지와 초미세먼지의 농도를 구분해서 알려 줘 매우 편합니다. 그 날의 상태에 따라서 환기나 아이 마스크를 준비하는 데 참고하고 있지요.

그런데 봄철 황사와 함께 미세먼지와 초미세먼지에 대해 한창 경각심이 높아졌던 시절에 비하면 최근에는 마스크를 착용한 사람들을 찾아보기 힘듭니다. 봄이 지나며 언론 매체에서 민감하게 다루지 않는 것, 날씨가 더워지면서 마스크 착용이 불편해진 점 그리고 황사에 따른 대기문제는 봄철에만 잠깐 생기는 것이라는 경험적 믿음이 동시에 작동한 것으로 생각됩니다.

뜻하지 않게
오래 살게 된
요즘 사람들에게

앱 화면이 붉은색으로 물들어 실외활동 자제와 같은 경고를 보내는 날에도 아이와 같은 학교 다니는 아이들조차 마스크를 하지 않습니다. 출근길에서 마주친 사람들도 마찬가지지요. 근래 잠깐 공기의 질이 좋아진 때가 있긴 했지만, 미세먼지나 초미세먼지의 농도가 높은 날이 꽤 많습니다. AI가 토착화된다는 의견이 있는데, 미세먼지 문제 또한 봄철에 한정된 문제가 아닌 1년 내내 지속되는 현상이 된 것 같다는 생각이 듭니다.

물론 이 문제는 시민 개인에게 책임을 전가할 수 있는 일은 아닙니다. 국가 간의 협의나 정책 수립과 같이 정부 차원에서 해결해야 할 문제도 있고, 학교 공기청정기 설치처럼 자치단체 수준에서 해야 할 일도 있습니다. 시민들이 지속적 관심을 놓지 않는다면 문제해결을 위한 다양한 방법들이 실행될 것입니다. 문제는 이런 움직임이 변화를 가져오는 데까지는 시간이 걸린다는 것입니다. 방안이 수립되어 실행되는 데도 시간이 걸리고 실행된 후에도 실제 공기의 질이 변화하기까지는 더 많은 시간이 소요될 것입니다. 기다리는 동안 생길 수 있는 문제는 일정 부문 개인이 대비하지 않을 수 없지요.

실제 올봄부터 내원하신 환자분들 중에 노년층이나 만성 질환을 앓고 있는 분들을 중심으로 원인을 알 수 없는 그리고 대증요법으로 잘 낫지 않는 피부 질환을 호소하는 분들이 늘었습니다. 또한 꽃피는 시기에만 심해지던 알레르기 비염이 지속되고 만성적인 기침을 호소하는 분들도 많아졌지요. 이 외에도 한의학적으로 폐의 기능이 떨어지는 것과 관련이 있는 병증으로 치료를 받는 분들이 늘었습니다. 물론 이러한 변화를 전적으로 미세먼지 때문이라고 단정할 수는 없고 개인적 경험을 바탕으로 한 것으로 일반화하긴 어렵지만, 같은 동네에서 쭉 봐 오던 환자들의 변화에는 분명 달라진 대기의 질이 영향을 주리란 생각이 듭니다.

근본적인 대책들이 마련되어야겠지만, 우선은 번거롭더라도 시민들 스스로 대기의 상태를 확인하고 마스크를 착용하는 습관을 들이면 좋겠 단 생각을 합니다. 특히나 어린이와 노인들 그리고 폐관련 질환이나 만성 질환을 앓고 있는 분들은 말이죠. 아이들은 폐용량이 적어서, 환자나 노 인들은 폐기능이 떨어져서 영향을 쉽게 받습니다. 미세먼지나 초미세먼 지가 두려운 것은 축적이 되고 이것이 훗날 건강에 어떤 변수가 될지 예 측하기 어렵다는 데 있습니다. 지금 당장은 아니지만 몇 년 후에 어떤 형 식으로 건강을 위협할지 모르는 것이지요. 마치 잽이나 보디블로가 권투 경기 초반에는 아무것도 아니다가 후반으로 갔을 때 치명적 위협이 되는 것처럼 말입니다.

경제적 상황 때문에 마스크를 하기 어려운 계층이 있다면 지원도 하 면 좋겠고, 공포나 과민함을 조장하지 않는 범위에서 언론에서 자주 다뤄 서 사람들에게 불량식품만큼이나 나쁜 공기를 조심해야 한다는 인식을 심어 주면 좋겠습니다.

촉강蜀江의 물이 이르기 전까지는 한 바가지의 물이 중요하고 필요합 니다. 조금은 우울하고 답답한 일이지만, 공기가 나쁜 날에는 마스크를 합시다!

뜻하지 않게
오래 살게 된
요즘 사람들에게

부드러움이

건강을
지킨다

"새벽에 산에 가서 운동하다 허리를 삐끗했어요."

"팔 굽혀 펴기 몇 개 하고 났는데 아침에 일어나니 어깨가 안 올라가요."

특히 봄이 되면 운동하다 몸을 다친 분들이 종종 옵니다. 대부분 겨울 동안 몸무게도 늘고 운동도 안 하다가 날이 좀 따뜻해지자 의욕적으로 시작했다가 탈이 난 경우입니다. 이런 분들 중에는 시쳇말로 운동 좀 했다는 분들도 꽤 있습니다. 마음은 이전에 한창 운동할 때와 같고 다 될 것 같은 기분도 드는데 몸이 마음을 못 따라가서 문제가 생기는 것이지요. 때론 몸무게에는 변화가 없지만 줄어든 신체활동량 때문에 근육이 줄어든 것을 생각지 못해 허리나 무릎 그리고 발목처럼 체중을 견뎌야 하는 관절에 무리가 온 경우도 있습니다. 이렇게 되면 당장의 고생은 물론 모처럼 생겼던 의욕마저도 시들해지죠.

이런 분들을 치료하다 보면 근육의 상태와 체액의 흐름이 좋지 않은 경우를 많이 봅니다. 좋은 근육의 상태가 봄에 물이 오른 연한 나뭇가지와 같다면 환자분들의 상태는 뻣뻣한 가지나 심한 경우에는 반쯤 굳은 찰흙덩어리 같은 느낌이 듭니다. 때론 활시위처럼 팽팽한 긴장감이 있기도 하고 너무 무력한 경우도 있지요. 각각의 몸 상태에 맞게 치료를 하면서 50대 이후의 환자분들에게는 이제 힘보다는 유연함을 키우는 데 좀 더 관심을 갖으시라고 당부합니다. 무한 청춘을 강요하는 사회적 분위기 탓인지는 몰라도 중년 이후 환자분들 중에 유달리 근력에 집착하는 분들이 있기 때문입니다.

건강한 몸을 유지하기 위해서는 나이에 관계없이 일정 정도의 힘과 유연성 두 가지 모두 필요합니다. 그런데 사람의 일생을 봤을 때 젊을 때를 힘의 시대라고 본다면 중년 이후는 유연함의 시대라고 말할 수 있습니다. 태어나서 성장이 멈추고 그것이 일정 시간 유지되다가 노화가 시작될 때 상대적으로 중요한 것은 힘보다는 유연함이기 때문입니다. 몸이 유연하다는 것은 기혈의 흐름이 원활하다는 것이고 그것은 심리적인 부분에서도 경직된 부분이 적다는 것을 의미입니다. 이것이 중요한 이유는 나이가 들면서 몸속에 있는 오장육부의 기능이 점차로 떨어지고 우리가 과거보다 오래 살기 때문입니다.

같은 장부를 가지고 옛사람들보다 더 오래 써야 하므로 무리 없이 효율적으로 이용해야 합니다. 그러기 위해서는 기혈이 막힘없이 부드럽게 흐르고 심리적으로나 신체적으로 과도한 부하가 걸리지 않아야 하는데 이것의 핵심이 바로 유연함입니다. 말하자면 몸과 마음이 유연하다는 것은 건강을 위한 조건인 동시에 건강하다는 증거인 셈이지요. 물론 그렇다고 힘이 필요 없다는 것은 아닙니다. 나를 움직이고 유지하는 데 필요한 근력과 기력 그리고 심력은 필요합니다. 하지만 그것이 쌀가마니를 들어 올리고 암벽을 오르고 수백 개의 팔 굽혀 피기를 할 정도일 이유가 없다는 것이지요. 도리어 그런 것을 닮으려고 하다가는 건강에 해가 될 수 있습니다. 젊었을 때 필요한 힘이 남을 이기기 위한 힘이라고 한다면 나이가 들어서의 힘은 나를 지키기 위한 힘이면 충분한 것이지요.

그럼, 유연함을 키우기 위해서는 어떻게 해야 할까요? 몸의 유연함을 키우려면 체조나 스트레칭과 같은 기본적인 방법과 함께 태극권과 국선도처럼 몸을 다스리고 기운의 소통을 돕는 운동을 익히면 좋습니다. 마음의 유연함을 위해서는 자신의 삶의 의미를 알아가고(知天命), 책과 여행 그리고 배움을 통해 견문을 넓혀서 필요 없는 힘을 빼고 나와 다름을 수용할 수 있도록(耳順) 노력해야 합니다.

흔히 부드러움을 강조할 때 이유제강以柔制强이라는 표현을 많이 씁니다. 하지만 이 부드러움은 마냥 힘을 뺀 상태가 아니라 내 중심을 지키고 불필요한 힘을 뺀 상태를 의미합니다. 중년 이후의 유연함은 이러한 상태와 같습니다. 몸과 마음에 그리고 삶에 불필요한 힘을 빼고 부드러워질 때 좋은 건강을 지킬 수 있습니다.

소소한
즐거움이

나를 구한다

"요즘 스트레스 받는 일이 많으세요? 몸에 불필요한 긴장 반응들이 많으세요."

　"신경 쓸 일 아무것도 없어. 이제 내 한 몸 건사만 하면 되는데 뭘. 아무 문제도 없어."

　진료를 하다 보면 환자분이 호소하는 증상의 패턴들이나 몸에 나타난 사인들은 모두 '나 지금 만사가 불편하니 건들지 마'라고 말하고 있는데, 입으로는 '노 프로블럼'이라고 하시는 분들이 있습니다. 이런 경우에는 질문을 좀 달리해야 합니다.

　"그럼, 요즘 즐겁고 재미난 일은 있으세요?"

　"없어. 눈 떠서 할 일 하다 보면 하루가 가는 거지. 다들 그러고 살지 뭐 특별한 게 있나."

　겉으로 드러난 증상은 저마다 다르지만 이런 분들에게 공통적으로 나타나는 특징들에는 찡그리지는 않았지만 뭔가 불만이 풍겨 나는 무표정한 얼굴, 약속한 날에 치료를 받으러 오지만 변함없는 생활습관, 기혈의 흐름이 정체되고 막혀 있는 맥과 혀의 모양 그리고 탄력을 잃고 뻣뻣해진 근육의 상태 등을 들 수 있습니다. 뭔가 외부와 담을 쌓고 답답한 공간에 갇혀 있는 듯한 느낌이지요.

한의학에서는 울증鬱症이라고 표현하는 병증이 있습니다. '鬱' 자는 머리를 풀어헤친 사람이 술이 들어 있는 술독을 안고 숲속에 고꾸라져 있는 모습이라고 풀이 하는데, 가슴의 답답함이 어느 정도인지를 짐작할 수 있는 글자이지요. 울증은 이처럼 속에서 뭔가 꽉 막혀서 소통이 잘되지 않는 상태를 말합니다. 기의 흐름이 막히면 체액이 정체되어 습기가 생기고, 이것을 소통시키기 위해 우리 몸이 애를 쓰는 과정에서 열이 발생합니다. 이 단계에서 해결이 되지 않으면 열이 체액을 졸여서(잼을 만들듯이) 담痰이 생기고, 이 담이 혈액의 흐름을 막는 상태가 오래되면 적취라고 불리는 유형의 덩어리가 몸속에 생긴다고 봅니다. 그래서 증상의 시발점이 되는 기의 소통을 원활하게 하는 것을 울증을 치료하는 데 가장 중요하게 생각합니다. 그런데 이 기의 흐름을 막게 하는 가장 큰 원인이 바로 감정(七情, 칠정)의 부조화입니다. 따라서 치료를 통해 기를 소통시키고 화를 내리고 담을 삭이면서 환자가 가지고 있는 감정의 불균형을 함께 해결해야 울증을 잘 치료할 수 있습니다.

앞서 말한 환자분들의 경우는 대부분 분노와 우울 그리고 지나치게 많은 생각과 걱정이 마음에 습관처럼 자리한 모습을 많이 보입니다. 때론 본인 스스로 인식을 못하는 경우도 있지요. 이러한 감정들이 '화'라는 형태로 외부로 나타나는 경우도 있고 때론 숯불마냥 속은 계속 타들어 가면서 점차 몸과 마음의 활력을 좀 먹는 경우도 있습니다. 기본적인 치료를 하면서도 이런 분들에게는 본인이 즐거움을 느낄 수 있는 일을 찾아보시고 말합니다. 남들이 알아주고 멋있다고 하는 것과는 상관없이 아주 개인적이고 소소한 즐거움을 느낄 수 있는 일을 찾아보라고 합니다. 예를 들어 저는 손을 꼼지락꼼지락 움직여서 별 쓸모없는 것들을 만들거나 텃밭에 쪼그리고 앉아 일을 하는 것이 개인적 즐거움이고, 제가 아는 어떤 분은 날씨가 기가 막히게 좋은 날 모아 둔 동전들을 깨끗이 씻어서 햇볕에 말리는 것이 그렇게 재미있다고 하지요. 이처럼 뭔가 생산적일 필요도 없고 그냥 내가 해서 즐거운(물론 남에게 피해를 줘서는 안 되겠지요) 남모르는 소소한 일을 해 보라고 권합니다.

물론 이렇게 한다고 그 순간부터 막혀 있던 경락이 뚫리고 가슴에 쌓여 있던 답답함이 사라지는 것은 아닙니다. 하지만 아주 작은 숨통을 트이게 할 수는 있습니다. 그리고 그러한 작은 변화들이 지속되고 쌓이다 보면 내가 느끼고 남들이 알아볼 정도로 바뀔 수 있습니다. 그렇게 되면 나를 가두고 있는 것처럼 보였던 답답한 숲에도 작은 오솔길이 나 있고 맑은 샘물도 흐르고 있었다는 것을 발견하게 되겠지요.

헤럴드 도즈 박사는 '사람을 죽이는 건 인생의 빠른 속도가 아니라 권태다. 보람이 없다는 생각이 사람을 병들게 한다'고 했습니다. 매일이 그날 같다는 느낌은 마음을 식게 하고 기의 흐름을 떨어뜨려 몸을 더 빨리 늙게 하고 병들게 합니다. 소소한 내면의 즐거움이 이러한 권태로부터 우리를 지켜 줄 수 있습니다.

반달, 노을

그리고
천개의 바람

"아빠, 오늘은 무슨 노래를 불러 볼까? 내가 먼저 부르면 아빠가 다음에 따라 불러!"

얼마 전 한 케이블 방송에서 종영한 동요프로그램을 보고 난 후 매일 아침 딸아이 덕분에 노래를 부르며 유치원에 가고 있습니다. 아침잠을 깨울 때도 방송 영상을 틀어 주면 씩~ 웃으면서 눈을 뜨지요. 아빠와 딸이 똑같이 음치라는 아이 엄마의 핀잔 속에서도 꿋꿋이 노래를 부르고 있으면 잠시나마 잡다한 걱정들이 사라지고 기분도 꽤 좋아집니다. 진료를 하면서도 나도 모르게 콧노래를 흥얼거리곤 하는데, 그럴 때면 환자분들이 "무슨 기분 좋은 일 있으신가 봐요?"라고 묻습니다. 그럼, "봄이니까요"라고 답하곤 하지요.

인간이 해 온 그리고 하고 있는 행위들 중에는 참으로 눈뜨고 못 볼 몹쓸 것들도 많지만, 마음속 거문고를 울리는 음악과 같은 아름다운 것들도 참 많습니다. 이번에 그 음악프로그램의 열혈 팬이 된 딸아이 덕분에 동요를 듣고 부르면서, 마음속 창고 속에 먼지를 잔뜩 뒤집어쓰고 있던 작은 무언가를 되찾은 느낌이 들었습니다. 그리고 그것이 요즘 제 일상의 스트레스를 상당히 중화시켜 주고 있지요.

영화 <쇼생크 탈출>에서 방송실을 점거한 팀 로빈슨이 온 교도소 안에 모차르트의 오페라 곡을 울려 퍼지게 만들었을 때, 아주 잠시이긴 했지만 그 공간은 전혀 다른 곳이 되어 버립니다. '마치 아름다운 새 한 마리가 우리가 갇힌 새장에 날아 들어와 그 벽을 무너뜨린 것 같았다. 그리고 아주 짧은 한순간 쇼생크의 모두는 자유를 느꼈다'는 영화 속 모건 프리먼의 독백은 이 영화의 백미입니다. 이 한 장면으로 인해 긴 시간이 지났지만 이 영화는 좋은 영화라고 저에게 각인되어 있습니다(저 같은 사람은 절대적으로 불리하지만, 이런 이유 때문에 사람들은 청혼할 때 노래를 부르는지도 모르겠습니다).

음악이 인간에게 미치는 영향에 대해서는 많은 연구결과들이 나와 있고, 최근에는 식물과 동물 그리고 미생물과 물에게도 음악이 인간에게 미치는 것과 같은 영향을 준다는 내용들이 발표되고 있습니다. 이 중 질병의 치유와 예방 같은 의학적 분야에 특정한 음악들이 효과가 있다는 사실은 이제는 꽤 많이 알려져 있습니다. 특히 임신 중에 태아의 심리적 안정과 신체적 발달을 위해 특정한 음악을 듣는 것은 흔한 일이 되었지요. 시중에 나와 있는 각종 태교음악, 명상음악 그리고 치유음악 음반들은 이러한 결과를 바탕으로 만들어진 것들로, 최근에는 실제 의료 현장에서도 단순한 분위기 전환이 아닌 특정한 치유를 목적으로 이용되고 있다고 합니다.

옛사람들에게 음악은 단순히 듣고 즐기는 것 이상의 의미를 갖고 있었습니다. 나라가 바뀌면 음률의 기준을 정하는 것을 매우 중요하게 생각했고, 시중의 음악이 문란해지는 것을 사회가 혼란해지는 징조로 여겼습니다. 《악학궤범》 서문에서 음악은 마치 우주의 형성처럼 텅 빈 곳에서 나와 자연에서 이루어지고 이것이 사람에게 영향을 준다고 한 것을 봐도 음악을 단순히 기예가 아닌 인간의 삶에 매우 중요한 요소로 여겼음을 알 수 있습니다.

한의학에서도 음을 음양과 오행의 속성에 따라 분류하고 이 각각의 소리가 우리 몸의 기의 흐름과 장부의 기능에 영향을 준다고 여기고, 실제 음악을 통한 치료가 이루어졌습니다. 또한 이러한 생각은 한의학뿐만 아니라 인도, 중동, 아메리카를 비롯한 거의 모든 나라의 전통 의학 체계에서 찾아볼 수 있는 것으로, 그 범주에는 샤먼의 의식에 반드시 수반되는 음악이나 할머니가 배를 쓰다듬어 주며 불러 주던 '내 손은 약손, 네 배는 똥배'와 같은 단순한 노래도 들어간다고 할 수 있습니다.

음악이 가지고 있는 치유 효과는 각각의 음과 그 음들의 배합이 가져오는 파동에 의한 조정 작용 때문이라고 생각합니다. 한의학에서는 모든 질병은 음양오행의 균형이 깨어질 때 발생한다고 보는데, 건강한 상태를 원에 비유한다면 질병의 상태는 그 형태의 일부가 일그러진 형태라고 할 수 있습니다. 다양한 방법을 통해 다시 원의 상태를 회복하는 것이 한의학적인 치료인데, 이러한 모든 것의 바탕에는 '기氣'가 자리하고 있습니다. 음악은 이러한 기의 흐름에 직접적인 영향(물론 뇌와 신경계의 변화가 동반되겠지요)을 줍니다. 우리가 음악을 듣고 기분氣分의 변화가 있다고 하는데 이 말 자체가 기의 영역에 변화가 있다는 것을 의미하지요.

딸아이와 동요를 듣고 부르면서 동요가 유명한 클래식 음악만큼이나 강한 힘이 있다는 생각이 들었습니다. 왜 그럴까? 생각하다, 그 답을 오래전 읽은 책에서 찾았습니다. 《모차르트 이펙트》의 저자인 돈 캠벨은 책에서 모차르트 음악의 위대함이 '순수함과 단순함'에 있다고 말하고, 그것은 엄마의 배 속에 있을 때부터 형성된 음악이 충만한 환경과 어린 나이부터 발휘된 음악적 재능 탓에 동심의 향기를 잃지 않았기 때문이라고 이야기합니다. 저는 동요의 위대함 또한 순수함과 단순함에 있고, 이 힘이 사람들의 마음을 움직이고 치유할 수 있다는 생각이 듭니다. 만병의 근원이라는 스트레스가 뿌리내리고 있는 곳은 결국 우리가 갖고 있는 불순함과 복잡함일 테니까요. 아마 제가 동요에서 위안을 얻은 이유 또한 같은 이유에서일 것입니다.

제가 좋아하고 존경하는 분이 하시는 여러 일 중에 '술 마시고 동요 부르기 운동'이 있습니다. 처음 술자리에서 돌아가며 동요를 부르는 상황에 처했을 때는 참으로 당황스러웠지요. 그런데 요즘에는 이 운동이 전국적으로 유행했으면 좋겠다는 생각이 듭니다. 한번 상상해 보세요! 다 큰 어른들이 술자리에서 상기된 얼굴로 동요를 부르는 장면을……. 꽤 유쾌하지 않은가요?

몸과 마음이 뭔가 뒤죽박죽이고 탁한 것들이 가득한 것 같이 느껴진다면 어릴 적 즐겨 불렀던 동요를 불러 보길 권합니다. 남부끄러우면 그냥 흥얼흥얼해도 좋습니다. 분명한 효과를 보장합니다.

뜻하지 않게
오래 살게 된
요즘 사람들에게

오감을
건강하게 하라

화장실에 들어서는데 낯익은 냄새가 납니다. 바로 크레졸 냄새였습니다. 요즘은 잘 쓰지 않는데, 건물 청소하는 분이 바뀌었나 봅니다. 소설《잃어버린 시간을 찾아서》속에서는 마들렌 냄새가 유년의 기억을 떠오르게 하는데(솔직히 전 이 소설 완독에 3전 3패입니다), 저에게는 이 크레졸 비누액 냄새가 그렇습니다. 어릴 적, 아버지께서는 가게 바닥을 청소하실 때 이 원액을 희석해서 쓰셨고, 감기가 유행할 때는 희석한 물에 손을 씻기도 하셨지요. 그래서 하교 후 인사하러 갈 때마다 이 냄새를 맡게 되었는데, 그 때문인지는 몰라도 이 냄새를 맡으면 자연스레 아버지에 관한 이런저런 기억들이 떠오릅니다. 늘 조금은 아련하고 약간은 미안한 느낌의 그런 기억들이지요.

그런데 기억을 자극하는 것은 냄새나 향기만이 아닙니다. 특정한 색이나 소리 혹은 맛과 촉감 모두 같은 작용을 합니다. 우리가 경험하는 세상은 이와 같은 오감이라는 통로를 통해 들어온 신호를 우리 뇌가 해석해낸 결과이기 때문입니다. 강렬했거나 혹은 반복해서 노출된 자극은 그 당시의 상황과 함께 저장되어 있다가, 비슷한 신호가 들어오면 그 기억들이 자연스럽게 떠오르게 되는 것이지요. 약간 과장해서 말하면 우리가 실제 혹은 사실이라고 여기는 세상의 모습과 기억은 오감을 통한 자극들이 만들어 낸 환상과 같은 것입니다. 이러한 환상의 서로 다를 수 있음을 보여주는 것이 <라쇼몽>과 같은 영화고요.

진료를 하다 보면 이러한 오감에 문제가 생긴 경우들을 보게 됩니다. 시력, 청력, 미각과 후각 그리고 피부의 감각이 떨어지거나 특정한 자극에 민감해지는 증상들이 많습니다. 한의학에서는 각각의 감각을 특정한 장부의 기능과 매칭하고, 그 증상의 형태와 다른 증상들을 종합해서 내부에 발생한 불균형을 바로잡는 방식으로 치료합니다. 그리고 저는 이런 환자분들을 치료할 때 감각을 좀 쉬게 하고, 좋은 자극을 줄 것을 부탁합니다. 지나치게 많은 자극으로부터 보호하고 건강한 신호를 줌으로써 감각기관은 물론 그와 연관된 장부가 스스로 좋은 기능을 회복할 수 있도록 돕는 것이지요.

여기서 좋은 자극이란 자연스러운 것 그리고 사람에 의해 왜곡되지 않은 것을 의미합니다. 소리를 예로 들면, 《악학궤범》 서문을 보면 '음악이란 하늘에서 나와 사람에게 붙인 것이요, 허에서 시작해서 자연에서 이루어지는 것이니 사람의 마음으로 하여금 느끼게 하여 혈맥을 뛰게 하고 정신을 유통케 하는 것이다'라고 말합니다. 그래서 저는 환자분들에게 자연 혹은 자연과의 교감을 음악이란 형태로 표현한 음악을 듣거나 자연으로 나가서 바람소리나 물소리를 들으실 것을 권합니다. 너무 과도한 소음과 리듬과 소리를 쪼개고 비틀어서 만들어 낸 음악들로 인해 귀와 신경계가 지친 것이 병의 발생 원인이 되는 경우가 있기 때문입니다. 맛으로 치면 신선한 음식재료를 최소한의 조리를 통해 먹어서 식재료가 가진 본래의 맛과 영양을 섭취할 수 있도록 하고, 향수나 방향제로 후각을 속이기보다는 환기를 자주 해 주고 숲처럼 맑은 공기가 있는 곳에서 코가 회복할 수 있도록 돕는 것입니다. 자연에서 너무 멀어짐으로 인해 생긴 몸과 마음의 불균형을 휴식과 좋은 자극을 통해 잠들어 있던 내 안의 자연을 깨워 회복하는 것이지요.

현대의 도시인들은 어쩔 수 없이 수많은 자극에 둘러싸여 살아갑니다. 이 자극들 중에는 생명력과 영혼을 깨워 주는 것도 있지만, 잠깐의 감각적인 즐거움을 대가로 몸을 지치게 하고 기운의 흐름을 어지럽게 하는 것들도 있습니다. 우리가 오감을 통해 받아들인 자극들은 뇌와 심장을 통해 내가 경험하는 세상을 만들어 내고, 장부의 기능에 영향을 줍니다. 건강한 음식이 좋은 영양을 공급하듯, 건강한 자극은 기의 흐름을 원활하게 하고 몸과 마음에 활력을 불어넣어 줍니다. 감각기관을 쉬게 하고 오감에 담박하고 자연스러운 자극을 준다면 좋은 건강을 유지하는 데 도움이 될 것입니다.

향기롭게
살자

초등학교 시절, 도시로 고등학교를 다니던 막내 누나와 매일 아침밥을 함께 먹었습니다. 좀 더 자도 되지만 학교에 일찍 가기 위해서였지요. 이불을 한쪽으로 밀어 놓고 밥을 먹고 나서는 부지런히 세수하고 책가방을 챙겨서 집을 나서면 마을회관에서 이장님이 방송을 하고 있었습니다. 학교는 집에서 한 20미터 정도 떨어져 있어서(학교와 우리 집 사이에는 담뱃집이라고 불리는 상점이 하나 있었을 뿐이었습니다), 문을 열면 교문이 바로 보였습니다. 간혹 산 너머 마을에서 오는 친구가 먼저 도착할 때도 있었지만 거의 매번 학교의 바퀴 달린 미닫이 나무 문을 맨 처음 여는 것은 저였지요.

조금 뻑뻑한 문을 요령 있게 밀어서 학교를 깨우면, 밤새 고여 있던 오래된 나무 복도의 냄새와 열린 문으로 들어온 차고 상쾌한 아침 공기가 만나 왠지 모를 기분 좋은 향을 만들어 냈지요. 그 냄새를 흠향하며 걸을 때마다 나는 작은 삐걱거리는 소리에 귀 기울이면서 교실을 찾아가는 동안은 아주 낯선 세계에(실상은 1년 365일 학교가 놀이터였지요) 발을 들여 놓는 듯한 신비함이 있었습니다. 그때의 기억 때문인지는 몰라도 어머니를 따라서 혹은 여행길에 사찰에 들렀을 때도 저는 그 규모의 웅장함이나 역사 그리고 위대한 승려보다는 절집 냄새를 즐겼습니다. 대웅전에 들어설 때

뜻하지 않게
오래 살게 된
요즘 사람들에게

느껴지는 차가운 공기와 마룻바닥의 질감 그리고 오랜 시간을 두고 나무 결 사이사이에 베인 향냄새가 스님의 설법이나 장엄한 부처님의 모습보다도 저를 편하게 해 주었지요. 그 뒤 한동안 이런저런 향을 수집하고 즐기면서 제가 좋아하는 향과 그것이 주는 효과 그리고 제 몸과 마음의 상태에 대해 조금 더 이해할 수 있었습니다.

한의학에서는 향을 오행의 원리에 따라 분류하고 각각의 장부에 배속시켜서 진단에 이용합니다. 우리가 몸의 상태에 따라 입맛이 바뀌듯, 냄새에 대한 호불호도 바뀌고 체취도 변화하게 됩니다. 이러한 변화가 의미하는 바를 코의 후각기능에 가장 영향을 많이 주는 폐를 기본으로 다른 장부들과의 관계 속에서 분석합니다. 이를 통해 몸의 불균형을 파악하고 나면 여러 치료 방법 들을 이용해서 조정하는데, 향 또한 이용할 수 있습니다. 내부의 불균형으로 인해 변화한 후각에 특정한 향을 이용해 그와 상반되는 자극을 주어 조정하는 것이지요. 약초가 가지고 있는 향과 고유의 약성을 이용해서 치료하는데 이러한 약초들을 향이 있다고 해서 방향성芳香性 약초라고 부릅니다.

이러한 약초들은 고유의 효능에 따라 달리 구분되지만 공통적으로 기의 소통을 도와 뭉친 것을 흩어지게 하고 막힌 것을 뚫어 내고 정체된 기능을 활성화시키는 효과가 있습니다. 우리가 자신에게 필요한 향을 맡으면 '향기 좋다!'라는 느낌과 함께 몸이 편해지는 것은 한의학적으로 보면 그 향으로 인해 기의 소통이 잘 이루어지기 때문이지요. 의사가 이러한 약초를 이용해 치료하는 것과 사람 사이를 통하게 하기 위해 조향사가 향수를 만들고, 사람을 음식과 통하게 하기 위해 요리사가 향신료를 이용하는 것 또한 같은 원리라고 할 수 있습니다.

향이 이용된 것은 오래되었지만 최근 들어 향초나 디퓨저와 같이 일상에서 향을 이용하기 위한 제품들이 더 각광을 받고 있는 것 같습니다. 어쩌면 오래지 않아 다양한 커피를 파는 카페처럼 나에게 맞는 향을 흡향하는 카페가 생길지도 모른다는 생각이 들 정도지요. 경제 수준이나 상업적 이유도 있겠지만 이전부터 있었던 그런 제품들에 사람들이 관심을 보이는 것은 그만큼 사람들 속에 막히고 뭉친 것들이 늘었기 때문이라는 생각이 듭니다. 그러한 것들이 기의 소통을 막고 뭔가 불편하고 답답한 느낌이 드는데 향을 만나면 일시적으로 소통이 되기 때문에 나도 모르게 끌리게 되는 것이지요. 기의 영역(氣分)이 잘 통하고 좋아지면 감정도 편해지고 이로 인해 몸도 편해지게 됩니다. 최근의 연구들에서는 방향성을 가진 약초들이 정신 질환이나 특정한 암들에 효과가 있다는 보고들이 있는데, 이 또한 소통이 되지 않고 막힌 것이 오래되어 생긴 우리 몸의 부조화를 풀어내어 주기 때문이라고 생각됩니다.

생활하면서 이유 없이(깊이 바라보면 다 이유는 있지요) 혹은 어쩔 수 없이 그리고 때론 풀리지 않는 문제들로 가슴이 답답하고 소화도 안 되고 잠도 잘 이루지 못한다면, 좋은 향과 친하게 지내는 것이 유용한 방법이 될 수 있습니다. 물론 인위적으로 만들어진 향이 아닌 자연이 만들어 낸 살아 있는 좋은 향이어야겠지요. 근본적인 문제를 해결해 주진 못하겠지만 소통이 막혀서 생기는 또 다른 문제들을 예방하고 꽉 막힌 문제들을 새롭게 바라보는 숨통을 틔워 줄 수는 있을 것입니다.

뜻하지 않게
오래 살게 된
요즘 사람들에게

여력을
남기며

살자

"그날따라 유난히 몸도 가볍고 운동도 잘되더라고요. 그만할까 하다가 한 10분쯤 더했나? 이튿날부터 무릎이 시큰거리더니 영 낫질 않네요."

"기분도 좋고 술맛도 좋아서 평소 주량보다 반병쯤 더 마셨는데, 나이가 들어서인지 숙취가 빨리 가시질 않네요."

상담을 하다 보면 '조금만 더' 때문에 탈이 난 분들이 꽤 있습니다. 한 잔만 더! 한 숟가락만 더! 하다가 속에 탈이 나고, 한 게임만 더! 하다가 관절에 무리가 오지요. 그런데 이런 증상이 있는 분들은 대부분 평소에 운동도 잘 하고, 밥도 잘 먹고, 술도 잘 마시는 분들입니다. 마음은 호기롭지만, 몸은 이미 물이 가득 찬 컵과 같아서 한 방울의 물에도 견디지 못하고 넘쳐 버리는 것이지요.

"조금 부족하다 싶을 때 멈추셔야 해요. 막 커 나가는 나무처럼 성장하는 10대 20대 때는 무리를 해도 쉽게 회복되고 그것이 더 성장과 발달을 촉진하는 원동력이 되기도 하지만, 중년 이후로는 내가 가진 역량의 100%를 다 쓰거나 그 이상을 끌어다 쓰면 피로가 쌓이고 몸의 원기를 상하게 되세요. 잠깐 살다 가면 괜찮은데 전보다 수명이 길어졌잖아요. 그러니 건강하게 오래 즐기고 싶으시면 80% 정도, 조금 더 하면 좋겠다 싶을 때 멈추시는 게 좋아요."

　이렇게 말씀드리면 "무슨 말인 줄은 알겠는데 그럼 재미가 없지"라고들 합니다. 그럼, 저는 "물론 선택이긴 해요. 하지만 자꾸 선을 넘으시면 더 자주 병원 신세를 지셔야 할 거에요"라고 답하지요. 그럼, 또 다른 이야기를 하시고, 거기에 또 답하고…… . 인생을 맘껏 즐기고 싶은데 건강 때문에 발목을 잡히곤 하는 환자분들과의 대화는 핑퐁 같아서 좀처럼 쉽게 끝나지질 않습니다.

　진료실을 찾아오신 분들과 이야기를 나누다 보면 '과유불급過猶不及'이라는 말이 자주 떠오릅니다. 최선을 다해서 사는 것이 바르고 좋은 것이라는 교육을 받은 영향일 수도 있겠다는 생각도 드는데, 매사에 너무 열심이어서 탈이 나는 경우가 많습니다. 과도한 운동 때문에 생기는 문제가 가장 흔한 것이지만 이 외에도 뭐랄까, 자신이 가지고 있는 에너지를 남김없이 쓰면서 살고 있구나 하는 느낌이 드는 분들을 자주 보게 됩니다. 이런 분들은 대체로 스스로의 삶에 대한 자부심이 강하고 말을 전해도 잘 흡수되지 않는(흡수되기까지 꽤 오랜 시간이 걸리고, 변화하기까지는 더 오랜 기간이 필요합니다) 경우가 많지요.

　그런데 이러한 삶의 패턴이 지속되면 조금씩이지만 몸과 마음이 처리하지 못한 부분들이 쌓이게 됩니다. 처음에는 느껴지지도 않고 문제도 되지 않지만 이것이 일정 정도 쌓이면 서서히 수면 위로 올라와 뭐라 말하기 힘들거나 사소한 문제들을 발생시키고 더 쌓이면 우리가 병이라고 부르는 현상이 발생합니다. 물론 살아가면서 내가 가진 모든 것을 쏟아부어 총력전을 펼쳐야 하는 때가 있을 수는 있겠지요. 하지만 삶이 늘 전쟁 같고 100미터 달리기 같다면 버틸 수 없는 순간이 오는 것은 시간문제입니다. 간혹 고생하고 고생해서 이제 좀 살만 해졌는데 덜컥 중병에 걸렸다는 안타까운 이야기를 듣는데, 저는 아마도 그런 분들의 삶에는 자신의 한계치를 벗어난 순간들이 자주 있었을 거라고 생각합니다.

그래서 환자분들에게 매사 조금 부족한 듯 그리고 조금 느슨하게 하시라는 말을 자주 합니다. 연령대가 높을수록 더 자주 하는 편입니다(젊은 친구들은 잘 버티기도 하고 회복도 빠르니까요). 먹고 마시고 운동하는 것뿐만 아니라 생활 전반에서 너무 꽉 짜인 상태로 너무 열심히 하지 마시고 빈 공간을 남겨서 스스로를 추스르시라고 말씀드리지요. 그 정도가 되어야 몸과 마음에 무리가 되지 않고, 남아 있는 힘이 있어야 변화에 대처하거나 다음을 준비할 수 있다고요. 그리고 완전히 방전한 시기가 있었으면 그에 상응하는 완전한 이완과 휴식의 시간을 갖으시라고 합니다. 때때로 몸의 사인들이 중증을 예고하는 분들에게는 지금 멈추지 않으면 조만간 대가를 치르게 될 거라는 약간의 협박도 합니다. 치열하게 사시는 분들은 이 정도 해야 잠시 경각심을 갖으니까요.

진료를 하다 보면 생명에는 특정한 포인트가 있다는 생각이 들 때가 많습니다. 그 지점을 지나기 전에는 치료를 하고 노력을 하면 몸이 반응을 잘하지만, 일단 지나치면 몇 배의 노력을 해도 본래 상태를 복원하기 어렵게 됩니다. 마지막까지 다 꺼내 쓰지 않고 여력을 남기는 것은 몸과 마음의 복원력을 보전하는 데 중요한 역할을 합니다. 그리고 이것이 선순환이 되어 좋은 건강을 오랫동안 유지하는 데 도움을 줍니다. 물론 사람에 따라 일단 시작하면 끝장을 보고 싶고, 만화책 《허리케인 죠》의 주인공처럼 모든 것을 다 태우고 장렬하게 산화하리라는 삶의 목표를 가진 사람도 있을 것입니다. 이 또한 삶을 살아가는 하나의 방식이지요. 하지만 가능한 중병에 걸리지 않고 주어진 인생을 잘 즐기고 싶다면 매사 약간 부족한 듯하게 하여 서푼의 힘을 남기는 지혜가 필요할 것입니다.

뇌를

행복하게
길들이자

"집 안에만 계시지 마시고 낮에 햇볕 좋을 때는 꼭 나와서 걷기도 하고, 친구분들하고 맛있는 음식도 드시러 가시고 놀러도 다니고 그러세요. 혼자 집 안에 계시면, 지난 일들만 그것도 좋지 않았던 기억들이 자꾸 떠올라서 좋지 않으세요."

상담을 하다 보면 정도의 차이는 있지만 심리적 우울감을 동반한 무력감에 빠져 있는 환자들을 많이 봅니다. 때론 여기에 자기 보호를 위한 예민함이 동반되기도 하지요. 이런 상태의 환자들이 '나 우울해요'라고 오는 경우도 있지만, 대부분의 경우는 다른 증상을 호소합니다. 불면, 피로, 소화불량, 신체의 통증 그리고 이유를 알 수 없는 만성화된 염증 등이 대표적입니다. 암과 같은 중병 환자의 경우는 거의 모든 경우에서 이런 상태를 찾아볼 수 있고요. 그래서인지는 몰라도 향정신성 의약품의 처방 빈도가 증가하고, 이러한 약물의 오남용으로 인한 문제들도 자주 발생하고 있습니다.

우울과 심리적 무력감에 빠져 있는 환자들은 이 문제를 해결하지 않으면 증상이 좀처럼 개선되지 않거나 한 가지 문제가 해결되면 또 다른 문제가 발생하기 쉽습니다. 그래서 다른 증상이 급하지 않으면 우선적으로 살펴야 하지요. 이 경우, 환자 자신이 스스로의 상태를 인지하고 있으면 치료가 잘되지만, '난 아무렇지도 않아요'라고 장벽을 치는 환자들은 시간이 많이 걸리거나 일정 수준 이상으로 회복하는 데 실패하기도 합니다.

진화심리학적으로 인간은 행복이나 만족감과 같은 긍정적 감정보다 공포나 불안과 같은 부정적 감정에 훨씬 민감하고 더 잘 학습하고 기억한다고 합니다. 생명을 위협할 수 있는 것들을 잘 기억하는 것이 생존에 유리하기 때문이죠. 그래서 좋은 감정을 경험하기 위한 적극적인 노력을 하지 않으면 부정적 감정에 휩쓸리기 쉽다고 합니다.

열량을 많이 확보하는 것이 생존경쟁에서 유리했던 유전자의 기억이 대사증후군과 같은 다양한 질병의 원인이 되는 것처럼, 생존을 위해 필요한 부정적 감정에 대한 기억이 만병의 근원이라는 정신적 스트레스의 원인이 되는 것이지요. 물론 과거보다 너무나 쉽게 구할 수 있는(하지만 질은 떨어진) 음식과 부정적 감정을 일으키는 요인이 현대에 넘치기 때문이기도 합니다. 그래도 우리는 다른 고등동물보다는 대뇌피질이 좀 더 발달한 동물이므로, 의식적으로 이러한 문제를 해결할 수 있습니다.

한의학에서는 인간의 대표적 감정을 기쁨, 분노, 슬픔, 걱정, 생각, 놀람, 두려움의 일곱 가지로 대별하고, 이 칠정의 변화가 기의 흐름에 변화를 가져오고 이것이 오장육부를 포함한 신체적 반응을 일으킨다고 봅니다. 좀 다르게 표현하면 감정의 변화는 뇌와 신경계가 반응하는 방식의 변화를 가져오고 이것이 나라는 존재를 새롭게 재구성한다고 할 수 있습니다. 나라는 존재가 외부와 부딪칠 때 맨 처음 발생하는 것이 감정이므로 이것을 어떻게 조절할 것인가 하는 것은 곧 내가 경험하는 세상과 나를 규정짓게 되는 것이지요.

장현갑 박사가 《심리학자의 인생 실험실》에서 전한 방법이 도움이 될 수도 있습니다.

1. 감정을 억누르지 말고 솔직하게 표현해야 한다. 감정을 자유롭게 표현하기 위해 노력하고 왜곡하지 말아야만 우리의 정신과 뇌는 안정적인 질서를 유지하고 건강해진다.
2. 행복은 주관적인 것이다. 객관적으로 행복을 매기려는 환상에서 벗어나야 한다. 진정으로 좋아하는 것이 있다면 그걸 하면 된다. 그게 진리다.
3. 스스로 의미 있고 재미있다고 여겨지는 일에 자신을 걸라는 것이다. 온통 전념하고 몰두하라.
4. 단순하게 더욱 단순하게 살라.
5. 명상을 통해 심신을 수련하라.
6. 그리고 만족하라.

'에이~ 이거 모르는 사람 있나?'라고 할 만한 내용입니다. 하지만 늘 그렇듯 알고 모르고의 문제가 아니고 하느냐 마느냐의 문제입니다. 감정을 다루는 일은 인생에서 매우 중요한 일임에도 불구하고 우리는 팔의 근육을 키우는 것보다도 그것을 잘 모르고 연습도 하지 않지요. 따라서 사소한 선택의 순간부터 그 방법을 훈련할 필요가 있습니다. 감정을 다루는 근육 또한 그냥 생기지 않으니까요. 산전수전 다 겪으면서 자연스레 길러질 수도 있을 것입니다. 하지만 제대로 된 방법을 알고 연습한다면 시행착오를 줄일 수 있습니다.

심리학자이자 철학자인 윌리엄 제임스는 다음과 같이 말했다고 합니다. "생각이 바뀌면 세상이 달라진다. 진짜 달라진다." 감정을 잘 다루는 일 또한 마찬가지일 거라고 생각합니다.

뜻하지 않게
오래 살게 된
요즘 사람들에게

참장공으로

건강을
찾자

"이번에 수술을 하고 느끼셨겠지만, 앞으로는 가만있으면 내려가는 일만 남으셨어요. 사람마다 경사도의 차이는 있어도 마흔 살 정도가 되면 예외 없이 그 길에 들어섭니다. 건강하고 폼 나게 나이를 먹으려면, 백조처럼 물 아래서는 열심히 갈퀴질을 하셔야 해요. 제가 불로초와 같은 한 방에 해결하는 방법은 알지 못하지만, 지금 알려드리는 것만 담배를 즐기신 것처럼 꾸준히 하시면 남은 인생을 꽤 괜찮게 사실 수 있을 거예요, 이치가 그렇고, 이미 여러 사람이 증명한 방식이니 한번 믿어 보세요. 잘하지 못하는 것을 두려워하지 마시고, 남과 비교하지 마시고, 다만 가다 멈추는 것만 경계하시면 됩니다."

환자에게 믿어 보라는 말을 하는 경우는 거의 없습니다. 증명된 사실에 근거한 견해를 제시하고 환자와 함께 문제를 해결하는 것으로 충분하다고 생각하기 때문이지요. 그런데 가끔은 그 선을 넘을 때가 있습니다. 바로 건강의 문제로 인해 한 사람의 삶이 망가지고 무너질 것이 불 보듯 보일 때입니다.

한방과 양방을 가리지 않고 치료를 위해 선택할 수 있는 수단을 다 동원하는 것은 기본이고, 환자가 일상에서 취할 것 또한 적극적으로 권하게 됩니다. 식생활과 운동, 그리고 수면습관을 잘 들이도록 하고, 이러한 영역에 문제가 있다면 그 문제부터 해결하기 위해 적극적으로 치료합니다.

이와 함께 권하는 것이 바로 하루 10~20분 정도 참장(站椿, 서서 하는 명상)하며 호흡을 고르는 시간을 갖는 것입니다. 참장을 통해 신체적 프레임을 강화하고 명상을 통해 뇌를 최적화하고 호흡연습을 통해 신경계를 조절한다면 매일 몸과 마음을 리프레시하고 균형 잡힌 상태로 회복하는 데 큰 도움이 되리라 생각하기 때문입니다. 중한 환자에게는 병의 치유와 삶의 질을 높이는 데 유익하고, 건강한 사람이라면 건강 상태를 유지하고 병을 예방하는 데 효과적이겠지요.

한의학의 양생법이나 동양무술에 관심이 있는 분이라면 참장공이라는 말은 많이 들어 보셨을 것입니다. 힘을 키우는 데 가장 기본이 되는 방법이기 때문에 그 형과 방식은 달라도 거의 모든 수련의 전통에 포함되어 있는 방법입니다.

먼저 그 단어를 살펴보면, 참장공은 한자로 '站椿功'이라고 씁니다. 우두커니 설 참, 말뚝 장 그리고 공 공 자입니다. 간단하게 말하면 가만히 서 있는 기법이라고 할 수 있습니다. 실제로 이것을 연습하는 사람들을 봐도 그냥 가만히 서 있습니다. 그래서 처음에는 재미가 없다거나 잘못된 방식으로 인해 힘만 든다며 그만두는 사람도 많지요. 그럼 한 걸음 더 들어가 보겠습니다.

먼저 '站'은 '立 + 占'입니다. 자리를 잡고 선다는 의미입니다. 자신에게 알맞게 자신의 힘이 감당할 수 있는 정도의 공간을 점유하는 것을 뜻합니다. 운동을 해 본 분은 나에게 맞는 스탠스가 얼마나 중요한지 아실 겁니다.

다음 '椿'은 '木 + 春'입니다. 나무로 된 절구로 절구질을 하는 것을 의미합니다. 여기에서 중요한 것은 절구라는 공간을 가진 도구와 절구질이라는 행위입니다. 인간이 서 있을 때 공간이라고 할 수 있는 부위는 바로 머리와 몸통입니다. 다리라는 프레임 위에 이 공간을 가진 구조물이 얹혀 있는 것을 연상하면 됩니다. 팔 또한 의미가 없는 것은 아니지만 참장에서 더 중요한 것은 이 바로 서는 구조에 있다고 생각됩니다.

그리고 이 공간에서 절구질이라는 물리적 운동이 일어납니다. 절구질은 지면에 수직으로 행해지는 종적인 행위입니다. 저는 절구질에 두 가지 의미가 있다고 생각합니다. 하나는 몸통이라는 공간에서 호흡에 의해 일어나는 내압의 종적인 운동이고, 하나는 이 호흡이 추동하는 힘에 맞춰 일어나는 긴장과 이완을 통해 우리가 중력을 이기고 직립하는 힘이 강화되는 것을 의미한다고 봅니다.

즉, 참장이란 가만히 자리를 잡고 서서 인간이 중력을 이기고 직립하는 힘을 키우고 내압을 강화하는 정적이지만 매우 적극적인 운동인 셈입니다. 누워 있던 아이가 앉고 서면서 성장하고, 병에 걸리고 나이가 들면서 점점 서는 힘이 줄고 결국 누워서 죽는다는 것을 생각하면, 이 직립의 프레임과 내부의 힘을 키우는 것이 건강의 유지와 병의 예방과 치유에 중요하다는 것은 누구나 알 수 있을 것입니다.

마지막으로 '功'은 힘을 다루는 기법을 의미합니다. 참장이 지향하는 목적을 좀 더 효과적으로 이룬 이의 방법 혹은 그것을 익히는 각자의 특성에 맞는 방법이 고안되었을 것이고, 그것이 일정한 규칙을 지니고 전해져 왔다고 보면 합리적일 것입니다.

치료를 하다 보면 치료가 어려울 정도로 무너진 상태에서 오는 이들을 보게 됩니다. 그럴 때면 이분들이 스스로 설 수 있을 정도의 힘을 보존할 수 있었다면 얼마나 좋았을까 하는 생각을 합니다. 그래서 필요한 분에게는 제가 아는 만큼에서 배움을 나누려고 하지요.

　건강할 때 익히면 더 좋겠지만 만약 자신의 몸이 내리막에 들어섰다는 자각이 든다면 그것을 극복하기 위한 기법을 익히길 권합니다. 그 방법들 중 한 가지는 참장공이 아니더라도 직립하는 데 필요한 힘을 키우는 기법으로 채우길 바랍니다. 어쩌면 그 사소한 배움이 훗날 어떤 생명보험보다 더 강력한 위력을 발휘할지도 모릅니다.

뜻하지 않게
오래 살게 된
요즘 사람들에게

만병에
통하는 약

여기 약병이 하나 있고, 그 효능으로 다음과 같은 내용이 적혀 있습니다.

'두통을 경감시키고, 협심증의 통증을 줄일 수 있으며 관상동맥 우회 수술의 필요성을 줄일 수 있고, 혈압을 낮추어 고혈압 치료에 도움을 주며, 마음의 장벽을 극복하여 창의성을 발휘할 수 있고, 불면증을 이길 수 있으며, 과호흡 증후군 발작을 예방할 수 있고, 요통을 덜어 주며, 항암 치료 효과를 증진시키고, 공황 발작을 제어할 수 있게 도와주며, 콜레스테롤 수준을 낮추고, 메스꺼움, 구토, 설사, 변비, 조급증, 다른 사람들과 잘 어울리지 못하는 성격 등으로 나타나는 불안과 긴장의 증상을 덜어 주며, 전체적으로 스트레스를 감소시켜 내적인 평화와 정서적 균형을 이루는 데 도움을 준다.'

누군가 여러분에게 이런 효과가 있는 약이 있다고 하면 믿으시겠는지요. 게다가 이 약은 남녀노소 누구나 복용해도 되고 과용 혹은 남용하거나 장복해도 아무런 문제가 없다면? 아마 많은 분들이 그런 약이 어디 있냐고 물으며 의심에 찬 눈초리로 약을 권하는 사람을 바라볼 것입니다.

이 만병통치약처럼 보이는 약의 이름은 바로 '명상'입니다. 위의 내용은 '하버드의대 벤슨 박사가 제시하는 과학 명상법'이라는 책에 소개된 내용이고요. 약의 이름을 듣는 순간 많은 분들이 "아~ 그런 거였어?"라며 의심의 눈초리를 거두는 대신 이제는 시큰둥한 반응을 보입니다. 그러면서 "마음먹기 달렸다는 걸 누가 모르나? 그런데 그게 마음대로 되지도 않고, 그러고 앉아 있을 시간도 없어서 그러지"라는 말들을 하지요.

그런데 많은 환자분들이 피상적으로 생각하는 것보다 우리 몸과 감정 그리고 정신의 상태는 긴밀한 관계 속에서 깊이 영향을 주고받습니다. 이러한 건강과 질병에 관한 심신일여心身一如적 관점의 접근은 동양 의학의 관점에서는 너무나 당연한 것이지만, 최근에는 서양 의학에서도 우리가 흔히 이야기하는 과학적(?) 방법으로 접근하고 있습니다. 그런데 재밌게도 많은 사람들이 전통적으로 써 왔던 말보다는 같은 내용이라도 실험실의 용어를 써서 전달하면 더 잘 수긍합니다. 마치 《어린왕자》에서 터키의 천문학자가 양복을 입은 후에야 본인의 발견을 인정받을 수 있었던 것처럼 말이지요.

여하튼, 진료를 하면서 환자분들에게 다양한 방식으로 이 약을 복용하도록 권하는 편입니다. 병증의 종류와 관계없이 진료실에서 만나는 거의 모든 사람들에게서(아마 정도의 차이는 있어도 저 또한 그럴 겁니다) 필요 이상의 긴장 반응과 감정과 생각 그리고 신체 간의 불균형이 나타나기 때문입니다. 이럴 때 명상이라는 약을 복용하면 치료의 효율을 높일 수 있고, 치료 이후 건강을 스스로 관리하는 데 유용합니다.

그럼 명상은 어떻게 해야 할까요? 그 단어적 의미에서 알 수 있는 것처럼 명상은 자신의 심연(어둡고 깊은)을 들여다보는 것을 의미합니다. 파도가 치듯 일어나는 많은 감정과 생각의 움직임에 가려진 내 모습을 들여다보는 것이지요. 저는 이것이 단순히 좋은 생각을 하거나 희망적인 생각을 하는 것하고는 다르다고 생각합니다. 멈추어 바라보고 그 속에 비치는 자신의 모습을 솔직하게 인정하는 것이라고 생각합니다.

따라서 제가 생각하는 명상은 굳이 정해진 장소와 특정한 자세를 취하지 않더라도 일상생활에서 충분히 실현할 수 있습니다. 밭을 갈고 씨앗을 뿌리는 일, 밥을 먹고 차를 마시는 일, 음악을 연주하고 그림을 그리고 시를 쓰는 일, 걷고 달리고 헤엄치는 모든 일상의 행위가 명상이 될 수 있습니다. 단, 그러한 행위에 일정 수준 이상으로 몰입할 수 있어야 한다는 전제는 있습니다. 그래야만 외부 현상에 방해받지 않고 밀도 높게 자신을 바라볼 수 있을 테니까요.

매 순간 그렇게 한다면 좋겠지만 쉽지 않은 일이므로 하루 일과 중 잠시라도 습관적으로 하지 말고 자신의 몸과 감정 그리고 정신을 담아서 해 보는 것입니다. 그렇게 하면 투영도의 차이는 있겠지만 나 자신을 좀 더 잘 보고 알 수 있게 될 것입니다. 저는 이 정도면 충분하다고 봅니다. 물론 여기서 더 나가도 좋겠지요.

우리는 겉으로는 멀쩡하게 잘살고 있는 것 같지만 진짜 내 몸과 감정과 정신이 무엇을 원하고 싫어하는지 잘 모르는 경우가 많습니다. 명상이라는 말에 갇히지 말고 그것을 이용해서 놓치거나 속이고 살았던 나를 볼 수 있다면 건강과 인생의 문제들을 좀 더 효율적으로 풀어 갈 수 있을 것입니다.

토끼와
거북이

"이제 나이가 쉰을 넘으셨으니 적어도 앞으로 30년 정도를 내가 어떻게 하면 좋은 건강을 유지할 수 있을지 생각해 보셔야 해요. 젊을 때야 드러 난 문제만 해결해 주면 몸이 알아서 잘 회복하지만, 이제는 드러난 문제 뿐만 아니라 바탕까지 함께 돌보셔야 해요."

"그러게요. 그래야 하는데 당최 시간이 안 나네요. 돌아보면 한 일도 없는데 뭐가 이렇게 바쁜지. 우선은 당장 아픈 곳부터 치료해 주세요."

중년의 환자분들과 상담을 하다 보면 자주 나누게 되는 대화입니다. 중년의 몸은 여전히 청춘을 간직하고 있는 마음과는 달리 조금씩 본격화 되는 노화('몸이 이전 같지 않아'라는 말이 입에서 나올 때부터 시작되었다고 봐야겠지요) 로 인해 여기저기 불편함이 생기기 시작합니다. 그런데 사회적으로나 가 정에서 지고 있는 삶의 무게는 만만치 않아서 마냥 건강만을 챙기기도 쉽 지 않지요.

그러다 보니 일단 발등에 떨어진 불만을 끄면서 좋아지겠지 하는 심 정으로 일상을 견뎌 냅니다. 그런데 이게 어느 시점이 되면 불이 잘 꺼지 지 않기 시작합니다. 치료를 받아도 그때뿐이고 시간이 좀 지나면 다시 아파옵니다. 몸이 아파도 알약 하나 먹고 자고 나면 거뜬하던 것이 약을

뜻하지 않게
오래 살게 된
요즘 사람들에게

달고 먹어도 잘 낫지 않고, 도리어 점점 더하거나 다른 곳에도 문제가 생겨 약봉지가 자꾸 늘어나기도 합니다. 젊었을 때 아팠던 곳이 어느 날 자고 일어났는데 또 다시 아파오기도 하지요. 일도 해야 하고 인생도 즐겨야 하는데 몸이 마음을 따라 주질 않으니 예민해지거나 우울해지기도 쉽습니다. 하지만 그렇다고 절망하거나 포기하기에는 아직 이릅니다. 이러한 변화들은 이제와는 다른 방식으로 몸을 다루어야 한다는 신호이지 다 되었다는 것을 의미하는 것은 아니기 때문입니다.

우선 드러난 건강상의 문제는 풀어야 합니다. 치료가 필요하면 받아야 하지만 이제는 불편함을 없애거나 감추는 것으로는 충분치 않습니다. 병을 바라보면서 "넌 왜 나에게 왔니?"라고 물을 수 있어야 합니다. 그래서 병이 몸과 마음의 어디에 뿌리를 내리고 있는지를 살펴서 뽑아내고 다시 뿌리내리지 않도록 해야 합니다. 소 잃고 외양간을 고쳐야 다시 소를 잃어버리지 않습니다.

다음으로는 앞으로 남아 있는 시간 동안(내일일지 30년 후일지는 모르지만 일단 평균수명에 준합니다) 지금 수준의 건강을 오래 유지할 수 있는 장기 계획을 세워야 합니다. 그런데 여기에 중요한 것은 다른 사람들의 장수 비결이 아니라 내가 어떤 사람이고 앞으로 어떤 모습의 인생을 살 것인가 하는 것입니다. 타고난 체질적 성향이나 가족력 그리고 지금까지 몸과 마음을 써 온 습관들을 바탕으로 지금의 상태 그리고 앞으로 하고 싶은 일(버킷리스트일 수도 있겠지요)을 펼쳐 놓고 좋은 건강을 오래 유지하기 위해서 노력해야 할 것은 무엇인지를 정하고 그것을 위한 액션 플랜을 짜야 합니다.

그런데 이때 중요한 것은 이 계획이 충분히 느슨해야 한다는 것입니다(남들이 '그거 한다고 무슨 도움이 되겠어?'라고 말할 수준이면 좋습니다). 그래야 앞으로 생길 수 있는 변수들에 유연하게 대응할 수 있기 때문입니다. 내가 할 수 있는 최선으로 계획을 세운다면 그것은 실현하기가 어렵거나 혹은 그것을 실천하는 것 자체가 피로이자 스트레스가 될 수 있습니다. 이제부터 중요한 것은 남에게 어떻게 보이는가 혹은 최선을 다했는가 하는 것이 멈추지 않는 것이라는 점을 잊지 말아야 합니다.

얼마 전에 아이와 함께 수족관에 놀러 갔습니다. 바다거북이 헤엄치는 앞에서 가이드분이 거북이가 토끼와의 경주에서 이기는 법을 설명했습니다. 내용은 '내리막길에서 경주를 한다. 물속에서 경주를 한다. 그리고 평생 오래달리기를 한다'였습니다. 이야기를 듣고 피식 하고 웃고 말았지만, 건강하게 잘 살기 위해서는 때론 토끼처럼 순발력 있고 빠르게 때론 거북이처럼 느리지만 꾸준하게 노력하는 것 모두 필요하단 생각이 듭니다. 그리고 몸의 리듬이 천천히 내리막으로 접어들고 앞으로 갈 길이 먼 중년 이후의 삶이라면 거북이의 지혜가 좀 더 중요해지지 않을까 하는 생각도 들고요.

현대인은(나라에 따라 다르긴 하지만) 과거의 사람들에 비해 꽤 오랜 시간을 삽니다. 그리고 인생의 경험만큼이나 건강에도 많은 일들이 일어나지요. 영화는 팡! 팡! 터지는 장면들이 많은 블록버스터가 볼 만하지만, 건강은 잔잔한 로맨틱 코미디 같은 장르가 좋습니다. 그러기 위해서는 은퇴 이후 자산관리만큼이나 긴 안목과 호흡으로 건강을 설계하는 것도 중요합니다.

뜻하지 않게
오래 살게 된
요즘 사람들에게

수술에도

워밍업과 쿨다운이
필요하다

"무릎 결국 수술해야 한다고 해요. 몇 군데 가 봤는데 다 그래서 며칠 후에 MRI 찍고 수술 날짜 잡기로 했어요."

몇 해 전부터 잊을 만하면 며칠씩 와서 무릎과 허리가 아프다며 치료를 받고 가시던 아주머니께서 오늘은 착잡한 표정으로 들어옵니다. 오실 때마다 몸에 맞게 운동도 하고 필요한 치료도 받으시라 권했지만, 늘 일이 바빠서 그럴 시간이 없다고 아픈 것만 빨리 낫게 해 달라 하던 분이었지요. 작년에 왔을 때 "아직 나이가 젊으시니까 관절약에만 의존하지 말고 관리를 하셔야 해요. 이런 상태면 조만간 병원에서 수술하자고 할 겁니다"라고 은근히 겁도 주었지만, 그때는 요지부동이셨던 분이 막상 수술을 결정하자 생각이 많아 보입니다.

그래서 활동에 중대한 지장이 없고 응급 수술이 필요한 상황이 아니라면, 석 달 정도만 기다려 보길 권했습니다. 그동안 몸을 좀 쉬게 해 주면서 무릎 관절과 전반적인 몸의 기능들을 회복시키는 치료와 무리 없는 운동을 통해 관절과 몸의 건강을 회복시켜 보자고 했습니다. 그런 과정을 통해 증상이 호전되면 잘 관리하면서 가능한 한 수술 없이 살아가고, 그렇게 했는데도 만족할 만한 변화가 없다면 수술을 해야겠지만, 지금처럼 지치고 불안정한 상태로 수술을 받는 것보다는 회복과 그 이후의 삶의 질이 더 나을 것이라 했지요. 환자분은 곰곰이 생각하더니 검사 결과를 보고 다시 오겠다며 돌아갔습니다.

환자분들 중에는 몸에 수술의 흔적을 가진 분들을 많습니다. 또한 이전에 치료를 받던 분들이 증상이 악화되거나 다른 질병이 생겨서 수술을 하게 되었다고 하는 경우도 종종 있지요. 몸은 과거의 사람들과 같은데 이전보다 오래 쓰는 만큼 관절과 장기의 퇴행변화가 일어나기 쉽습니다. 여기에 수술이 보편화되고, 의료기관이 늘어난 만큼 수술은 이제 일상적인 치료법이 되었습니다. 하지만 시간에 쫓기며 살아야 하는 사회적 분위기 때문인지는 몰라도, 수술이 가져오는 신체적 부담에 비해 그것을 준비하거나 수술 이후 충분히 몸을 회복시켰다고 하는 분들은 찾아보기가 힘듭니다. 대부분이 결정되면 그냥 하고 당장의 불편함이 해소되면 바로 일상으로 복귀합니다. 물론 응급 수술을 요하는 하는 상황이나 일상으로의 빠른 복귀가 회복에 도움이 되는 경우도 있지만, 수술을 너무 가볍게 여기거나 그것으로 인해 자신의 건강이 이전처럼 좋아졌다고 오해하는 것은 아닌가 하는 생각이 듭니다.

우선 수술이라는 치료법은 양날의 칼과 같습니다. 병소를 제거하는 데는 매우 효과적이지만 그만큼 몸에 주는 부담도 큽니다. 회복하는 데 많은 에너지를 소모해야 하고 그 과정에서 약해진 기능들로 인해 기존의 질병이 악화되거나 다른 질병이 발생할 수 있습니다. 또한 한의학적 관점에서는 정상적인 경맥의 흐름을 저해할 수 있지요. 수술 이후 변화한 몸의 구조에 적응하는 과정에서 전체적인 균형이 흐트러지기도 합니다.

그리고 수술을 하면 이제 병이 발생하기 이전처럼 건강해졌다고 생각하는 분들이 있는데 그렇지가 않습니다. 이런 경우 환자분들에게 수술은 불이 난 집에 불을 끈 것과 같다고 말씀드립니다. 불을 껐다고 해서 집이 새 집이 되지 않을뿐더러, 불을 끈 후 사람이 다시 살 만한 집이 되려면 시간도 걸리고 정리도 해야 하는 것처럼 수술도 마찬가지라고요. 또한 불이 난 원인을 찾아 고치지 않으면 또 불이 날 수 있는 것처럼, 수술을 통해 병소를 제거했다 하더라도 이후 관리가 되지 않으면 언제고 재발할 수 있다고 말합니다.

따라서 수술이 최선의 치료법이라는 결정이 났다면 그것을 준비하고 그 이후 회복을 위한 계획을 세워야 합니다. 몸의 상태가 악화되어 더 이상 버틸 수 없을 때 수술대 위에 눕기보다는, 일정 기간 동안 몸을 준비하는 것이 좋습니다. 다른 질환이 있다면 치료를 통해 낫게 하고 충분히 쉬고 좋은 영양을 섭취해서 체력과 기력을 비축해 두어야 합니다. 또한 이 기간 동안 본인의 병에 대한 올바른 이해를 도모해야 합니다. 그래야 수술 이후 잘 회복할 수 있고 병의 원인이 되는 자신의 습관을 개선함으로써 재발을 방지할 수 있습니다.

이와 함께 수술 이후에는 당장의 불편감이 나았다고 바로 이전의 일상으로 복귀하기보다는, 운동을 한참 쉬다가 다시 할 때처럼 조금씩 생활의 강도를 높여 가면서 몸의 상태를 조정해 주면서 연착륙하는 것이 좋습니다. 그래야 지금 무리 없이 회복하는 것은 물론이고, 오랜 시간이 지난 후에 점차 우리 몸의 기능이 무너져 가기 시작할 때 고생을 덜하게 됩니다.

운동을 할 때 준비운동과 정리운동을 하듯, 건강한 아이를 위해 임신 전 부부가 몸을 준비하고 산후에 산후조리를 하듯, 수술은 그 자체도 중요하지만 그 전과 후의 과정도 그에 못지않게 중요합니다. 수술에도 워밍업과 쿨다운이 필요합니다.

세컨드 오피니언을
잘 활용하자

"무릎이 아파서 ○○ 병원에 갔더니 당장 수술 날짜를 잡자고 하네. 친구들 보니까 수술받고 좋다는 사람도 있고, 영 더 못 걷는 이도 있던데, 어떻게 해야 할지 모르겠네."

가끔 허리랑 무릎이 아파서 치료를 받으러 오시던 분께서 난감하다는 듯 말합니다. 그런데 그간의 변화와 현재의 무릎 관절 상태 그리고 생활에서의 불편한 정도가 수술을 서두를 상황은 아니라고 판단되었습니다.

"피트니스 센터보다는 수영장에서 운동하면서 보존적 치료를 병행하는 것이 좋다고 생각됩니다. 평소 고혈압과 당뇨 때문에 계속 보시던 가정의학과 선생님과 다른 병원의 무릎 관절을 전문으로 보는 의사분의 의견을 들어보세요. 급한 상황은 아니니까 수술은 그 후에 충분히 생각하고 결정해도 됩니다."

환자분들 중에 병에 대한 진단을 받은 후에 어떻게 해야 할지 갈피를 못 잡는 분들이 있습니다. 병이 중할수록 진단 자체가 갖는 충격이 커서 합리적 판단을 할 평정심을 잃게 됩니다. 한의학에서는 '膽담은 中正之官중정지관으로 決斷결단이 出焉출언한다'고 하는데, 이런 경우 이성과 감정의 천칭이 균형을 잃어 제대로 된 결단을 내릴 수 없는 상황에 처하기 쉽습니다. 그래서 환자분이 오면 먼저 기울어진 천칭의 추를 바로잡아 상황을 좀 더 명확하게 볼 수 있도록 돕습니다. 그렇지 않으면 병과 치료 자체에 매몰되게 되는데, 그 결과가 좋으면 괜찮지만 그렇지 않은 경우도 많기 때문이죠.

그와 동시에 세컨드 오피니언을 들어 볼 것을 권합니다. 같은 병이라 할지라도 얼마든지 다른 방식으로 접근할 수가 있기 때문입니다. 이 경우 가능하면 이전의 의사와 다른 성향의 의사에게 가 볼 것을 권합니다. 같은 성향의 의사라면 그 상황을 놓고 같은 결론을 내릴 확률이 높기 때문이죠. 앞선 환자분처럼 관절의 문제라도 의사에 따라 약물요법, 식이와 운동요법 그리고 수술 중에 서로 다른 것을 처방할 수 있습니다.

다른 의견을 들어 보는 것은 합리적인 치료법을 선택할 수 있다는 점외에도 그 과정을 통해 내 병과 그에 관한 치료에 대해 좀 더 이해할 수 있게 될 수 있다는 장점이 있습니다. 또 촌각을 다투는 경우가 아니라면 그렇게 여러 의견을 들으면서 시간이 흐르고 그동안 심리적으로 안정을 되찾을 수 있다는 장점도 있지요.

물론 이렇게 여러 의견을 들으려면 시간과 비용이 더 듭니다. 하지만 제대로 방향을 잡는 것이 치료는 물론이고 그 이후의 삶의 질에도 많은 영향을 준다는 것을 고려한다면 지불할 가치가 있다고 생각합니다. 이럴 경우 이전 의료기관에서 검사한 기록을 갖고 가는 것은 시간과 비용 모두를 절약할 수 있는 팁이 되겠지요.

병에 대해 다양한 의견을 구하고 알아본 후에 결정할 것을 권하는 것에는 또 다른 속내도 있습니다. 그것은 바로 '자신의 병과 치료에 관한 최종 결정은 환자 본인이 충분히 질문하고 숙고한 후에 스스로 내려야 한다'고 생각하기 때문입니다.

우리는 너무나 이름이 가진 권위를 인정해 버리는 경향이 있습니다. 이전의 가습기 살균제 문제나 달걀파동에서도 알 수 있듯, 합리적인 의심을 거두고 질문을 멈추는 순간 우리가 쉽게 인정해 버린 시스템의 피해자는 바로 우리 스스로가 됩니다. 의료에서도 마찬가지입니다. 병이 중할수록 충분히 알아보고 질문한 후에 자기 스스로 충분히 납득이 되었을 때 선택해야 합니다. 회의주의자 같고, 조금 피곤한 일기도 하지만, 그렇게 하는 것이 맞다고 생각합니다.

뜻하지 않게
오래 살게 된
요즘 사람들에게

웃음교실보다
웃음친구

"거울 보면서 웃는 연습을 좀 하세요. 표정도 습관이거든요. 세상 다 산 듯한 표정을 짓고 살다 보면 우리 몸도 더 이상 좋아지려고 노력을 하지 않아요."

진료를 하다 보면 얼굴에 생기를 잃은 분들을 보게 됩니다. 감정을 드러내는 것을 조심스러워 하며 살아온 탓도 있겠지만, 천천히 매듭을 풀어 가며 이야기를 들어 보면 자신의 과거를 감추려 하거나 현재 지고 있는 짐이 버겁고 앞으로 남은 시간에 대한 기대가 적은 경우가 많습니다. 때론 병을 고치려고 물었더니 별것을 다 묻는다며 화를 내는 분들도 있지요.

이런 환자분들을 치료할 때면 일단 드러난 증상을 치료해 나가다가 경계심이 조금 누그러지면 웃는 연습을 할 것을 주문합니다. 그러면 가장 많은 대답이 '웃을 일이 있어야 웃지요'입니다. 그럼, 저는 '웃는 것도 습관이니 자주 웃어 버릇해야 개미가 지나가는 것을 보고도 웃음이 나옵니다'라고 말하지요.

웃음이 일으키는 뇌의 변화와 건강상의 효과는 많이 알려져 있습니다. 그래서 웃음요법이라는 치료법도 생겼고, 노래교실처럼 웃음을 강의하고 체험하는 교실도 생겼습니다. 그런데 방송 매체를 통해 보이는 웃음교실 수강자들의 모습에서 간혹 부자연스러움이 느껴집니다. 얼굴은 분명 웃고 있는데 즐거움이나 기쁨이 느껴지지 않는 것이지요.

이런 모습을 보다 문득 철불鐵佛의 모습이 떠올랐습니다. 몇 해 전 가족들과 함께 처음 국립중앙박물관을 방문했을 때 그 무엇보다 깊은 인상을 받았지요. 크기는 물론이고 철의 차갑고 무거운 질감과 기존 사찰에서 보았던 불상과는 다른 그 무엇에 매료되어 한참 동안 자리를 뜨지 못했습니다. 완성되지 않은 붓다의 모습이랄까, 화택과 같은 현실을 견뎌 내기 위해 철의 옷을 입었다고 해야 할까……. 당시의 시대상을 반영한 것이겠지만, 황금으로 장식된 사찰의 세련된 불상들보다 거칠고 차가운 철불이 품고 있는 강하고 굳셈과 질박하고 어눌함이 주는 감동이 마음 깊이 다가왔습니다. 그 후에 본 반가사유상의 모습은 정밀하게 다듬고 다듬어 만들어진 어떤 극치를 보는 것 같았습니다. 모든 것을 품은 듯 세간을 초월한 듯한 자세와 미소는 이미 현실 너머의 이상향에 가 있었습니다. 뭐 하나 덜고 더할 것이 없는 출세간적 아름다움이었지요.

갑자기 웬 불상 이야기일까요? 그것은 바로 불상의 얼굴 표정 때문입니다. 불상의 미소는 인간의 오욕칠정五慾七情을 벗어난 깨달음의 상징처럼 여겨지기도 하지만, 제가 주목하는 것은 그 표정을 지었을 때 생기는 이완의 효과 때문입니다.

어금니를 살짝 물고 혀를 입천장에 댄 후 가볍게 미소 지어 봅니다. 안면 근육에 불필요한 힘이 빠지는 것을 느낄 수 있습니다. 이게 많이 어색하거나 유지하기 어렵다면 평소 긴장도가 높거나 잘 안 웃거나 억지웃음을 많이 지으며 살았다는 반증일 수도 있습니다. 그럼 이렇게 가벼운 미소를 짓고 있는 것이 무슨 도움이 될까요?

이런 부분에 관해 웃는 표정을 지을 때의 근육의 움직임은 뇌에 우리가 웃을 때와 같은 자극을 주어 우리가 즐거울 때 분비되는 것과 같은 화학적 변화를 일으킨다고 설명합니다. 사건 → 뇌의 변화 → 감정 → 얼굴의 표정이라는 일련의 과정에서 바라보면 일면 맞는 것도 같습니다. 그런데 위의 연구결과에 따르면 우리 몸이 그렇게 단순하게 반응하지 않는다는 것을 알 수 있습니다. 정말 즐거울 때 생기는 얼굴 표정을 지을 때만 그런 변화가 일어난다는 것입니다.

그럼 웃음요법은 소용없는가?라고 물을 수도 있습니다. 그건 아니지요. 먼저 웃는 표정을 지으면 내 몸이 즐거울 때와 같은 반응을 일으킨다는 인식의 효과입니다. 내가 그렇게 변화한다고 의식을 집중하면 그에 상응하는 반응이 일어나는 것이지요.

다음으로는 좀 더 정교한 표정 만들기의 효과입니다. 무작정 소리 내서 크게 웃는 것이 아니라 인간이 정말 즐거울 때 웃는 표정을 연구하고 그것을 최대한 얼굴 표정에 구현해서 뇌가 착각하도록 만드는 겁니다. 마치 배우가 연기를 하는 것처럼 말이지요. 어설픈 연기는 관객에게 아무런 감흥을 일으키지 못하는 것처럼 무작정 웃는 것은 뇌를 감동시키지 못합니다. 표정 하나에 관객이 웃고 우는 명배우 수준의 표정 연기가 되어야 합니다. 즉, 본인의 내부로 침잠하고 몰입해서 감정을 이끌어 내고 그것이 얼굴에 표현이 되어야 뇌가 감동하고 변화합니다. 이 정도가 되면 웃음이라는 배를 타고 나 스스로를 여행할 수 있게 될 것이고, 그 웃음에는 희노애락의 모든 감정을 담을 수 있게 될 것입니다.

하지만 달리 보면 이렇게 웃음을 배워야 할 만큼 현대인의 삶이 무미건조해졌구나라는 생각이 듭니다. 좋은 사람들을 만나 이야기하고 감정과 삶을 나누면서 자연스레 웃고 살아야 하는데 그것의 부재가 심한 것이지요. 만남이 있더라도 아주 얕은 수준에서 서로를 공유하고 의미 없는 웃음을 지어야 하는 그런 관계에 머물기 쉽고요. 이것을 웃음교실을 찾아 신나게 웃으면서 만회해 보려 하지만 웃는 모습을 보면 그게 그리 효과적인 방법은 아닌 듯합니다. 친구 셋만 있으면 성공한 인생이라는 말도 있지만 인생의 성공 여부를 떠나 그냥 만나면 편하고 즐거운 친구가 있다는 것은 삶의 행복과 건강에 큰 행운일 듯합니다. 물론 스스로가 좋은 친구가 되기 위한 노력이 동반되어야겠지요.

한의학에서는 '희즉기완喜則氣緩'이라고 합니다. 즐거우면 기의 흐름이 부드러워진다는 것이지요. 과도한 신체적, 감정적, 정신적 스트레스에 시달리는 현대인은 기의 흐름이 급하고 막혀서 몸과 마음이 경직되어 생기는 병이 많습니다. 이럴 때 웃음은 무엇보다 효과적인 약이 됩니다. 이를 위해 웃음교실을 찾는 것도 한 가지 방법이겠지요. 하지만 웃음친구가 있는 삶을 선택하는 것이 건강을 위해서나 행복한 삶을 사는 데 훨씬 더 효과적일 것입니다.

뜻하지 않게
오래 살게 된
요즘 사람들에게

새로움이

치매를
막는다

"요즘 자꾸 깜빡깜빡하는 게 치매가 오는 게 아닌가 싶어. 병원 가서 검사를 했는데 별 이상 없다는데도 맘이 놓이질 않네."

"그런 걱정으로 스트레스받는 것이 더 안 좋으세요. 걱정보다는 치매가 오지 않도록 좋은 습관을 갖으시는 것이 좋습니다. 태교할 때 닮지 말라고 하면 더 닮는다고 하잖아요. 긍정적인 생각을 갖으세요. 그럼, 괜찮으실 겁니다."

최근 들어 심해진 건망증 때문에 치매를 걱정하시는 분을 보니 오래전 보건소에서 근무할 때 진료실 베드에서 할머니 두 분이 나누시던 대화가 떠올랐습니다. 무더운 여름날, 농사일이 좀 한가해졌다며 오신 할머니께서 허리가 아파 침을 맞고 계셨지요. 그사이 다른 분이 오셔서 옆 베드에서 치료를 하게 되었는데, 저와 나중 할머니가 나누던 이야기를 들은 먼저 오신 할머니께서는 '누구 엄마 아냐?'라면서 반기셨고 침을 맞는 내내 두 분의 대화가 이어졌습니다. 농사이야기며 이런저런 이야기를 하시다가 같은 동네 사시는 치매에 걸린 한 할머니의 근황에 이르러서는 두 분 모두 안타까워하셨지요. 그러던 끝에 먼저 오신 할머니께서는 하신 말씀은 지금도 선명하게 기억이 납니다.

"암에 걸리는 것은 무섭지 않아. 죽어 버리면 되니까. 그런데 치매에 걸리면 죽지도 못하고. 나도 못할 일이고 자식에게도 못할 짓이야……."

우리가 오래 살게 되면서 생긴 문제들이 여러 가지가 있는데 치매 또한 그중 대표적인 질환입니다. 우리나라의 경우 유독 빠르게 고령화 사회에 접어들면서 더 큰 문제가 되고 있지요. 특정한 질병에 의해 유발된 치매라면 원인 질환을 치료하는 것을 통해 호전을 기대할 수 있지만, 특정한 원인이 없는 알츠하이머형 치매가 대부분인 데다가 뇌혈관의 문제로 발생한 혈관성 치매의 경우는 치료가 어렵습니다. 여러 방법들이 소개되고 있지만 아직까지 치매를 완치할 수 있는 치료법은 없는 상태이고, 병의 진행을 조금 늦추거나 병의 진행에 따라 나타나는 증상에 대해 대증적인 치료를 하는 정도입니다. 이런 상황을 볼 때 치매는 치료보다 예방이 더 중요한 질환(모든 질병이 다 그렇긴 하지만)이라고 할 수 있습니다.

치매를 그 유형에 따라 구분은 하지만 근본적인 문제는 신체적, 정신적 기능의 컨트롤 센터 역할을 하는 뇌가 제 기능을 못하는 것입니다. 나이가 들면서 신체의 다른 부분과 마찬가지로 뇌도 늙고 퇴행성 변화가 생기는데, 치매는 보통보다 더 빠르고 심하게 노화가 일어나 생기는 것이라 할 수 있습니다. 사람의 뇌세포는 출생 이후 점차 증가하다가 스무 살을 전후해서는 점차 줄어든다고 합니다. 매일 몇만 개에서 몇십만 개까지 줄어드는데, 문제는 뇌세포의 경우 한 번 죽으면 재생이 안 되기(최근에는 좀 다르게 보는 견해도 있습니다) 때문에, 줄어들기만 할 뿐 늘어나지 않는다는데 있습니다. 이러한 변화를 폭의 인생에서 깊이의 인생으로의 전환이라고 해석할 수도 있겠지만, 하루 2만 개의 뇌세포가 사라지는 사람과 10만 개의 뇌세포가 사라지는 사람의 뇌는 노년이 되었을 때 상당한 차이를 보일 것입니다. 이렇게 보면 건강한 뇌세포의 숫자를 잘 유지하는 것이 치매의 공포로부터 벗어나는 효과적인 방법일 수 있습니다.

한의학에서는 심장과 비장의 약화, 더 나아가서는 노화에 따른 신장 기능의 약화를 치매와 연관시켜 봅니다. 잘못된 섭생과 심리적인 스트레스 등으로 심장과 비장기능이 떨어지면서 점차 정신적인 기능이 저하되게 되고, 나이가 들면서 신장의 물 기운이 부족해지고 수해髓海라 표현하는 뇌가 마르게 되는 것이 치매의 원인이 된다고 보는 것이지요. 그래서 예방과 치료에서도 이러한 장부의 기능을 보하고, 기혈의 흐름을 원활하게 하고 정신기능을 기르는 방법 등을 씁니다. 쉽지는 않지만 이러한 방법들은 치매를 예방하고 남은 뇌의 기능을 보존하는 데 유의성이 있다고 생각됩니다.

일상에서는 건강한 뇌세포로 가득한 유연한 뇌를 유지하기 위해 꾸준히 노력해야 합니다. 이를 위해서는 먼저 뇌로 공급되는 혈액과 뇌척수액이 맑고 그 순환이 원활하며 뇌세포에 필요한 영양을 충분히 담고 있어야 합니다. 좋은 혈압을 유지하고 흡연이나 스트레스 그리고 비만 등의 순환을 방해하는 요인들을 개선해야 합니다. 규칙적인 신체활동은 좋은 혈액순환에 도움이 되지요. 영양 면에서는 씨앗과 통곡식 그리고 견과류와 신선한 채소와 과일을 풍부하게 섭취하고 생식의 비율을 조금 더 높이는 것이 좋습니다. 충분한 수분을 섭취하는 것도 중요하고요.

개인적으로는 새로운 삶의 방식과 적극적인 배움이 치매를 예방하고 치료하는 데 가장 도움이 된다고 생각합니다. 최근 뇌과학에서는 우리가 경험하는 현실은 뇌가 만들어 내는 환상이라고 말합니다. 우리가 엄연히 사실이라고 알고 경험하는 것 모두가 실상은 여러 신호들을 조합해서 뇌가 만들어 낸 작품이라는 것이지요. 그런데 이러한 뇌에 공급되는 신호들이 단조롭고 반복되고 변화가 없다면 어떻게 될까요? 뇌세포들은 더 이상 열심히 그리고 창조적인 작업을 할 의욕을 잃게 될 것이고 그 퇴행성 변화 또한 급속히 일어날 것입니다. 이것을 막으려면 뇌세포에 신선한 자극을 주어야 합니다.

안 하던 짓을 하면 죽을 때가 되었다고 하지만 기대수명이 곧 100세가 되는 시대의 노년은 몇 번이고 죽고 살기를 반복해야 합니다. 이제까지 살아온 대로 살기에는 너무 길고 무엇보다 재미가 없기 때문이지요. 아주 사소한 것부터라도 조금 다르게 보고 행동하고 해석하는 노력이 필요합니다. 그래서 이제까지 쓰지 않고 방치해 뒀던 뇌의 영역들을 활성화시키고 신선한 자극들로 뇌를 채워야 합니다. 새로운 것들에 도전하거나 자신이 해 왔던 영역에서 새로운 경지에 도달하는 것 모두 뇌를 젊게 할수 있습니다. 적극적인 배움 또한 뇌를 건강하게 합니다. 20~30대와 같은 순발력은 없어도 이제까지 살아온 인생 위에 하나하나 새로운 색을 더하는 일은 즐거움과 건강이라는 두 가지 선물을 줄 것입니다.

오래전 보건소에서 만났던 할머니의 말씀대로 치매는 어떤 의미에서는 암보다도 더 무서운 병입니다. 하지만 과거의 추억에만 젖어 있지 않고 오늘을 새롭게 할 수 있다면 인생과 병 두 가지 모두를 조금은 더 잘 다룰 수 있을 것입니다.

뜻하지 않게
오래 살게 된
요즘 사람들에게

숨 쉬기에 대해

한 걸음 더
들어가 보자

"몸의 힘을 빼고 천천히 그리고 깊이 호흡하면서 편하게 쉰다는 느낌으로 누워 계세요. 그럼 치료가 훨씬 더 잘될 것입니다."

숨 가쁘게 살아가야 하는 사회 분위기 때문인지는 몰라도 진료를 하다 보면 호흡이 약하거나 얕은 분들을 자주 보게 됩니다. 이런 분들은 목과 어깨의 근육도 긴장되어 있기 쉽고 만성적인 피로나 몸과 마음의 다양한 불편한 증상들을 호소하는 경우가 많지요. 그래서 치료를 할 때 몸의 힘을 충분히 빼고 배꼽 아래 단전이라 부르는 곳까지 숨이 이른다는 느낌을 갖고 편하게 호흡을 하면서 누워 계시라고 말합니다. 물론 이렇게 말씀 드려도 스마트폰을 들여다보고 계신 분들이 대부분이지만, 간혹 실행한 분들은 잠이 들거나 편안해졌다고들 하지요.

우리는 살아가는 데 필요한 에너지를 얻기 위해 먹고 마시고 숨을 쉬어야만 합니다. 잠깐은 멈출 수도 있지만 이 활동은 죽을 때까지 쉼 없이 이루어지지요. 그런데 많은 분들이 먹고 마시는 것(음식)에 비해 호흡에 관해서는 크게 신경 쓰지 않는 것 같습니다. 최근 미세먼지 사태 때문에 공기의 질에 대한 관심은 높아졌지만, 어떻게 숨을 쉬고 있는가에 대해서는 '숨? 그냥 쉬는 것이지'라고 생각하는 분들이 대부분입니다. 하지만 좋은 음식이라도 잘 소화시켜야 내 몸에 영양을 공급할 수 있는 것처럼, 그 냥 있는 공기라도 잘 들이쉬고 내쉬어야 몸과 마음의 기능을 효과적으로 조절할 수 있습니다.

호흡이 약한 분들을 살펴보면 기본적으로 운동부족이나 과로로 인해 심폐기능이 떨어진 경우가 있습니다. 기본적으로 호흡을 할 힘이 부족한 것이죠. 이럴 때는 운동도 하고 부족한 부분은 보충을 해 주어 제대로 호흡을 추동할 수 있는 힘을 키워 줘야 합니다.

다음으로는 과도한 긴장으로 인해 호흡이 잘 되지 않는 경우입니다. 숨을 들이쉬고 내쉴 때 풀무질을 하듯 움직여 줘야 하는 호흡근들이 긴장되어 제 기능을 하지 못하는 것이지요. 실제 스트레스가 많은 요즘 사람들에게 많이 일어나는 현상입니다. 호흡을 제대로 하지 못하니 몸의 대사나 순환도 제대로 되질 않고 이러한 것이 다시 심신의 긴장을 유발시켜 악순환을 되풀이하게 되지요. 환자는 어깨가 뭉치거나 두통이 있거나 소화가 안 되서 왔지만 그 증상들의 뿌리는 긴장으로 인한 얕은 호흡에 있는 경우가 많습니다. 이런 분들에게는 깊고 느린 호흡을 하면서 몸에 힘을 빼는 연습을 처방합니다. 만성화된 경우 본인이 이런 긴장 상태에 있다는 것을 인식조차 하지 못하는 경우도 많은데 이런 훈련을 하면서 긴장이 풀려나가면 비로소 자신의 긴장과 호흡을 인식하게 됩니다. 그런데 실제로 이렇게 말하면 막연하다는 환자분들이 있습니다. 그래서 그런 분들에게는 다음의 호흡법을 처방해 드립니다.

Respiratory Sinus Arrhythmia breathing(호흡동성부정맥호흡)

맥박을 재어 1분간 심장이 몇 번 뛰는지를 계산한다. 그리고 이 숫자를 6으로 나눈다. 예를 들어 1분에 72회가 뛰었다면 다음과 같이 계산할 수 있다.

뜻하지 않게
오래 살게 된
요즘 사람들에게

72/6＝12(분당 6회 호흡하기 위해 한번 숨을 들이 마시고 내쉴 때 뛰는 심장박동수)
12/2＝6(한번 숨을 들이 마시거나 내쉴 때 뛰는 심장박동수)
이 계산이 끝났다면 편하게 누워서 손을 가슴에 얹거나 손목의 맥박을 편하게 느끼면서 10분 정도 쉰다. 편안한 자세를 취하기 위해 팔꿈치 밑에 베개를 받칠 수도 있다. 편하게 맥박을 느낄 수 있게 되면 계산한 결과를 토대로 맥박이 6회 뛰는 동안 숨을 들이마시고 다시 6회 뛰는 동안 숨을 내쉬어서 1분에 6회 호흡을 한다. 이때 가장 중요한 것은 본인이 편안함을 느끼는 것으로 호흡의 양이나 속도는 이에 기준해서 하면 된다. 알람을 맞추고 이 호흡을 10분 정도 지속한다.
만약 머릿속이 몽롱해지거나 공기가 부족한 느낌 혹은 심장의 부담을 느낀다면 호흡법을 교정해야 하므로 주치의와 상담한다.

이 내용은 데이비드 와이즈가 쓴《전립샘염과 골반통증의 새로운 치료법》에 나온 내용을 발췌해 정리한 것입니다. 책에서는 누워서 하라고 했지만 앉은 상태에서도 충분히 할 수 있습니다. 위에서 제시된 방법으로 내 심장박동수에 맞춰 힘을 빼고 숨을 들이쉬고 내쉬는 것을 반복하다 보면 몸이 따뜻하고 나른해지는 것을 느낄 수 있습니다. 몸의 긴장이 풀리면서 순환이 활발해지는 신호이지요(신경계의 과부하로 불면증이 있다면 잠자리에 누워서 하면 좋습니다). 이와 함께 긴장 때문에 평소 인식하지 못했던 나라는 존재를 잘 느낄 수 있게 됩니다. 이 부분은 그냥 편하게 호흡하는 것과는 조금 다른 느낌인데, 심장의 박동이라는 내 고유의 리듬을 따르면서 일종의 동조현상이 일어나기 때문이라고 생각됩니다.

이런 의식적인 훈련을 반복하면 내 상태를 인지하고 호흡근의 긴장을 풀어내어 효과적인 호흡을 할 수 있도록 도와줍니다. 그리고 제대로 된 호흡은 마음과 몸의 균형과 활력의 바탕이 됩니다.

지금 내 숨이 어떤지 한번 점검해 보세요. 호흡이 얕고 한숨을 쉬어야 시원하다면 호흡동성부정맥호흡을 실천해 보길 권합니다.

힘을 빼야

커지는
힘이 있다

"수업 중에 선생님이 보여 주는 어려운 동작을 억지로 따라하지 마세요. 그러다 보면 불필요한 힘이 들어가면서 다치게 되거나, 그 피로가 누적되어 몸을 상하게 됩니다. 잘 안 될수록 숨을 고르면서 힘 빼면서 연습을 해 보세요. 그럼 이전과는 몸의 느낌이 많이 달라질 겁니다."

진료실에는 운동을 하다가 다쳐서 오는 환자들이 꽤 많습니다. 축구나 배드민턴 같은 구기부터 요가나 필라테스 혹은 피트니스 센터에서 운동을 하거나 지도를 받다가 오는 분들까지 그 종목도 참 다양합니다. 과도한 운동량이나 넘어지거나 부딪쳐서 부상을 입는 경우가 대부분이지만 때론 운동 방식을 잘못 이해해서 다치는 경우도 많습니다. 과도한 힘과 넘치는 의욕이 부상을 불러일으키는 것이지요.

자연계에는 중력, 약력, 강력 그리고 전자기력의 네 가지 힘이 있지만, 나를 움직이는 힘은 근력과 기력 그리고 심력으로 나누어 생각할 수 있습니다. 근력은 말 그대로 순수한 근육의 힘을, 기력은 기의 흐름이 일으키는 힘을 그리고 심력은 마음의 힘 즉, 정신력입니다. 이러한 힘에 대한 인식은 우리말에서도 찾아볼 수 있는데, 우리가 힘써 무엇인가를 이루려고 할 때 '용쓴다', '기를 쓴다' 그리고 '애쓴다'고 표현하는 것이 각각 근력과 기력 그리고 심력을 쓰는 것을 의미하지요. 물론 생명체에서 몸과 마음 그리고 기의 흐름이 분리되어 존재할 수 없으므로 이 세 가지 힘은 서로 영향을 주면서 동시에 존재합니다.

그런데 문제는 운동을 할 때 종목을 막론하고 이 세 힘을 균형 있게 쓰기가 어렵다는 것입니다. 근육만을 키우다가 유연함을 잃으면서 몸이 굳고 기의 흐름이 막혀 건강을 해치는가 하면, 몸은 생각하지 않고 기를 쓰고 덤비다가 부상을 당하기도 하고, 잘해야겠다는 마음이 너무 강하다 보니 몸에 불필요한 힘이 들어가서 다치는 경우도 있습니다. 간혹 프로선수들 중에서도 동계훈련 중에 근력을 열심히 키운 선수가 다음 시즌에 성적이 떨어지거나, 심리적 압박이 큰 경기에서 평소 실력을 발휘하지 못하고 쉽게 지치거나 부상을 당하는 경우를 볼 수 있는데, 이런 경우들도 힘을 잘 다루지 못해서 생기는 현상이라 할 수 있습니다.

그럼 어떻게 해야 힘을 잘 쓸 수 있을까요? 좀 모순되기 하지만 이를 위해서는 먼저 불필요한 힘을 빼는 연습을 해야 합니다. 간혹 힘을 뺀다고 하면 눈을 멍하게 뜨고 정신줄을 놓은 채 몸을 흐느적거리는 것을 연상하는 분들도 있는데, 핵심은 '불필요한'에 있습니다. 이를 통해 낭비 없이 내가 원하는 대로 힘을 쓰는 방식을 익히는 것이지요.

이를 위해서는 먼저 스스로의 상태를 잘 인식해야 합니다. 과도한 긴장이 있거나 쓸데없는 힘이 들어갔는지를 일단 알아야 뺄 수 있기 때문이지요. 이 과정에서 일차적으로 하는 것이 스트레칭이나 체조입니다. 양생법에서는 도인법이라고 표현합니다. 우리가 흔히 준비운동이라고 하는 것으로 많은 분들이 이 과정을 형식적으로 하지요. 하지만 준비운동은 본 운동만큼 중요합니다. 이 과정을 통해 근육과 인대 그리고 관절의 상태를 점검하고 이 부분들이 본래 가지고 있는 기능을 잘할 수 있도록, 각 동작이 가지고 있는 의미를 이해하고, 움직임에 의식을 집중하면서 해야 합니다.

여기에 동작에 맞는 느리고 깊은 호흡이 더해지면 기의 흐름이 더욱 활발해지면서 순환계와 신경계가 안정되고 그 반응도가 높아집니다. 이렇게 되면 자연히 심리 상태도 편안해지게 되지요. 이처럼 몸과 마음의 상태가 안정적으로 각성해 있고, 기의 흐름이 원활해지면, 운동을 할 때 자신을 정확하게 인식하고 불필요한 힘을 뺄 수 있게 됩니다.

이렇게 운동하면 효율적으로 힘을 쓰기 때문에 부상의 확률도 줄어들고 그 동작을 통해 얻을 수 있는 운동 효과를 최대한으로 거둘 수 있습니다. 이 과정이 반복되면 운동을 잘할 수 있게 되는 동시에 좀 더 강한 힘을 쓸 수 있게 되는데, 힘을 쓰는 방식과 힘의 양과 질 모두 나아졌기 때문이지요.

물론 이것은 이상적인 상태를 말한 것으로, 실제 운동을 하면 수시로 이 상태는 깨어집니다. 그래서 지속적인 훈련이 필요하지요. 이런 관점에서 보면 모든 운동은 겉으로 드러난 형태는 다르지만, 이런 동적인 각성 상태를 목표로 하는 것은 아닌가 하는 생각도 듭니다. 강물이 서로 다른 길을 따라 흐르지만 결국 바다에서 만나는 것처럼 말이지요.

그런데 힘을 효과적으로 쓰는 것은 단지 운동을 잘하는 데서 머물까요? 당연히 그렇지 않습니다. 일차적으로는 좀 더 높은 수준의 운동을 통해 건강을 잘 관리할 수 있고, 나아가서는 내가 가지고 있는 신체적, 정신적 능력을 십분 발휘할 수 있게 됩니다. 건강과 삶을 조금 더 효과적으로 다룰 수 있게 되는 것이지요.

지금 운동을 하고 있다면 힘을 빼서 힘을 키우는 방식을 도입해 보길 권합니다. 매사 음과 양이 있는 것처럼 힘 빼는 것을 통해 좀 더 효과적으로 힘쓰는 것을 익힐 수 있을 것입니다.

뜻하지 않게
오래 살게 된
요즘 사람들에게

숨차게

운동하지
말자

"체력이 자꾸 떨어지는 것 같아 올여름부터 운동을 정말 열심히 했거든요. 그런데 요즘 들어 가슴은 더 답답하고 잠도 푹 못자고, 그러다 보니 컨디션이 엉망이 되었어요."

"열심히 하는 것은 좋은데, 방법이나 방향이 나에게 맞아야 해요. 지금은 기혈이 순환되는 길이 정체되어 힘의 불균형이 생긴 상황이거든요. 그런 상태에서 격한 운동을 하면, 마치 병목현상이 생긴 도로에 차들이 더 몰린 것 같은 상황이 벌어져요. 그러니 기존의 불균형 상태가 더 심해진 겁니다. 강화보다는 소통에 초점을 두고 운동하는 방법도 바꾸셔야 해요."

운동할 시간이 없거나 운동량이 부족해서 탈인 경우가 더 많지만, 건강을 위해 시간과 비용을 투자해서 열심히 하는 데도 원하는 결과를 얻지 못하거나 도리어 건강을 해치기도 합니다. 그런 분들을 보면 본인에게 맞지 않거나 혹은 운동의 강도가 과한 경우가 많지요. 특히 환자 분들은 몸과 마음이 지쳐 있거나 혹은 내적 불균형을 안고 있기 때문에 잘못된 방식에 의해 쉽게 흔들리게 됩니다.

그런 분들에게 "숨차게 운동하지 마세요"라는 말을 자주 합니다. 운동을 하되 내가 깊이 편하게 호흡할 수 있는 상태를 유지하라는 것이지요.

조금 달리 말하면 무산소와 유산소 상태를 오가면서 운동하기보다는 지속적인 유산소운동을 할 것을 권합니다. 걷기나 등산을 해도 깊고 충만한 호흡이 필요 없는 힘을 들이지 않고 할 수준을 유지하고, 근력운동을 하더라도 강하고 빠른 방식보다는 힘들지 않을 강도로 호흡에 맞춰 수축과 이완을 하면서 하라고 합니다. 이렇게 운동을 하고 심신의 균형이 회복되고 기혈이 막힘없이 잘 소통되고 나면 그때 가서는 강도를 높여도 좋다고 합니다.

이렇게 말하면 운동을 좋아하시는 분들은 숨이 턱까지 차고 땀이 흠뻑 나고 이튿날 일어나면 몸이 찌뿌듯해야 운동을 한 것 같다고들 합니다. 특히 상대와 승부를 겨루는 종목의 경우 그런 경향이 강하고요. 하지만 그런 강도의 운동은 몸에 피로(달리 말하면 산화적 스트레스)를 남기게 되고, 이러한 것들이 쌓여서 크고 작은 병을 일으키고 노화를 촉진하고 퇴행성 질환을 악화시킬 수 있습니다.

물론 특정한 목적이 있거나 그 종목을 너무 좋아해서 힘이 들더라도 해야 하는 경우도 있습니다. 이러한 경우에는 그 격한 상황을 보상할 만한 충분한 휴식과 이완의 시간이 필요합니다. 또한 소모된 부분에 대한 보충도 필요하지요. 흔히 쿨다운이라고 표현되는 부분인데, 프로선수들의 경우는 도리어 이러한 부분이 잘 지켜지지만(이렇게 해도 격한 종목일수록 선수 생명이 짧지요), 아마추어면서 운동은 프로에 못지않게 하시는 분들은 이것을 잘 지키지 않아 득보다 실이 커지게 됩니다.

'숨차게 운동하지 않기'의 원칙은 나이가 많은 분들, 퇴행성 질환과 만성 질환 환자들, 그리고 화병 환자처럼 기혈 흐름의 불균형이 심한 분들에게 특히 중요합니다. 이런 분들은 막힘없이 소통되고 세포에 산소가 충분히 공급되고 피로가 쌓이지 않는 것이 중요하기 때문입니다. 이런 분들이 운동을 하면 좋다고 해서 전투적으로 임하면 몸과 마음은 또 하나의 전쟁터가 됩니다. 전쟁으로 피해를 입은 나라가 또 한 번의 내전을 겪게 되는 것이지요. 이런 상황에 빠지게 되면 열심히 할수록 건강은 도리어 나빠지게 됩니다.

병의 치유와 건강의 회복을 위해 운동을 계획하고 있다면 숨 가쁘게 하지 않기를 권합니다. 건강은 병마와 싸워서 이겨 획득하는 것이 아니라 내재된 본래 리듬을 회복함으로써 자연스럽게 얻어지는 평화와 같은 것 이라는 것 또한 잊지 말아야 합니다.

허리 펴고,
턱 당기고

"허리 펴고, 턱 당기고, 어깨 힘 빼고, 시선은 정면, 마음은 단전에."

운동을 할 때마다 선생님께서 귀에 못이 박히도록 하는 말씀입니다. 마음이 어지러우면 곧 동작이 흐트러지고 연습이 부족하거나 잘해야겠단 욕심이 앞서면 필요 없는 힘이 들어갑니다. 그럴 때마다 선생님은 정말 귀신같이 알고 한마디씩 합니다. 그럼 다시 한 번 몸과 마음을 추스르고 동작 하나하나에 집중하게 되지요. 그러다 보면 시간은 참 빠르게 지나갑니다.

운동시간에 선생님께 들었던 말을 진료실에서 환자들에게 전할 때가 많습니다. 앉아 있는 시간이 많고 신체활동량이 적은 분, 강한 힘을 키우기 위해 근력운동에 치중하면서 몸의 균형이 깨진 분, 숨 가쁘게 몸이 녹초가 되도록 운동해야 성에 차는 분, 감정적인 불균형이 신체적 문제를 일으킨 분 그리고 노화에 따라 몸이 조금씩 무너지고 불균형이 생긴 분이 주 대상입니다. 이렇게 보니 제가 만나는 거의 모든 환자들이 속하는 것 같습니다.

간단한 말이기는 하지만 위의 말에는 한의학에서 이야기하는 기혈의 순환을 원활하게 하는 몸의 구조를 만드는 가장 기본적인 요령이 거의 다

뜻하지 않게
오래 살게 된
요즘 사람들에게

담겨 있습니다. 서거나 앉는 것에 구애받지 말고 자세를 취해 보면 의도하지 않아도 자연스럽게 호흡이 깊어지고 그에 따라 몸이 편안해 지면서 중심이 잡히는 것을 느낄 수가 있습니다. 물론 불균형한 부분이 있으면 저항이 생겨서 불편함을 느끼게 되지요. 이 불편감은 반복하거나 치료를 통해 바로잡아 주면 됩니다. 말하자면 바름을 취함으로써 그릇됨을 인지(진단)하는 것이지요.

별것 아닌 이 기법은 많은 환자들의 병에 도움이 되지만 오랜 시간 앉아서 공부하거나 일하면서 얻은 현대인의 위장병과 목과 어깨의 만성적인 통증에 특히 효과적입니다. 많은 분들이 허리를 펴고 바르게 앉아서 책을 보거나 컴퓨터 작업을 하려고 하지만 시간이 경과하면 누구나 구부정한 자세를 취하게 됩니다. 또한 허리를 너무 과도하게 꼿꼿하게 펴는 자세는 등근육의 과도한 긴장을 유도해 역효과를 내기도 하지요.

지금 한번 의자에 앉아 구부정한 자세를 취해 보세요. 먼저 허리 위쪽의 등쪽에 힘이 몰리는 것을 느낄 수 있습니다. 이렇게 되면 우리 몸은 버티기 위해서 이 부분을 살찌우게 되는데, 이때문에 오래 앉아 일하는 분들의 등에 필요 없는 살이 붙어 있는 경우를 자주 보게 됩니다. 다음으로는 목과 허리의 정사적인 만곡이 깨지는데 이로 인해 일자목(거북목)이나 일자허리 생기고 이러한 구조적 변화로 인해 일차적으로는 주변 근육의 긴장과 통증이 생기고 이것이 누적되면 경추나 요추의 추간판 탈출증이 발생할 확률이 높아집니다.

이와 함께 어깨가 안쪽으로 밀리고 흉곽이 좁아지면서 호흡에 따라 이완과 수축을 반복해야 하는 주변 근육들 또한 그 운동성이 떨어집니다. 이렇게 되면 호흡이 얕아지고 약해지게 됩니다. 호흡은 우리 몸과 마음의 활발한 대사와 순환을 위한 풀무질과 같은 것인데 그것이 약해지고 제대로 작동하지 못하므로 몸과 마음의 활력은 떨어지게 됩니다. 이렇게 되면 선천적으로 약하거나 평소 무리하고 있던 부분에서 먼저 병이 발생합니다. 만병의 황제라 칭해지는 암이나 여러 만성 질환의 발생에는 이러한 상황이 중요한 역할을 할 것이라 생각합니다.

구부정한 자세는 복강에 대한 압박을 증가시킵니다. 이렇게 되면 위장은 작은 방에 갇혀 있는 상황이 되어 그 운동성이 떨어지게 됩니다. 흉곽과 복강 사이에 낀 형국이 된 횡경막의 운동성 저하는 호흡과 위장 운동 양측에 모두 악영향을 줍니다. 호흡의 힘이 아래까지 내려가 주질 못하고 상복부에서 정체되는데, 이렇게 되면 조금만 먹어도 배가 더부룩하고 배에 가스가 많이 차고 트림이나 방귀가 많이 나오는 증상이 발생합니다. 이런 경우 소화제나 위장약을 먹으면 그때뿐이거나 약을 먹어도 잘 낫지 않게 되지요.

이러한 내부와 외적인 상황이 지속되면 점차 서로의 증상이 악화되는 악순환이 되풀이되는데, 이때 이 구조적 문제를 해결해 주지 않고 단편적인 증상만을 치료하게 되면 잠깐의 시간을 버는 데 그치게 됩니다.

이제 허리를 자연스럽게 펴고 턱을 살짝 당겨 보세요. 척추가 자연스럽게 서고 가슴과 배가 열리게 됩니다. 이 상태에서 천천히 호흡하면 그 힘이 편안하게 아랫배까지 떨어지게 되지요. 구부정한 자세를 취한 후라 그 차이를 더욱 잘 느낄 수 있을 것입니다. 언제나 이 상태를 유지하면 좋겠지만 살다 보면 그러지 못하는 경우도 분명 있습니다. 사실은 더 많겠지요.

그럴 때 '아! 내가 구부정해졌구나!'라고 인지하고, '허리 펴고 어깨 힘 빼고 턱 당기고 마음을 가라앉히고 숨 고르기'를 해 봤으면 합니다. 그런 순간이 쌓이면 분명 꽤 많은 변화가 일어날 것입니다.

뜻하지 않게
오래 살게 된
요즘 사람들에게

내려놓아야
올라간다

"올 때마다 원장님은 자꾸만 힘을 빼라고 하는데 솔직히 그게 잘 안 돼요. 힘을 주지도 않는데 자꾸만 빼라고 하니 좀 답답해요."

제가 무슨 말씀을 드리면 늘 툴툴거리면서도 잊을 만하면 며칠씩 와서 치료를 받는 환자분이 오늘은 약간 짜증 난 목소리로 저를 힐난합니다.

"저도 늘 연습하지만 운동할 때마다 선생님께 듣는 말이에요. 하지만 환자분 병은 그게 안 되면 지금 상태에서 큰 진전이 없을 겁니다."

진료를 하면서 제가 가장 많이 하는 말이 아마 힘 빼라는 말과 숨을 천천히 깊이 쉬라는 말일 겁니다. 어깨나 허리가 아파서 와도, 소화가 안 되어도, 피부가 안 좋아도, 머리가 아프거나 어지러워도, 잠을 못 자거나 화병이 있어도 필요하다 생각되면 치료 과정에서 반복해서 강조합니다. 허리가 아파서 왔더니 숨 쉬기 연습을 하라고 하면 처음에는 좀 황당해 하다가도 설명을 하면 공감을 합니다. 물론 공감과 실행이 일치하는 것은 아니지만요.

《동의보감》을 펼치면 서문과 집례 다음에 맨 처음 나오는 것이 신형장부도입니다. 현대의 해부도에 비해 너무 간략하고(게다가 팔다리는 과감하게 생략을 했지요) 입까지 벌리고 있는 모습 때문에 공격을 받기도 하지만,

이 그림은 허준이 지향했던 의학에 대한 관점과 한의학에서 바라보는 인체에 대한 관점을 잘 표현하고 있습니다.

사람마다 다양하게 해석하지만 저는 이 그림이 살아 숨 쉬고 있는 인체의 모습을 잘 표현했다고 생각합니다.《동의보감》에 베여 있는 도가적 색채의 반영이기도 하지만, 한의학에서 가장 중요하게 여기는 기의 흐름의 근간을 나타낸 것이지요.

이 그림을 잘 보면 크게 장부가 위치한 앞쪽과 척추에서 뇌로 이어지는 뒤쪽의 두 공간으로 나누어짐을 알 수 있습니다. 무협지에 자주 등장하는 임맥과 독맥이라는 두 기맥이 있기도 하지만, 여기서는 경맥보다는 공간에 초점을 둡니다.

앞의 공간으로 들어오는 것은 공기와 음식물이고 나가는 것은 대변과 소변입니다. 그런데 우리가 자의적으로 내장의 움직임을 조절할 수 없으니 이 공간에 영향을 줄 수 있는 것은 호흡과 호흡을 하면서 함께 움직이는 이 공간에 위치한 근육들의 움직임이지요.

근육들에 불필요한 긴장이 없이 충분히 이완된 상태에서 호흡이 일어나면 그로 인해 발생한 힘이 아랫배까지 충분히 전달됩니다. 이 아랫배의 영역을 단전이라고 말하고 표현합니다. 단전의 위치에 대해서는 여러 설이 있으나 저는 배꼽 아래의 공간 전체를 단전이라 봐도 무방하다고 봅니다(《선도수련에 나타난 호흡법에 관한 비교연구》, 김형찬, 원광대학교 참고). 그리고 아랫배까지 전달되어 축적된 힘은 뒤쪽의 척추가 자리 잡은 공간을 타고 위로 오릅니다.

우리가 살아서 숨을 쉬는 동안 이러한 움직임은 쉼 없이 일어납니다. 그런데 문제는 그 효율입니다. 이 호흡에 따른 율동이 깊고 충만하게 일어나는 것이 이상적이지만 여러 이유로 이 움직임이 얕고 약해지는 경우가 자주 발생합니다. 일시적이면 상관없지만 이것이 만성화되면 이 공간에 자리 잡고 있는 장부의 기능들에 문제가 생기게 됩니다. 볕이 잘 들고 환기와 냉난방이 잘되는 방에 살 때와 북쪽으로 작은 창문 하나 나 있는 지하실에 살 때를 연상해 보면 될 것입니다. 이러한 상태를 바탕으로 평소 생활을 통해 더 무리를 해야 하는 장부에서 먼저 탈이 나게 되는 것이지요. 가볍게는 소화불량에서 중하게는 암까지 말입니다.

그런데 이 순환의 과정에서 먼저 일어나야 하는 것은 위로 끌어올리는 것이 아니라 바로 아래로 충분히 내려놓는 과정입니다. 몸에서 불필요한 힘이 빠지고 호흡의 힘이 충분히 아래까지 내려가는 것이 가능해야 비로소 위로 잘 올라올 수 있는 것이지요.

하지만 많은 사람들이 위로 올리려고만 하지 내려놓지는 않으려고 합니다. 힘을 갖고 주려고는 하지만 힘을 빼려고 하지는 않지요. 이것은 물론 몸에 한정되지 않습니다. 감정과 생각에서도 마찬가지입니다. 인간은 몸과 감정과 생각이 서로 어울린 존재니까요.

오래된 병을 치유하거나 좋은 건강을 유지하고 싶다면 먼저 내려놓는 연습을 하길 권합니다. 몸과 감정 그리고 생각에서 필요 없는 힘을 내려놓으면 호흡은 자연스레 깊어지고 이것이 추동한 기의 율동이 스스로 알아서 우리가 가진 본래의 치유력을 고양시킬 것입니다.

보기 좋은 몸과
건강한 몸

"요즘 운동도 열심히 하고 음식도 더 잘 챙겨 먹는데 이상하게 몸이 무겁고 안 좋아요."

어깨가 무거운지 목과 어깨를 돌리면서 들어오시는 이분은 평소 예민한 신경과 위장문제 때문에 종종 옵니다. 전보다 체격이 조금 커진 듯해서 물었더니, 왜소해 보이는 몸이 마음에 들지 않아 얼마 전부터 피트니스 센터에 등록해서 트레이닝도 받고 식단도 조절하고 있다고 합니다. 혹시 단백질 보충제도 복용하냐고 물었더니, 근육이 붙는 속도가 너무 느려서 최근에 먹기 시작했는데 그래도 만족스럽지 않다고 합니다. 이분의 경우는 체질적으로 같은 운동을 해도 근육이 잘 늘지 않거나 그 속도가 더딜 수밖에 없는데, 운동에 욕심을 내고 편중된 영양 섭취로 인해 몸에 피로물질과 독소가 누적되고 도리어 순환이 떨어지게 된 것으로 판단되었습니다. 그래서 일단 보충제 섭취는 중단하고 운동도 몰아서 하기보다는 천천히 꾸준히 하실 것을 당부했습니다. 보기 좋은 몸을 만드는 것도 중요하지만 그것을 얻자고 건강을 잃어서는 안 되기 때문이지요.

근력운동을 하다 어깨와 허리를 다쳐서 오는 분들이나 다이어트에 대해 문의하시는 분들이 늘어나면 '아, 이제 사람들의 마음에 여름이 왔구나'라고 생각합니다. 아무래도 노출이 많아지는 계절이다 보니 몸매에 더 신경을 쓰게 되는 것이지요. 그런데 이런 분들과 상담을 하다 보면 그 기준이 너무 과한 것이(말로는 그렇지 않다고들 합니다만) 아닌가 하는 생각을 합니다. 많은 분들이 운동선수나 연예인의 몸에 가까워지길 바라고 있기 때문입니다. 오랜 시간의 연습과 훈련 그리고 그것을 지원해 주는 인력과 보정의 도움까지 받은 상품화된 몸을 목표로 하다 보니 단기간에 그 이상적인 기준에 가까워지기란 거의 불가능합니다. 그러다 보니 몸에 무리가 되거나 과한 방법들을 쓰게 되고, 결과적으로는 그로 인해 몸을 상하게 됩니다. 설사 목표한 바를 손에 넣었다 해도 잠시 유지될 뿐 오래 지속되지 않지요. 그럼에도 불구하고 이러한 현상은 계속될 것입니다.

흔히 건강을 위해서 몸매를 가꾼다고 하고 '건강미인'이라는 말도 있지만, 건강하게 장수하는 사람들에게서 겉으로 보이는 몸을 가꾸기 위해 그렇게 많은 시간과 노력을 기울였다는 말은 듣기 힘듭니다. 그렇다면 이러한 현상은 다분히 심리적인 요인에 영향을 받은 것이겠지요. 우리가 건강하고 예쁘다고 생각하는 몸의 이미지는 태어나면서부터 노출된 환경에 의해 만들어집니다. 그런데 문제는 이 이미지가 거의 모든 사람에게 같다는 것입니다. 각기 사람들에게 있는 건강의 특징과 다름이 가지고 있는 아름다움이 인정받는 것이 아니라, 특정한 수치와 아주 일부 사람들만이 실현 가능한 몸이 보편적 기준이 되고 이에 부합되지 못하면 고쳐야 한다는 생각이 암암리에 우리 머릿속에 심어져 있습니다. 심한 경우에는 그 기준에 부합되지 못한 몸을 치료가 필요한 질병으로 인식하기도 합니다. 이러한 현상은 젊은 층에 국한되지 않고 점차 어린아이와 나이 든 사람들에게까지 확산되고 있습니다. 남녀노소 가리지 않고 10대 후반에서 20대 초중반의 젊은 층도 아주 좁은 기준의 몸을 기준으로 삼고 좇고 있는 이상한 일이 벌어지고 있는 것이지요. 그리고 이 과정에서 벌어지는 몸과 마음의 문제들이 생각보다 심각합니다. 무엇을 기준으로 하고 있는가에 따라 내가 건강한 사람이 될 수도 있고 환자가 될 수도 있으니까요.

시대와 문화권에 따라 아름다운 몸에 대한 기준은 늘 변해 왔습니다. 앞으로도 그럴 것이고요. 미래의 어느 시점이 되면 지금의 이러한 현상을 두고 이해할 수 없는 과거의 기현상 혹은 미성숙한 문화의 부작용이라 진단할지도 모릅니다.

한의학에서는 오장육부의 기능이 원활하고 기혈이 막힘없이 흐르는 상태를 건강의 기본조건이자 가장 중요한 것이라고 봅니다. 이러한 상태가 되면 체형 자체도 나에게 맞게 바로잡히게 됩니다. 하지만 나답고 바른 체형이 요즘 사람들이 선호하는 몸매와 일치하지는 않을 수도 있습니다. 사람들 중에는 나다움을 포기하고 자신이 동경하는 것을 얻으려고 하고 희생이 따르더라도 그것을 통해 만족을 얻고자 하는 이도 있을 것입니다. 무엇이 정답이라고는 할 수 없지만 치료하는 입장에서 보면 자연스러움이 가장 좋습니다. 들판에서 자신의 본성대로 크는 나무와 화분에서 분재로 키워진 나무, 둘 중 어느 쪽이 건강할지는 누구라도 알 수 있는 사실입니다.

뜻하지 않게
오래 살게 된
요즘 사람들에게

흙에서

건강을
만지다

"아빠, 흙냄새가 신선해."

일요일 아침, 호미로 흙을 파고 있던 아이가 던진 말에 마음이 둥~ 하고 울립니다. 아이는 다시 아무 일 없이 열심히 호미질을 하고 저는 그런 모습에 왠지 미안해져서, "그래. 앞으로 자주 놀러오자"라고 답했습니다.

올봄, 사는 곳 근처에 정말 손바닥만 한 텃밭을 분양받았습니다. 작년 봄에 이사 와서 마을 사람들이 농사짓는 모습을 부러워만 하다가 올해는 놓치지 않고 신청한 것이지요. 농장 문을 여는 날, 퇴비를 뿌리고 삽으로 흙을 갈아엎고 잘 고른 후에 쑥갓과 상추 씨앗을 뿌리고 근처 시장에서 고추와 토마토 모종을 사다 심었습니다. 그런데 신기한 것이 텃밭 일을 하는 내내 그 시간이 꽤 길었음에도 아이가 종알종알 이야기하면서 호미 하나만으로 참 잘 놀더라는 것입니다. 또 오자는 것을 보면 참 재미있었던 모양이고요. 콘크리트로 둘러싸인 아파트 단지에 살아도 우리 몸속에는 흙과 자연에 대한 끌림이 있는 듯합니다. 그리고 이런 즐거움 외에도 텃밭 일에는 건강에 실질적인 효용이 있다고 합니다.

2007년 영국 브리스틀대의 크리스 로리 박사는 잡지 《신경과학 (Neuroscience)》에 "흙에 사는 세균이 뇌가 행복감을 느끼게 한다"는 연구결과를 발표했습니다. 흙에 사는 마이코박테리움Mycobacterium은 인체에 해가 없는 세균입니다. 연구진은 이 세균을 생쥐에게 주입했는데요, 뇌에서 행복감을 느끼게 하는 호르몬인 세로토닌이 증가하는 것을 확인했다고 합니다. 대부분의 항우울제는 세로토닌을 증가시키지요. 또한 폐암 말기 환자에게도 이를 적용했더니 삶의 질이 높아진 것으로 확인됐다고 합니다. 연구진은 세균이 면역력을 향상시켜 뇌 호르몬 분비를 촉진한다고 설명했습니다.

흙에서 놀면서 우리 몸에 침입(?)하는 세균이 우리를 행복하게 하고 건강하게 해 준다는 이야기입니다. 각종 항균제와 소독제로 씻어 내기 바쁜 것이 요즘 현실이지만, 흙장난도 좀 하고 너무 맑은 물만 쪽쪽 흐르게 키우지 않아야 몸이 튼튼하다는 어르신들 말이 사실인 셈이지요. 물론 애완동물의 분변이나 중금속이나 유해물질 때문에 조심스러운 것 또한 사실입니다. 하지만 그때문에 건강한 접촉마저 포기한다면 구더기 무서워 장 못 담그는 상황이 되고 맙니다.

이 외에도 텃밭에서 노는 것은 건강에 좋은 점이 더 있습니다. 우선 일을 하면서 자연스럽게 평소에는 쓰지 않는 근육들을 움직여 주는 운동 효과를 거둘 수 있습니다. 직업적인 농사일은 과도한 노동이 되어 근육과 관절의 노화를 유발하지만, 본인에게 무리 없을 정도의 밭일은 특히 평소 오래 앉아서 일하는 도시인들에게는 매우 좋은 운동이 됩니다. 또한 밭을 갈고 흙을 고르고 풀을 뽑는 것과 같은 작업이 주는 몰입 효과가 있습니다. 단순 반복 작업이지만 흙과 풀 냄새를 맡아 가며 손을 쓰고 몸을 움직여 일하다 보면, 열심히 머리를 굴리고 스트레스받아 가며 보낸 일주일간의 피로와 긴장이 풀려나갑니다. 그렇게 한참을 움직이다 보면 머리와 가슴 속 파문들이 가라앉고 잔잔해져 일상 속 자신의 모습을 가만히 들여다볼 수 있게 됩니다. 촉촉하게 땀을 흘리고 난 후 마시는 물 한잔의 달콤함은 보너스지요.

또한 작은 자연이지만 나와 다른 사람들 밭을 보면서 봄의 생동감과 여름의 열정 그리고 가을의 고독과 겨울의 침잠을 경험할 수 있어, 잊고 있었던 내 안의 본래 리듬을 회복하는 데 도움이 됩니다. 세상을 변화시킬 수는 없지만 그 물결에 정신없이 휩쓸리지 않을 수 있는 힘을 회복하는 것이지요.

텃밭 일을 마치고 마을 농장 입구에서 아이의 신발에 묻은 흙을 털어 주고 근처의 작은 막대기로 신발바닥을 두들겨 주며, 어릴 적 밭일을 마치고 들어오시던 아버지가 제게 해 주셨던 말을 아이에게 해 주었습니다. 물론 제가 해 준 이야기를 다 이해하지는 못했겠지요. 그래도 뭔가 기분이 좋았습니다.

일상이 조금 밋밋하고 건강이 걱정된다면 집 근처에 씨를 뿌릴 수 있는 작은 땅을 한번 찾아보시길 권합니다. 소소한 재미와 함께 몸과 마음의 건강을 회복하는 데도 도움이 될 것입니다.

입맛을
철들이다

"아빠, 상추하고 쑥갓하고 치커리 모두 함께 싸 줄게요."

텃밭에서 뜯어 온 채소와 동네 가게에서 사온 삼겹살로 저녁을 먹다가 난생 처음 딸아이가 싸 주는 쌈을 받아먹었습니다. 엄마에게 밀려 두 번째이긴 했지만, 아이가 벌써 이렇게 자랐나 하는 생각과 나는 부모님께 쌈을 싸 드린 적이 있었던가 하는 생각이 순간 교차했습니다. 그런데 아이가 쌈을 싸 주었다는 사실보다 더 신기한 것은 전에는 그렇게 먹이려고 노력해도 한두 번 먹고 말거나 맛이 없다고 뱉어 내던 상추나 쑥갓과 같은 채소를 아이가 스스로 먹게 되었다는 점입니다. 식물이 자라는 것을 보여 주고 흙과 친해지게 해 줄 요량으로 시작한 텃밭 가꾸기가 아이의 입맛을 바꾼 것이지요. 매일 저녁 마을 농장에 가서 물을 주고 지주를 세워 주고 채소들이 자라는 모습을 보면서 아이의 속내에 뭔가 알 수 없는 변화가 일어난 것이 분명합니다.

진료를 하다 보면 아이가 밥을 잘 먹지 않거나 편식을 해서 고민이라며 오는 경우들이 꽤 있습니다. 감기를 오래 앓은 것처럼 질병 이후 몸이 약해지고 위장기능이 떨어져서 생긴 경우도 있지만, 습관에 의한 경우가 더 많습니다. 뭐든 먹이기는 해야 하는데 아이가 입에 맞아 하는 음식만

뜻하지 않게
오래 살게 된
요즘 사람들에게

먹이다 보니 식성이 그렇게 굳어진 것이지요. 이렇게 먹으면 칼로리는 채워 줄 수 있지만 좋은 건강을 유지하는 데 필요한 영양을 고루 섭취할 수 없게 되어 잔병치레를 자주 하거나 성장에 영향을 주게 됩니다.

그래서 부모들은 어떻게든 고쳐 주려고 하지만 한 번 자리 잡은 식성이 쉽게 바뀌지 않을뿐더러 이것 때문에 아이와 실랑이를 벌이게 되어 양측 모두 스트레스를 받게 됩니다. 또한 이러한 상황이 반복되면 즐거워야할 식사가 괴로운 것이 되어 먹는 것에 대한 부정적인 이미지가 아이에게 심어질 수 있습니다. 그리고 이것이 훗날 과식, 편식, 폭식 혹은 거식증과 같은 증상으로 이어질 수 있지요. 상담을 하다 보면 성인 환자 중에서도 유난히 입만 즐겁고 영양은 부족한 음식을 즐겨 먹고 이로 인해 건강을 해치는 경우가 종종 있는데, 이런 분들의 식성은 아마도 어릴 적부터 지속되었거나 즐겁지 않았던 식사시간의 반작용일 수 있다고 생각합니다.

그럼, 어떻게 하면 좋은 식성을 만들어 줄 수 있을까요? 여러 음식에 자꾸 노출시켜 주거나 안 먹으면 굶기는 것과 같은 엄격한 밥상머리 교육을 통해서도 가능할 것입니다. 그런데 저는 아이가 먹는 음식이 어디에서부터 시작되어 밥상에 놓이게 되었는가를 알게 해 주는 것이 좋은 방법이 될 것이라 생각합니다. 과거에는 대부분이 농부였고, 집 주변의 땅에는 철에 따라 자라는 먹거리들을 쉽게 접할 수 있었습니다. 내가 늘 주변에서 봐 오던 것이 식탁에 올랐고, 때론 아이들도 그 과정에 참여했지요. 그리고 그렇게 얻는 재료 외에는 특별히 다른 것이 밥상에 오를 것이 없었습니다. 흔히 요즘 아이들은 음식 귀한 줄 모른다고 하는데, 생각해 보면 그럴 수밖에 없습니다. 마트에 가면 사시사철 온갖 음식들이 가득 쌓여 있는데 이걸 두고 귀하다고 표현하는 것이 아이들 입장에서는 어불성설이겠지요. 하지만 씨앗을 뿌리고 싹이 나고 자라서 이것을 수확하고 이것을 재료로 직접 음식을 만드는 과정을 경험하고 나면 아이들이 음식을 대하는 태도가 바뀌기 시작할 것입니다.

음식이 단순히 마트에 있는 재료를 사다가 엄마가 만들어 주는 나와 상관없는 객체가 아니라 아이의 세상으로 들어온 말하자면 나와 상관있는 것이 되기 때문입니다. 직접 키우는 것이 불가능하다면 심어지고 자라고 수확하는 현장을 경험하고 음식을 만드는 과정에 참여시키는 것만으로도 충분한 효과를 거둘 수 있을 것입니다. 이런 식으로 음식과 친해지다 보면 자연히 음식 귀한 것도 알게 되고 내 몸과 마음을 건강하게 해 줄 수 있는 음식과 입만 즐겁게 하고 속을 괴롭게 하는 음식도 구분할 수 있게 될 것입니다. 이것이 가능하다면 모든 질병은 아니겠지만 꽤 많은 병을 예방할 수 있을 거라고 생각합니다.

어제 저녁 딸아이는 아욱은 왜 뜯지 않냐고 물었습니다. 잎은 작지만 맛과 향이 더 좋다면서 어머니가 보내 주신 씨를 뿌린 것이 이제 아이 손바닥보다 조금 작게 자랐습니다. 그래서 며칠 후에 뜯어다가 국을 끓여 먹자고 했습니다. 아이가 변화하는 모습에서 많은 것을 배우는 요즘입니다.

비우면
새로워진다

연말이 되면 모임에 나가 회포를 풀며 보낼 수도 있지만, 그동안 잘 견디며 열심히 달려와 준 나를 위해 몸과 마음에 쌓인 독소들을 풀어내는 해독의 시간을 갖는 것도 한 해를 마무리 하는 좋은 방법일 것입니다.

많은 분들이 해독(디톡스)하면 흔히 다이어트를 떠올리지만 체중 조절을 목적으로 해독의 기법들 중 일부를 이용한다는 것일 뿐 해독이 곧 다이어트를 뜻하는 것은 아닙니다. 해독은 독을 푼다는 말로 좁게는 독성물질에 중독된 상태를 치료하는 것을 의미합니다. 《동의보감》'잡병 편' 해독문에는 반하의 독은 생강으로 풀고 독버섯의 독은 지장수로 푼다는 등의 일상에서 음식, 약물 그리고 동물이나 곤충 등의 독에 중독이 되었을 때 대처하는 방법을 소개합니다. 좁은 의미의 해독은 이처럼 중독에 대한 상대적 개념입니다. 넓은 의미의 해독은 유해한 독소를 줄이거나 없애는 것 그리고 그것을 처리하는 몸의 기능을 활성화시키는 것을 포함하는 개념입니다. 이것을 조금 더 확대하면 몸과 마음의 기능을 최적화하는 작업을 해독이라고 할 수 있지요. 즉, 독소에 초점을 맞추는 데 그치지 않고 좀 더 근본이 되고 바탕을 이루는 신체적, 정신적 상태를 건강하게 만드는 것을 의미한다고 할 수 있습니다.

최근 들어 해독이라는 말이 더 유행하게 된 이유는 무엇일까요? 그건 과거에 비해 현대인이 노출되는 독소의 종류와 양이 늘어났기 때문입니다. 특히 산업화 이후 폭발적으로 늘어나고 있는 화학물질들로 인한 문제가 증가하고 있는데, 우리 몸이 적응할 시간 없이 새로운 물질들이 쏟아져 나오고 있고 이 물질들이 오랜 기간 균형을 유지해 온 몸의 균형을 깨뜨리고 있습니다. 그리고 평균수명의 연장으로 과거보다 오래 살게 되면서 노년층의 경우 몸의 대사 과정에서 발생하는 독소들을 처리할 수 있는 기능이 상대적으로 저하되고, 만성 질환과 장기간의 약물 복용으로 인한 내부 독소의 증가로 여러 질병이 발생할 수 있습니다. 여기에 불균형한 영양 섭취와 다양한 사회적 스트레스 또한 우리 몸의 자연스러운 해독능력을 저하시킵니다. 독소에 노출되기 쉬운 외적인 환경과 독소가 쌓이기 쉬운 내적인 상황으로 인해 건강의 문제가 생기기 쉬운 시대가 된 것이지요.

질병을 치료하고 좋은 건강을 유지하기 위한 해독의 필요성에 대한 인식은 오래전부터 있어 왔습니다. 해독을 통해 몸속을 맑게 정화하면 병의 치료와 예방에 도움이 된다고 본 것이지요. 그중 대표적인 예가 한의학의 치료원칙 중 하나인 추진치신推陳致新입니다. 이 말은 묵은 것을 몰아내어 새로운 것이 이르게 한다는 뜻으로, 우리 몸속에 쌓인 독소와 노폐물을 배출시킴으로써 우리 몸을 새롭게 하는 것을 말합니다. 우리가 생활을 하면서 모든 기능이 원활하면 문제가 없지만, 과도한 독소에 노출되거나 심신의 기능이 저하되어 다 처리하지 못한 독소들이 일정 수준 이상 쌓이게 되면 이것이 다시 신진대사를 방해하고 이로 인해 다시 독소가 축적되는 악순환이 되풀이됩니다. 이럴 때는 이 악순환의 고리를 끊어 내야 하는데 한의학에서는 몸의 상태와 독소의 종류에 따라 땀을 내거나(汗法) 토하게 하고(吐法) 대변, 소변을 통해 배출(下法)하는 방법을 써 왔습니다.

뜻하지 않게
오래 살게 된
요즘 사람들에게

이를 통해 몸속을 정화해서 장부의 기능과 기혈의 흐름을 정상 수준으로 끌어올리는 것이지요. 이 외에도 한의학의 대표적인 치료 수단인 침과 뜸 그리고 부항 등을 이용해 내부의 균형을 회복하고, 다양한 양생법 들을 통해 일상생활에서 독소에 노출되는 것을 삼가고 몸과 마음을 정화할 것을 강조하는 것 또한 해독의 관점에서 질병과 건강을 바라본 것이라고 할 수 있습니다.

건강을 위해 해독을 한다고 할 때 일상에서 가장 중요한 것은 우선은 독소에 노출되는 것을 피하는 것입니다. 먼저 생활환경을 깨끗이 하는 것이 중요한데 특히 화학물질에의 노출을 줄이는 것이 좋습니다. 위생용품은 천연의 것을 쓰거나 유해한 첨가물이 들어가 있는 것을 피해야 하고 여성의 경우에는 화장품의 성분에 주의를 기울여야 합니다. 식생활에서는 좋은 환경에서 자란 식재료를 최소한의 조리 과정을 거쳐 먹는 것을 기본으로 합니다. 제철음식을 먹는 것이 좋고 그게 어렵다면 제철에 나서 냉동된 것을 선택하는 것이 좋습니다. 많은 가공과 정제를 거친 식품은 피하는 것이 좋은데 마트에서 장을 볼 때 식재료를 살 뿐 바로 먹을 수 있도록 만들어진 음식을 가능한 한 삼가야 합니다. 물론 걷기와 체조나 스트레칭과 같은 기본적인 신체활동과 호흡훈련 등을 통해 기혈의 순환을 원활하게 하고 몸과 마음의 기능을 적절히 유지하는 것은 기본적으로 해야 할 일이지요.

이와 함께 조금 더 적극적으로 해독을 하고 싶다면 한 달에 한 번 혹은 계절에 한 번 정도 가벼운 단식을 하는 것이 도움이 됩니다. 단식은 몸을 쉬게 하고 음식물을 소화하는 데 소모되는 기운을 오롯이 몸과 마음을 정화하는 데 쓸 수 있는 기회를 제공하기 때문입니다. 특별한 목적을 가진 경우가 아니라면 오랜 기간 동안 지속하는 완전한 단식보다는 주말을 이용한 가벼운 불완전 단식이 일상생활에 별 무리 없이 좋은 효과를 거둘 수 있습니다.

몸의 정화를 위해 단식을 할 때는 먼저 그 전날 오후부터는 식사량을 조금씩 줄이고, 술, 카페인, 설탕이 많이 든 음식과 육류의 섭취를 끊어 단식을 위한 준비를 합니다. 그 이튿날 하루를 음식을 먹지 않고 생활하는데, 이것이 힘들다면 신선한 과일이나 채소로 직접 만든 주스나 허브티를 마셔도 좋습니다. 갈증이 나면 따뜻한 물을 천천히 그리고 충분히 마십니다. 단식을 한다고 해서 실내에 머무르기보다는 일상생활을 똑같이 하면서 숲길과 같은 공기가 좋은 곳을 걸어 기혈순환을 촉진하고 몸의 회복 작용을 도와주면 더 좋습니다. 단식을 한 이튿날 아침은 가볍게 스프나 죽을 먹는 것이 좋고 적어도 하루 동안은 단식 시작 전날 금했던 음식은 삼가면서 몸이 천천히 일상으로 돌아올 수 있도록 돕습니다.

단식은 몸의 해독에 효과가 좋은 반면 주의해야 할 점도 있습니다. 평소 영양실조 상태이거나 면역력이 떨어진 사람, 어린아이와 임산부 그리고 수유 중인 여성은 삼가야 하고, 심장이 약하거나 심장병 환자, 저혈압, 빈혈, 암, 당뇨 그리고 간장과 신장에 질환이 있는 경우는 삼가거나 주치의와 충분한 상담을 통해 관리 하에서 시행해야 합니다.

우리 몸은 그대로 있는 것처럼 보이지만 늘 변화하고 있습니다. 해독은 이러한 작용을 돕고 묵은 것을 비워 냄으로써 몸과 마음을 맑고 새롭게 하는 데 도움이 됩니다. 한 해를 마무리 하는 방법은 여러 가지가 있을 것입니다. 해독을 통해 1년 동안 몸과 마음에 쌓인 묵은 때를 씻어 내고 나를 새롭게 한다면 좀 더 가볍게 한 해를 마무리하고 새해를 맞이할 수 있을 것입니다.

뜻하지 않게
오래 살게 된
요즘 사람들에게

건강의

간을
맞추다

"병원에서 혈압이 조금 높다고 싱겁게 먹으래서 그렇게 했더니 당최 음식이 맛이 없어 죽겠어요. 국을 끓여도 심심하고, 나물을 무쳐도 맛이 안 나서 밥 먹기가 고역이네요. 애들 아빠는 병원밥도 아니고 이게 뭐냐고 성화예요."

가끔 "부침개 부쳤으니 입이나 다시라"고 하시며 가져다주시는 아주머니께서 침을 맞다 말고 푸념을 늘어놓습니다. 최근 건강검진에서 고혈압 위험이 있다는 결과가 나와 싱겁게 먹으라는 말을 들어서 그렇게 했더니 사는 재미가 없답니다. 남도 출신의 아주머니는 동네에서 음식솜씨 좋다는 말을 많이 들었는데, 이제는 그러지도 못하게 되었다고요. 저도 더 이상 아주머니의 솜씨를 맛볼 수 없게 되어 내심 아쉬웠지요.

환자분들 중에는 고혈압약을 복용하시는 분들이 꽤 있습니다. 상담을 해 보면 아주머니처럼 저염식을 실천하는 분들도 있고, 그냥 먹고 싶은 대로 먹는다고 하는 분들도 많습니다. 재미있는 것은 제 경험으로는 두 경우 모두 지속적으로 고혈압약을 복용하고 있고, 저염식을 하지 않은 분들이 딱히 약이 늘거나 혈압이 높아지진 않았다는 것입니다. 혈압 때문뿐만 아니라 음식을 통해 섭취하는 소금을 많이 섭취하면 건강에 해롭다는 것은 일반적인 통념입니다. 그런데 최근에는 이와 상반되는 연구결과들도 꽤 나오고 있어서 흥미롭습니다.

　랜돌프 워싱턴대 교수의 연구결과에 의하면 쥐와 인간은 염분이 매개하는 면역력 증강(Salt-Driven Boost In Immune Defense)의 혜택을 받는 것 같다고 합니다. 물론 음식에 소금을 듬뿍 뿌려 먹으면 좋다는 이야기는 아닙니다. 다만, 항생제가 없던 시절의 조상들에게는 고염식이 감염을 물리치는 유용한 수단이었을 수 있다는 것이지요. 하지만 그 시대의 사람들은 소금을 많이 섭취한 것이 건강에 악영향을 줄 정도로 오래 살지 못했습니다. 오래 사는 현대인에게는 고염식의 이점보다 해로운 효과가 큰 셈이지요. 하지만 감염된 피부 등에 수액제나 겔 그리고 드레싱 등을 이용해서 피부의 염분 농도를 올리는 것을 이용해 볼만 하다고 제안합니다.

　이 연구결과에 따르면 소금이 면역력을 증강시키고 우리 몸은 감염에 대한 방어를 위해 염분을 축적하는 방향으로 진화했다고 합니다. 물론 위에서 언급한 대로 과도하게 섭취할 경우 해로운 것 또한 사실입니다. 의서에서도 동쪽지역의 바닷가 사람들은 생선을 많이 먹고 짠 것을 좋아해서 이로 인해 속에 열이 쌓이고 혈을 손상시킨다고 했지요. 하지만 그렇다고 해서 지금처럼 싱겁게 먹는 것만이 능사는 아니라고 생각합니다. 소금을 건강을 위해 잘 이용할 수 있어야 합니다.

　그러기 위해서는 우선 좋은 소금을 선택해야 합니다. 화학적으로 정제된 염화나트륨이 아니라 잘 만들어진 천일염이나 볶은 소금 그리고 죽염과 같이 자연 상태의 소금에서 불순물이나 독소를 제거한 소금을 먹어야 합니다.

　다음으로는 무의식중에 섭취하는 염분을 줄여야 합니다. 우리가 음식을 조리할 때는 소금을 얼마 넣는가를 눈으로 보고 확인할 수 있습니다.

뜻하지 않게
오래 살게 된
요즘 사람들에게

하지만 사 먹는 음식이나 특히 가공식품을 먹을 때는 많은 염분을 섭취함에도 그 사실을 모르게 됩니다. 따라서 가능한 가공식품의 섭취를 줄이고 자연 상태의 식재료를 이용해 음식을 만들어 먹거나 그런 음식을 사 먹는다면 과도한 염분 섭취는 피할 수 있습니다. 또한 이런 식습관은 자극적인 맛과 첨가물에 중독된 우리 미각을 회복시켜 제대로 된 음식을 맛있게 느낄 수 있게 해 줍니다.

마지막으로는 어쩔 수 없이 과도하게 섭취한 염분을 적절하게 처리할 수 있도록 해야 합니다. 갈증이 날 때 차나 음료 대신 물을 마시도록 하고 칼륨이 풍부한 채소를 즐겨 먹으면 필요 이상으로 염분이 몸 안에 축적되는 것을 막을 수 있습니다. 특히 나이가 들수록 우리 몸의 수분은 줄어들게 되는데 여기에 과도하게 짜게 먹는 습관이 더해진다면 문제가 생기지 않을 수 없습니다. 젊어서는 자극적이고 짠맛을 조금 즐겼더라도 나이가 들면 음식을 담백하게 먹는 것이 좋습니다.

아주머니가 진료를 받고 나가실 때 너무 짜게만 드시지 않는다면 너무 걱정하지 않아도 된다고 말씀드렸습니다. 음식 맛을 제대로 낼 수 없어서 스트레스받는 것이 혈압에 더 나쁘니, 좋은 소금을 먹고 묵은 음식의 비율을 줄이고 채소와 과일처럼 신선한 음식 즐겨 드시고 지금처럼 운동 꾸준히 하시면 될 거라고요. 웃으면서 나가신 아주머니가 어떤 선택을 하셨을지는 모르겠습니다. 하지만 앞으로도 맛있는 부침개를 맛볼 수 있었으면 좋겠고, 아주머니가 너무 싱거운 사람이 되지 않으셨으면 좋겠습니다.

'건강식'
찾기보다

'건강한 기준'을

"저는 ○○인이라 밥에 메밀을 놔서 먹는데, 남편은 ○○인이라 현미와 콩을 먹어야 한다고 해요. 때마다 따로 밥을 지어야 하는 것이 너무 번거롭고, 어디 모임이라도 갈라치면 식단을 지키기가 여간 힘든 게 아니에요. 그래도 이렇게 한 후로 이전보다 건강이 좋아져서 지키려고는 하는데 뭔가 좋은 방법이 없을까 싶기도 해요."

"체질식을 하시면서 이전보다 무엇을 먹을까에 대해서 관심이 더 커지셨죠? 자연히 좀 더 건강한 식재료를 구하고 규칙적이고 절제된 식생활을 하셨을 거예요. 저는 구체적인 음식의 종류보다는 그런 관심과 음식 자체의 건강함, 그리고 어떻게 먹을 것이냐가 더 중요하다고 봅니다. 일단 이 같은 태도를 전제로 하고 개별적인 음식에 대해서는 좀 더 관대해질 필요가 있어요. 밀이 체질에 맞다고 해도 정제된 밀가루 음식만 많이 먹어서 좋을 리가 없지요."

환자들과 이야기를 하다 보면 참으로 많은 건강법과 건강식품에 대한 사람들의 굳건한 믿음을 확인하곤 합니다. 최근에는 몸에 좋은 것의 범주가 신토불이를 넘어 글로벌화되어서 저 또한 문헌이나 논문을 검색해야 답을 해 줄 수 있는 경우도 있습니다. 사람들이 어디서 그런 것들을 알고

구해서 먹는지, 가끔은 신기하단 생각이 들기도 하지요.

상담을 하면서 환자들이 철석같이 믿는 이러한 방법들이 왠지 위태해 보인다는 생각을 하곤 합니다. 마치 수학을 공부하는데 구구단은 건너뛰고 미적분을 푸는 것과 같다고 해야 할까요? 기본은 무시한 채 비법 한 가지로 어려운 문제를 단박에 해결하려는 것 같습니다. 그런데 재밌는 것은 가끔 이 방식이 통하기도 한다는 것이죠. 황소 뒷걸음치다 쥐 잡는 것처럼 말입니다. 물론 자세히 분석해 보면 이런 요행에도 다 이유가 있고 시간이 지나면 득보다 실이 많기도 하지만, 정신없이 바쁜 시대에 한가하게 그런 고민을 하는 사람은 적습니다. 세상이 좋다고 하고 내 옆에 있는 사람이 좋다고 하면 그걸로 충분하고, 한 가지가 유행하고 나면 곧 다른 유행이 이어지기 때문입니다.

저는 건강에 대한 이런 접근을 전시戰時의 방법이라고 여깁니다. 전쟁 때에는 당장 내 눈앞에 닥친 문제를 어떻게든 해결해야 합니다. 시시각각 닥쳐오는 위기를 극복하기 위해서는 그때그때 상황에 맞는 방법을 쓰게 됩니다. 장기전으로 돌입하면 그 전략이 달라져야 하지만, 일단 평상시에는 선택하지 않았을 무모한 방법들도 써야 할 때가 있습니다. 그 순간을 넘겨야만 다음을 기약할 수 있기 때문이죠.

하지만 이러한 전시의 전략을 지속할 수는 없습니다. 건강을 돌보는 일이 계속된 전쟁이라면 결국은 폐허만 남을 것이고, 평화가 찾아온 후에도 전쟁처럼 산다면 우리는 너무나 많은 에너지를 낭비하게 될 것이기 때문입니다.

현대 사회의 많은 매체들이 쏟아 내는 정보가 사람들을 불안한 전쟁의 상태로 몰아간다는 생각을 합니다. 평화의 시기에도 위기를 이야기하고, 느긋하게 가만히 생각하고 판단할 틈을 주질 않습니다. 누가 더 건강한가를 경쟁하게 만들고, ISO인증처럼 표준화된 건강을 강요하고, 끊임 없이 점검하고 뭔가 뾰족한 방법을 강구하지 않으면 곧 병에 걸려서 삶이 파국을 맞이하게 될 것처럼 말합니다. 드러내 놓고 때론 걱정스런 표정과 말투로 '너 이대로 괜찮겠어?'라고 이야기합니다.

물론 병에 걸렸다면 일단은 병을 치료하는 데 최선을 다해야 합니다. 하지만 건강한 사람이 중병 환자처럼 살 필요는 없다고 생각합니다. 평시 平時에는 평시에 맞는 방법을 쓰면 충분합니다.

이때 필요한 것이 바로 기준일 것입니다. 이 기준점에서 크게 벗어나 지 않는다면 평시의 전략으로 충분할 것입니다. 먹는 일에 있어서는 음식 자체의 건강함과 과하지 않는 것이 기준이 될 것이고, 몸을 씀에 있어서 는 어느 한 곳 빠지지 않고 고루 움직이는 것이 좋은 기준점이 될 수 있을 것입니다. 감정은 억누르고 감추고 왜곡하기보다는 솔직하게 표현하고 인정하는 것이 더 낫고, 생각은 쉼 없이 새로운 경지를 추구하면 이상적 이겠지요. 이 모든 것이 조화를 이루면 좋겠지만 한쪽으로 고꾸라지지 않 을 정도의 균형감을 유지하면 그걸로도 충분하지 않을까 합니다.

몸과 마음의 완벽한 균형 속에서 사는 사람이 세상에 몇이나 될까요? 어쩌면 한 사람도 없을지도 모릅니다. 적당한 범위 안에서 균형과 불균형 을 왔다 갔다 하면서 사는 것이 사람의 삶이라고 생각합니다. 해로운 음 식을 먹을 수도 있고 화와 우울에 빠질 수도 있고 때론 아무것도 하지 않 고 가만있거나 불면의 밤을 지새울 수도 있을 것입니다. 한계점을 벗어날 정도로 과하지 않는다면 그것이 우리가 사는 모습이고, 그 또한 건강하다 할 수 있을 것입니다.

꽤 오래전 일이지만 한 환자의 말이 아직도 생생하게 기억납니다.

"부모님이 암으로 돌아가셔서 성인이 된 후로는 술, 담배, 커피 일절하지 않고, 유기농으로 체질에 맞는 음식만을 먹었고 규칙적으로 운동하고 충분히 자려고 노력했어요. 돈은 적게 벌어도 하는 일 또한 스트레스 덜 받는 쪽으로 조절하면서 살아왔어요. 정기검진 또한 빼놓지 않고 받았고요. 그런데 왜 제가 암에 걸려야 하나요?"

운명론을 떠올릴 수 있습니다. 제 생각 또한 수많은 경영학 이론처럼 결과론에 불과하겠지만, 어쩌면 그 환자의 삶은 암에 대한 공포와의 끝없는 전쟁이 아니었을까 합니다. 그날 환자에게도 같은 말을 했지만, 만약 좀 더 느슨하게 일상을 영위했다면 어땠을까 하는 안타까움이 있습니다.

건강하게 산다는 것은 잠재적 환자로 사는 것도, 병과의 전쟁에서 승리하는 것을 의미하는 것도 아닙니다. 어쩌면 그것은 일상의 잔잔한 평화를 잃지 않는 것에 더 가까울지도 모르겠습니다. 공격적이고 전투적인 방식으로 얻을 수 있는 무엇은 분명 아닐 것입니다.

4장

건강한
삶을 위해

고려해야
할 것들

작은 상처들이
모여

건강을 만든다

"하! 이러다 내가 먼저 죽겠어. 병원 갔더니 심장검사를 해 보자고 하는데, 일단 약만 좀 타서 왔네. 이제 시작인데 정말 걱정이야."

늘 웃는 얼굴로 오시던 분인데, 어느 날부터 전에 보여 주셨던 웃음기가 사라지고 수심이 가득했습니다. 연유를 물었더니, 혼자 사는 자제분이 중한 병에 걸려 치료를 시작했다고 합니다. 안 그래도 늘 눈에 밟히던 자식이었는데 투병하는 것을 보기도 안쓰럽고, 그 뒷바라지를 하려다 보니 너무 힘들다고 하셨지요.

그랬는데 이번에 보니 얼굴의 그늘이 더 깊어지고 몸도 여러 곳에서 경고 신호를 보내고 있었습니다. 어쩔 도리가 없는 일이니 환자분 몸도 잘 돌보셔야 하지 않겠냐고 말씀드렸더니, 알긴 아는데 본인 스스로도 도무지 몸도 마음도 어떻게 하질 못하겠다고 합니다. 그냥 두면 안 되겠기에 치료를 안 해도 좋으니 며칠에 한 번씩은 나오시라 했습니다. 그러겠다 하시며 돌아서 가시는 환자분의 등이 유난히 힘이 없어 보여 마음이 아팠습니다.

진료를 하다 보면 의사로서 어쩔 도리가 없는 경우를 마주하게 됩니다. 병이 중한 것도 그렇지만, 앞선 환자분처럼 살아가면서 생기는 갑작

뜻하지 않게
오래 살게 된
요즘 사람들에게

스런 일들 때문에 삶이 흔들린 경우가 더 어렵습니다. 이럴 때는 아무리 좋은 치료를 한다고 해도 문제가 해결이 되질 않지요. 그래서 이런 환자분들을 만나면 제가 할 수 있는 부분을 말씀드리고 그 상황 때문에 건강의 뿌리가 흔들리지 않도록 돕습니다.

우리가 음식을 많이 먹으면 그것을 소화시키는 데 좀 더 많은 시간이 필요한 것처럼, 살아가면서 겪는 많은 일들도 그것을 마음과 몸이 받아들이고 그 상황에 적응하는 데 시간이 필요합니다. 사람마다 개인차는 있지만 이런 경우에는 아플 만큼 아프고 충분히 앓고 나야 조금씩 균형을 잡고 회복합니다. 환자분들 중에는 강한 약으로 증상을 덮거나, 간혹 일부러 꿋꿋한 척하는 분들도 있는데, 제 경험으로는 그런 분들일수록 도리어 회복이 잘되지 않거나 다른 불균형이 초래되는 경우가 많았습니다.

그래서 이런 분들을 치료할 때는 몸과 마음이 그 일을 받아들이고 적응할 때까지 지켜보는 것을 위주로 합니다. 물론 아무것도 안 하는 것은 아니죠. 그러한 상황 때문에 생긴 불균형이 가능한 한 일정한 범위를 벗어나지 않도록 돕고, 환자분이 특정한 상황 때문에 생긴 증상 자체에 과도하게 빠지거나 걱정하지 않도록(때론 병으로 도망치는 분들도 있지요) 합니다. 또한 현재의 불균형이 또 다른 증상을 유발시키지 않도록 조절합니다. 그러면서 천천히 그 상황을 소화하고 흡수할 수 있도록 기다립니다. 마치 줄타기를 하는 사람이 중심을 잃지 않고 맞은편에 이를 수 있도록 기울 때마다 살짝살짝 옆에서 돕는 것처럼 말이지요.

물론 이렇게 한다고 해서 모든 분들이 다 좋은 상태로 회복하는 것은 아닙니다. 삶의 무게 때문에 주저앉는 분도 있고, 스스로 병을 안고 가는 것을 선택하기도 하고, 해결되지 않는 문제들로 오랜 시간 고통받는 분들도 있습니다. 또한 소화가 덜 된 상태로 수면 아래도 내려갔다가 특정한 상황이 되면 또 수면 위로 떠올라 증상을 유발하는 경우도 있습니다. 하지만 위태위태하면서도 균형을 잃지 않고 자신의 상황을 소화하면서 잘(?) 아프고 난 분들은 치료 과정이 진행될수록 여유로워집니다. 그렇게 되면 그늘지고 수심 가득했던 얼굴에 다시 웃음꽃이 피지요.

인생이 흐르는 강물처럼 막힘없이 흐르다가 바다라는 종착점에 이르면 좋겠지만 우리 삶이 그렇게 순탄하지만은 않습니다. 막히지도 않고 부딪치지도 않으면 좋겠지만 맘대로 되지 않지요. 어느 날이고 꽝! 하고 인생에 카운터를 먹을 때가 옵니다. 이럴 때는 다시 일어설 힘을 보존한 채로 아플 만큼 아파 보는 것도 좋습니다. 피하지 않고 담담하게 때론 적극적으로 맞아들여 보는 것입니다. 이럴 때 의사의 역할은 잘 아플 수 있도록 돕는 것이겠지요. 이 시간을 잘 보내고 나면 '이 정도쯤이야' 하는 여유도 생기고, 자신의 역량을 가늠할 수 있게 되고 때론 피해 가는 요령 또한 얻을 수 있을 것입니다.

괜찮은 그리고 건강한 삶은 이런 생채기들이 모여서 이루어지는 것이 아닐까 생각합니다.

가족력은

단지 유전자만의 문제일까?

최근 보도된 내용 중에 가족 간에 비만이 전염된다는 기사가 있었습니다. 위장관에 살고 있는 박테리아 중 3분의 1 정도는 일종의 홀씨를 생성해 공기 중에 생존할 수 있는데, 이것을 다른 사람이 흡입하면 장내 세균의 균형을 무너뜨려 질병을 유발할 수 있다고 합니다. 화장실을 같이 쓰거나 접촉이 많은 가족의 경우 장내 세균의 조성이 비슷해지고 이것이 유전적 요인과 더해져 질병을 유발한다는 것이지요.

실제 실험에서는 비만을 유도한 쥐와 함께 생활하는 것만으로도 다른 쥐도 비만이 되었다고 합니다. 장내 세균이 분비하는 물질에 의해 음식에 대한 선호도나 심리적인 상태까지 영향을 받는다는 기존의 연구결과와 함께 생각해 보면 우리가 나라고 인식하는 존재의 이면에는 인체를 구성하고 있는 세포보다 더 많은 미생물 또한 존재하고 있다고 할 수 있습니다.

이러한 연구 결과들을 살펴보면 우리가 가족력이라고 부르는 질병에 대해 다시 생각하게 됩니다. 가족력이라고 하면 많은 사람들이 선대로부터 물려받은 유전자에 의해 결정되는 것으로 여깁니다. 하지만 조금 더 들여다보면 우리가 유전이라고 뭉뚱그려 이야기하는 것의 속내에는 유전자보다는 환경적인 요인이 더 많이 작용할 확률이 높지 않을까 하는 생각이 듭니다.

　신경 가소성을 연구하는 과학자들에 따르면 정적인 유전자는 거의 없다고 합니다. 75~85%에 이르는 대부분의 유전자들은 환경이 보내는 신호에 따라 발현이 되기도 하고 안 되기도 한다는 것이지요. 그리고 유전자에 영향을 주는 환경적 요소에는 물질적 요소뿐만 아니라 우리의 생각, 믿음 그리고 감정 등도 포함된다고 합니다.

　말하자면 우리가 먹고 접하는 물질적 환경뿐만 아니라 가족들과의 대화, 공유되는 생각과 감정 혹은 종교적 성향과 같은 비물질적인 환경이 한 가족의 건강과 병의 역사(가족력)를 만든다는 것입니다. 물론 여기에는 물려받은 유전자가 가지고 있는 성향 또한 작용할 것입니다. 하지만 잠들어 있는 유전자의 스위치를 켜거나 다시 끄는 것은 다분히 그 사람이 처한 환경적 영향이 크다고 할 수 있습니다. 내 삶의 태도가 유전자의 조절 스위치인 셈이지요.

　진료를 하다 보면 체질을 개선한다는 이야기를 많이 듣습니다. 이 말은 대개 병이 있거나 병이 걸리기 쉬운 몸을 건강하게 만든다는 의미를 담고 있습니다. 그래서 특정한 음식을 먹거나 안 먹기도 하고 운동을 하는 등의 노력을 합니다. 그런데 위의 내용들을 참고해 보면 이런 노력들은 상당히 제한된 효과를 거둘 수밖에 없다는 생각이 듭니다. 초점을 나라는 한 사람의 몸에만 맞춰서는 큰 변화가 일어날 수 없기 때문입니다.

　한 사람의 건강과 질병을 이야기할 때는 체질體質이라는 개념 외에도 기질氣質과 성질性質을 함께 파악해야 합니다. 저는 체질을 몸의 결, 기질을 기와 감정의 결 그리고 성질을 정신의 결이라고 해석합니다. 정신, 감정과 기의 흐름 그리고 몸의 상태가 불가분의 관계인 것처럼 체질, 기질 그리고 성질 또한 서로 영향을 받고 한 영역의 변화는 다른 영역의 변화를 가져옵니다. 그런데 어떤 한 영역만을 강조하다 보면(대부분 눈에 보이고 뭔가 확실한 액션이 있는 물질적인 몸을 붙들고 늘어지지요) 다른 영역의 흐름이 편향되면서 약해지거나 불균형해지는 경우가 발생합니다. 그리고 많은 중한 병들은 이러한 편협함과 불균형으로 인해 발생합니다.

따라서 건강을 위해서 나를 변화시켜야 겠다고 마음먹었다면 단순히 몸에 들어가는 먹거리뿐만 아니라 감정과 정신의 영역을 함께 바꿔야 합니다. 이렇게 건강과 병을 바라보는 관점을 바꾸면 자연스레 나를 둘러싼 환경(사람을 포함한)이 눈에 들어오기 시작합니다. 그리고 이 영역을 조금씩 바꾸어 가는 시간이 쌓이다 보면 천천히 살아가는 방식이 바뀌게 됩니다. 어떤 한 사람의 삶이 이 궤도에 들어서게 되면 체질뿐만 아니라 기질과 성질에도 변화가 일어나고 유전자에도 조화와 균형이라는 불이 들어올 것이라고 생각합니다. 그리고 이렇게 되면 한 개인뿐만 아니라 그 사람으로 인해 질병과 건강에 관한 가족의 역사가 바뀌게 될 것입니다.

천천히
돌본다

"지난 한 주는 어떻게 보내셨어요?"

1년이 넘게 일주일에 한 번이나 두 번씩 진료를 받으러 오시는 환자분에게 늘 묻는 질문입니다. 그럼 이분은 그동안 생겼던 증상의 변화나 생활하면서 불편했던 점들을 이야기하고, 저는 몸 상태를 살피면서 식사나 수면과 같은 일상적인 부분과 증상과 유관한 것으로 생각되는 부분들을 체크합니다.

심신의 상황도 많이 안정되었고 본인 표현으로 10을 기준으로 8~9 정도는 좋아졌다고 하는데, 처음 내원했을 때는 여러 증상이 중첩되어 있는 복잡한 상태였습니다. 모든 환자분들이 그렇듯 이분도 단번에 불편한 점들이 사라지길 원했습니다. 하지만 병도 오래되었고 그동안 받은 치료들을 통해 증상이 복잡하게 엉켜서 이것을 풀어내자면 시간도 필요하고 본인의 노력도 필요했습니다. 그래서 이런 부분을 설명 드렸고, 다행히 환자분이 잘 이해해서 진료를 해 올 수 있었습니다.

그런데 이런 형태의 병을 가진 분들 중에는 잠시 치료를 받다가 변화가 없으면 다른 곳에 가서 치료받기를 반복해서, 병은 병대로 낫지 않고 증상은 도리어 복잡해지는 경우가 많습니다. 병의 호전에도 물론이고 의

뜻하지 않게
오래 살게 된
요즘 사람들에게

사에게도 환자와 병을 파악할 시간이 필요한데 그 기간을 참지 못하는 것이지요. 그러다 보니 의사는 자꾸만 강하고 표면의 증상을 잠재우는 치료법을 쓰게 되고, 환자는 병의 근본적인 원인을 고치지 못하게 자꾸만 또다른 요법과 의사를 찾아 방황하게 되는 악순환이 시작됩니다. 몸과 마음의 바탕이 충분히 회복할 힘이 있는 상태에서 일시적으로 온 병은 드러난 것만 치료하면 낫지만, 지치고 균형이 깨진 상태에서 자란 병은 드러난 증상은 물론 몸과 마음을 함께 회복시켜야 하기 때문에 시간과 의사와 환자 모두의 노력이 필요합니다. 이런 경우에는 병증보다 사람과 그 삶에서 치유의 실마리를 발견하게 되는 경우가 많지요.

진료를 하다 보면 치료의 기술보다 느리지만 환자의 내면으로부터 채워 가는 치유의 기법이 더 효과적인 경우를 종종 경험합니다. 그럴 때는 우리 시대의 의학이 병을 없애는 데만 초점을 맞춘 나머지 사람을 놓치는 실수를 하고 있는 것은 아닌가 하는 생각이 들지요.

의사이자 역사학자인 빅토리아 스위트는 극빈자를 위한 병원인 라구나 혼다에서의 경험을 바탕으로 쓴 그의 책에서 다음과 같이 이야기합니다. 중환자실, 수혈, 항생제 등 현대 의학의 의료 모델이 없다면 중병에서 살아남기 힘든 경우가 많지만, 한 사람이 온전히 치유되는 데는 그것만으로는 부족하다고 이야기합니다. 거기에는 라구나 혼다의 길(道), 힐데가르트의 길(道), 그리고 시간의 손길, 사소한 것들, 잘 먹기 선생, 잘 쉬기 선생, 잘 웃기 선생 같은 근대 이전의 의학이 필요하고, 결정적으로 환자에게 삶의 의미를 일깨워 줄 수 있는 관계와 사랑이 필요하다고요.

병을 고치는 것은 아주 중요합니다. 응급한 상황에서 생명을 구해 내고, 중한 질병을 치료하는 것은 현대 의학의 놀라운 성과입니다. 하지만 환자가 응급실과 중환자실 그리고 수술실에만 있지는 않습니다. 더 많은 환자들은 자신이 살아온 삶에서 얻은 크고 작은 상처들로 고통스러워합니다. 아마도 사람을 기계와 물질적 존재로 환원시켜 들여다보는 의학의 방식은 앞으로 점점 더 강력해질 것입니다. 그럴수록 영혼을 가진 사람의 자리는 점점 줄어들겠지요. 하지만 진정한 치유는 어느 한 가지 방식이 아닌 이 두 가지 관점이 잘 만나는 곳에서 일어날 것입니다. 앞으로의 의학이 슬로우 푸드처럼 시간이 걸리더라도 사람과 병 모두를 치유할 수 있는 방향으로 나아갈 수 있다면 의사와 환자 모두에게 행운일 것입니다.

뜻하지 않게
오래 살게 된
요즘 사람들에게

고르디우스의
매듭

출근길 라디오에서 '고르디우스의 매듭'에 대한 이야기가 흘러나옵니다.

고대 소아시아의 프리기아라는 나라가 내란으로 혼란할 무렵, 이륜마차를 타고 오는 첫 번째 사람이 나라를 구하고 왕이 될 것이라는 신탁에 의해 당시 농부였던 고르디우스가 왕으로 추대됩니다. 왕이 된 그는 자신이 타고 온 마차를 제우스 신전에 봉안하고 복잡한 매듭으로 묶어 두면서 이 매듭을 푸는 사람이 아시아의 지배자가 될 거라는 신탁을 함께 내리지요.

그 후로 수백 년 동안 많은 사람들이 아시아의 지배자가 되기 위해 매듭을 풀려고 도전을 했지만 아무도 성공하지 못합니다. 그런데 어느 날 약관의 알렉산드로스가 나타나 단칼에 매듭을 잘라 버리고 신탁에 따라 아시아의 지배자가 됩니다.

여기까지의 이야기는 애를 써도 해결하지 못하는 복잡한 문제를 남들이 생각지 못한 대담한 방식으로 단번에 해결한다는 의미로 자주 인용되는 고르디우스의 매듭에 관한 것이었습니다. 흥미로운 것은 그다음 이야기였지요. 매듭을 풀지 않고 잘라 버렸기 때문에 매듭은 여러 조각으로 나뉘게 되었고 정복전쟁으로 인해 수많은 사람이 죽었으며, 서른

세 살로 갑작스런 죽음을 맞은 알렉산드로스 이후 제국은 3개로 나뉘어 졌다는 것입니다.

그러면서 살면서 문제가 잘 해결되지 않을 때 우리는 단칼에 끊어 버리고 싶은 욕구에 사로잡히기 쉬운데 그렇게 해결할 수 있는 문제는 없는 것 같다고 합니다. 도리어 그렇게 했다가 문제가 더 커지는 수도 있다고요. 제대로 문제를 풀고 싶다면 매듭이 상하지 않도록 끈기 있게 매달려 하나씩 하나씩 일일이 푸는 수밖에 없다고 말합니다.

이야기가 끝나고 이어져 나오는 음악을 들으면서 곰곰이 생각해 보았습니다. 꼬이고 풀기 어려운 복잡한 문제가 발생했을 때 한 방에 해결할 수 있는 방법에 마음이 끌리는 것은 인지상정이란 생각이 들었습니다. 누군가 짠! 하고 나타나 골치 아픈 일들을 단번에 처리해 주면 참 편할 것 같습니다. 어쩌면 스스로 하기보다 누군가 해 주길 더 바라는지도 모르겠습니다. 그러면 내가 수고롭지도 않고 혹시나 있을지 모를 후폭풍으로부터도 한걸음 떨어질 수 있으니까요. 그래서인지 몰라도 우리는 영화 속 영웅에 찬사를 보내고, 때론 현실 속 대통령이 그런 능력을 발휘해 주길 기대하기도 합니다.

이러한 마음의 움직임은 암과 같은 중한 병이 났을 때도 비슷하게 작동합니다. 새로운 치료법이 개발되어서 간단하게 병을 치료해 주길, 위대한 의사를 만나 단번에 병을 고칠 수 있기를 바라게 됩니다. 병이 중할수록 몸은 힘들고 정신은 흔들리고 감정은 불안정해져서 파랑새를 찾아 헤매기 쉽지요. 그런 기대가 현실 속에서 여러 번 부정당하거나 이용당해서 극도로 예민해진 환자들조차 겉으로는 그런 것은 없다는 것을 안다고 하면서도 늘 일말의 기대를 포기하지 않습니다.

하지만 앞선 이야기처럼 제대로 문제를 풀고 싶다면 내 손으로 하나

하나 풀 수밖에 없습니다. 특히 단번에 문제를 해결하는 것처럼 보이는 치료법들은 늘 최신과 강력함이라는 수식어를 달고 있기가 쉬운데, 그 말은 그것이 나중에 어떤 영향을 미칠지 아직 잘 알지 못한다는 것과 치료 자체가 주는 부담이 크다는 것을 의미한다는 것을 잊지 말아야 합니다.

병이 중할수록 시간이 걸리고 때론 엉키기도 하겠지만 끈기 있게 하나씩 문제들을 풀어 가야 합니다. 그러다 힘든 순간이 닥치면, 당연히 필요한 도움을 적극적으로 받으면 됩니다. 다만 언제나 내가 주체가 되고 순리대로 풀어 가고 있다는 흐름을 놓지 말아야 합니다. 그런 시간이 쌓인다면 조금 더 높은 확률로 나를 상하지 않고 병이란 매듭을 온전히 풀 수 있을 것입니다.

건강은

성적순이
아니다

"오늘 아침에도 혈당을 체크하셨어요?"

"네. 어젯밤에 늦게 밥을 먹고 잤는데 얼마나 높을지 걱정이 돼서 요…….."

오실 때마다 같은 질문과 비슷한 답을 반복하고 있는 이 환자분은 몇 달 전 이상하게 피곤해서 병원에 갔다가 혈당이 높다는 진단을 받고 약을 복용하기 시작했다고 합니다. 그러다 본인이 약을 복용하지 않고 혈당을 조절하길 원해서 기본적인 생활관리와 함께 몸의 불균형을 회복하기 위한 치료를 하고 있지요.

그런데 상담을 하면서 이분이 당뇨 진단을 받은 이후 당이 더 오르지 않을까 하는 불안감에 하루도 빠지지 않고 매일 아침 혈당을 재고 있다는 사실을 알게 되었습니다. 이 환자분의 가장 큰 문제가 지나치게 많은 생각과 걱정 그리고 불안인데 혈당이라는 스트레스가 더해졌으니 좋은 건강을 유지하기 어려운 것은 물론 혈당이 잘 조절될 리가 없지요. 그래서 일단 일주일에 한 번씩만 당을 체크해 보시라고 당부했습니다. 생활을 잘 하면 급격히 나빠지는 일은 없을 것이고, 매 순간 변화하는 몸의 상태에 너무 예민하게 반응하면 그것 때문에 없던 병도 생긴다고 말씀드렸습니다. 그런데 제 질문에 웃음으로 답하는 것을 보면 아직 이분의 불안은 현재진행형인 듯합니다. 시간은 걸리겠지만 이 마음의 습관을 바꾸면 건강에도 변화가 생기겠지요.

진료를 하다 보면 검사를 통해 나온 수치들에 지나칠 정도로 예민한 분들을 자주 보게 됩니다. 이런 수치는 늘 바뀌는 것이라고 말씀드리지만, 그 변화에 일희일비합니다. 내원할 때마다 혈압과 혈당을 재 달라고 하는 분들도 있고(이런 분들의 대부분은 이미 고혈압약과 당뇨약을 복용 중이지요), 혈당이나 콜레스테롤 수치가 높다는 진단에 식단을 지나치게 제한해서 그로 인해 스트레스를 받고 건강에 문제가 생기는 경우도 있습니다. 지나친 운동으로 몸에 피로가 쌓여 몸의 기능이 저하되거나 관절에 이상이 생기기도 하지요.

물론 검사를 받았을 때 모든 수치가 정상 범위에 들어 있으면 좋겠지요. 하지만 그것이 내가 건강하다는 증명이 될 수는 없고, 정상 범위를 조금 벗어났다고 해서 당장 건강에 문제가 생기고 중병에 걸리는 것 또한 아닙니다. 실제 장수촌으로 유명한 지역 사람들에 대한 통계조사를 보면 건강하게 오래 사는 사람들의 검사결과가 우리가 이상적으로 생각하는 수치와 일치하지 않는 경우도 있고요.

신속하게 수치를 떨어뜨려야만 하는 상황이 아니라면 수치 자체에 과민하기보다는, '왜 이런 상황이 되었는가?', '내 생활에 어떤 문제가 있는가?'라는 질문을 던지는 것이 좋습니다. 왜냐하면 지금 검사결과에 나타난 숫자는 우리 몸과 마음이 어떻게든 정상적인 기능을 유지하기 위해 애쓴 결과물이기 때문입니다. 뭔가 문제가 있는 상황에서 생존을 위해 적응하는 과정에서 그러한 몸의 상태가 된 것이지요.

따라서 그런 상황을 해제시키고 좋은 환경을 마련해 주면 무리하지 않고 일상적인 수준으로도 몸은 좋은 기능을 유지할 수 있게 되고, 그렇게 되면 수치들은 자연스럽게 정상 범위 가깝게 돌아올 것입니다. 물론 여기에는 일정한 시간이 필요합니다. 또한 그 과정이 아주 부드럽게 진행되지 않을 수도 있고(실제 치료를 해 보면 후퇴하거나 악화되는 시기가 있습니다), 일정한 수준의 치료가 필요할 수도 있습니다. 하지만 너무 많이 진행되어 건강의 복원력을 잃은 경우가 아니라면, 좋은 조건이 마련되면 우리 몸은 분명 스스로 건강을 회복할 수 있습니다.

우리는 살아가면서 수많은 시험을 치르고 성적표를 받습니다. 성적이 좋으면 기분이 좋고 나쁘면 뭔가 뒤쳐진 것 같아 우울해집니다. 건강검진표에 표시된 숫자들은 지금까지 내가 내 몸과 마음을 어떻게 다루었는가 하는 것에 대한 하나의 표시입니다. 약은 다음 성적표의 숫자를 바꾸어 줄 수는 있지만 몸과 마음을 쓰는 습관을 바꾸어 주지는 못합니다. 숫자에 과민하기보다는 그 속내를 들여다볼 수 있어야 진짜 좋은 건강을 얻을 수 있습니다.

왼손은
거들 뿐

"1년쯤 전에 허리가 아파서 갔더니 측만증이 있다고 해서 석 달 정도 교정을 받았어요. 그러고는 한동안 괜찮았는데 요즘 다시 아프네요."

"안 해 본 다이어트가 없어요. 약이나 식품을 먹으면서 10kg 넘게 빼기를 몇 번이나 했는지 몰라요. 그런데 몇 달 지나면 도로 마찬가지더라고요. 이제는 포기했어요. 그냥 이렇게 살래요."

"저 한 사람을 두고 정말 여러 전문가들이 함께 치료를 했어요. 프로그램도 확실하고, 시설이나 장비도 최고였어요. 물론 비용도 만만치 않았죠. 그래도 거기가 최선이라는 생각이 들더라고요. 지금은 교수님도 바뀌고 해서 재발했어도 다시 가진 않지만 이전 선택에 대한 후회는 없어요."

병의 역사를 듣다 보면 과거에 같거나 혹은 비슷한 병의 치료를 받은 경우가 많습니다. 감기나 어깨 뭉침처럼 살면서 수시로 겪게 되는 증상이라면 그럴 수 있겠다 싶은데, 꽤 중한 병으로 인해 상당한 치료를(시간과 비용 그리고 일정한 고통까지 수반한) 받아서 건강을 회복한 경우에도 같은 병이 반복된다면 생각해 볼 문제이지요.

이런 분들과 이야기를 나누다 보면 몇 가지 공통점을 발견할 수 있습니다. 먼저 치료를 받아서 증상이 개선되면 병도 다 낫고 몸도 좋아졌다고 생각하는 분들이 있습니다. 이런 경우 저는 치료는 집에 난 불을 끈 것이지 새 집으로 만들어 준 것은 아니고, 없던 병도 생겼는데 한 번 생겼던 병은 더 생기기 쉽다고 말씀드리지요.

다음으로 특별한 치료를 받으면 뭔가 특별한 변화가 생길 것이라고 생각하는 경우가 있습니다. 내가 특별해지지 않으면 특별한 일은 일어나지 않습니다. 또한 이런 경우 치료법의 포장을 잘 벗겨 보고 알맹이가 어떤지를 잘 살펴보는 지혜도 필요합니다.

이와 함께 치료 자체의 굴레에서 벗어나지 못하는 분들도 있습니다. 문제가 생기면 어떻게 하면 이걸 없앨까만 고심하다 보니 이걸 해결하면 저게 문제고 또 다음에는…… 하는 식으로 진행됩니다. 그러다 보면 치료는 계속 받는데 아픈 곳은 점점 많아지는 이상한 현상이 발생합니다. 먹어야 할 약들도 점점 늘어나지요. 이 과정에서 몸도 마음도 점차로 지치게 되어 나중에는 웬만한 치료로는 몸이 꿈쩍도 하지 않는 상태에 이르게 됩니다. 그런데 이런 분들일수록 세상 어디엔가 자신의 병을 한 번에 해결할 열쇠가 있을 거라고 생각하는 경향이 있습니다. 그래서 때론 치료보다 환상(어쩌면 제가 모르는 뭔가가 있을 수도 있겠지요)을 지우는 데 애를 먹기도 하지요.

눈치를 채셨을 수도 있겠지만 이 모든 경우의 공통된 점은 내가 변화하지 않았다는 것입니다. 내가 몸과 마음을 쓴 습관에 의해 병이 생겼는데 그것을 걷어 내기만 했지 바탕은 변하지 않은 것이지요. 그러다 보니 아무리 좋은 치료를 받았다 한들 삶이 계속되는 한 언젠가 재발할 수밖에 없습니다. 병의 재발은 치료가 강력할수록 그럴 확률이 높아집니다. 병을 통해 몸과 마음을 들여다볼 시간을 주질 않고 빠르게 불편함을 없애다 보니, 이전과 같은 생활로 더 빨리 돌아가게 되고 결국 일정 시간이 지나면

뜻하지 않게
오래 살게 된
요즘 사람들에게

또 병이 생기게 됩니다. 또한 사람들은 스스로 뭘 하지 않아도 좋은 결과를 얻게 되는 편한 맛에 길들여지게 되지요.

제가 생각하는 좋은 치료는 드러난 증상의 개선과 함께 환자가 자신을 다룰 수 있도록 도와주는 것입니다. 설사 시간이 조금 더 걸리더라도 그 병이 나게 된 원인을 환자가 인식하고 그러한 상태에 이르게 된 몸과 마음의 습관을 바꿔 나가는 것이지요. 처음에는 치료의 역할이 크겠지만 환자가 바뀌어 감에 따라 점점 치료는 줄어들고 삶의 영역이 커져 가야 합니다. 그래야 병이 재발하는 것을 막을 수 있고 치료 과정이 단순한 증상의 개선에 그치는 것이 아니라 환자가 좋은 건강을 유지하는 데 영향을 줄 수 있게 됩니다.

한때 저를 농구에 푹 빠지게 했던 만화 <슬램덩크>에서 슛을 잘하는 요령을 가르칠 때 '왼손은 거들 뿐'이라는 말을 합니다. 좋은 슛을 위해서는 왼손의 역할은 분명 중요합니다. 공이 한쪽으로 쏠리지 않도록 받쳐 주고 방향을 잘 설정할 수 있도록 하고 적으나마 공이 날아가는 데 힘을 보태지요. 병을 치유하고 좋은 건강을 유지하는 과정에서 치료는 왼손이라고 생각합니다. 하지만 병의 발생과 그 치유 과정의 본질은 나에게 있습니다. 왼손에 오른손의 역할까지 의존하게 되면(이게 편해!라고 한다면 할 말은 없습니다만), 어느 때고 스스로 슛을 던질 수 없게 되는 날이 올 것입니다.

'왼손은 거들 뿐입니다.'

새는

좌우의 날개로
난다

며칠 전 아이와 게임을 하고 있는데 동기 형에게서 전화가 왔습니다. 몇 해 전 학회에서 한 번 보고 종종 텔레비전에 나오는 모습을 보고 나이가 들었구나 했는데, 느닷없는 연락이 온 것이지요. 이럴 때는 대부분 안 좋은 소식인 경우가 많은데 다행히 형의 목소리가 밝았습니다.

이런저런 안부를 묻고 식구들 이야기도 하다가 진료에 관한 이야기로 화제가 바뀌었습니다. 어떤 관점으로 환자를 보는지 앞으로 뭘 하고 싶은지에 대해 이야기했는데, 저는 당장의 질병을 치료하는 것보다 환자의 신체적, 심리적 환경을 변화시키는 방향으로 연구하고 진료도 거기에 맞춰 하고 싶다고 했지요. 그랬더니 형은 그러려면 시간도 필요하고 준비도 많이 해야겠구나 하면서 끝에 이렇게 말했습니다.

"형찬아, 그런데 환자들은 네가 생각하는 것처럼 능동적이지 않아. 자기는 그대로 있으면서 의사가 다 해 주길 바라지. 편하게 그리고 당장 효과가 있는 것을 좋아하고, 자기가 뭘 해야 하고 사는 법을 바꾸라고 하면 싫어해. 네가 말하는 것도 좋지만 그걸 이런 현실에 맞게 적용할 수 있는 방법을 찾아야 할 거야."

누구 전화인데 그렇게 반갑게 받느냐는 아내의 말을 뒤로 하고 곰곰

뜻하지 않게
오래 살게 된
요즘 사람들에게

이 생각해 보았습니다. 아내도 종종 제 이야기를 들으면 좋긴 한데 좀 뜬구름 잡는 것 같다고 했지요. 제가 생각하는 이상적인 의료의 모습은 자신의 몸과 마음에 대해서 합리적인 판단을 할 정도의 환자와 이미 발생한 병은 치료하면서도 그것을 예방하고 재발을 방지하는 방법을 환자에게 맞게 제시하고 이를 함께 해 나가는 의사가 있는 것입니다. 어느 한쪽이 주도권을 쥐거나 한쪽의 편의성에 맞춰져 있는 것이 아니라 수평적 관계에서 병이란 것을 매개로 삶을 이야기할 수 있는 그런 관계가 형성되는 것이지요. 그러기 위해서는 의사도 변해야 하고 환자도 변화해야 합니다.

먼저 환자에게는 일정 수준의 몸과 마음에 대한 지식이 필요합니다. 또한 병에 대해 알아 갈 때 말초신경을 자극하는 정보에 휘둘리지 않고 상식 수준에서 판단할 정도는 되어야 합니다. 개인적으로 이 부분은 학교교육을 통해서 이루어져야 한다고 생각합니다. 건강을 잃으면 모든 것을 다 잃는다고 하면서도 정작 이 부분에 대한 교육은 너무나 미흡합니다. 그러다 보니 합리적 판단을 할 수 있는 지식의 층이 얇아지고 뭐에는 뭐가 좋다는 식의 풍문에 휘둘리고 의사에게 끌려갈 수밖에 없습니다. 이와 함께 자신의 생명에 대한 최종 결정은 내가 한다는 의식이 필요합니다. 어떤 상황이 왔을 때 자신의 삶을 어떻게 마무리할 것인가에 대해 준비해야 합니다. 극단적으로 말하면 연명할 것인가 마무리할 것인가, 병과 싸울 것인가 화해할 것인가에 대해 결정을 해 놓으면 좋습니다. 그럼에도 불구하고 상황이 닥치면 판단을 못하는 것이 대부분이지만 브레이크가 없는 차와 있는 차는 분명한 차이가 있습니다.

의사들 또한 변해야 합니다. 카리스마나 권위 그리고 지식의 우월감을 이용해 환자를 위에서 아래로 대하기보다는, 아래로 내려와 환자를 이해하고 그 사람에게 가장 필요하고 적합한 방법이 무엇인가를 함께 고민하려는 노력이 필요합니다. 또한 자신이 알고 있는 학문의 틀에 갇히지 말고 다른 분야와의 통섭을 통해 다양한 관점에서 최선의 방법을 고민하고, 질병뿐만 아니라 삶까지 치유할 수 있도록 노력해야겠지요.

흔히 보수와 진보의 균형을 통해 사회의 안정과 발전이 가능하다는 의미로 '새는 좌우의 날개로 난다'는 말을 합니다. 의료 또한 마찬가지입니다. 환자나 의사 어느 한쪽의 노력만으로는 개인이나 사회의 온전한 건강을 기대하기 힘듭니다. 환자는 좀 더 현명해지고, 의사는 좀 더 겸손해질 필요가 있습니다. 각기 역할 놀이에 충실할 것이 아니라 건강한 삶과 건강한 세상이라는 목표를 가지고 함께 노력해야 합니다.

뜻하지 않게
오래 살게 된
요즘 사람들에게

합리적 선택을 위한
두 가지 조건

"남들은 수술하고 나면 거뜬하다던데, 나는 운이 없는 것인지 하나도 좋아진 줄을 모르겠네. 병원에서 수술은 아주 잘되었다고 하는데 왜 그런지 모르겠어. 돈도 많이 까먹었는데, 몸은 그대로니 마음까지 심란한 게 아주 죽을 맛이야."

가끔 느닷없이 맛이나 보라며 간식을 해다 주시는 환자분이 세상 다 산 듯한 표정으로 말씀하십니다. 최근에는 또 다른 증상 때문에 수술을 받았는데, 몸이 아프고 지친 데다가 이러다가 우울증이 오는 것 아닌가 싶다고 하십니다. 같은 증상에 같은 치료를 해도 사람이 다르기 때문에 결과는 달라질 수 있고, 더 나빠지는 경우도 있으니 너무 상심하지 마시라는 뻔한 위로와 함께 이런저런 이야기를 나누다 보니 몇 해 전 진료했던 한 할아버지가 떠올랐습니다.

당시 70대 중반이던 할아버지는 넘어지면서 허리를 다쳐서 병원에 갔다가 요추협착증이란 진단을 받고 수술을 받았다고 합니다. 이런데 앞선 어머님처럼 여러 달 후에도 다리가 저리고 붓고 아픈 증상이 낫지 않아서 병원에 갔더니, 수술을 잘되었으니 약물을 복용하면서 지켜보자 했다며, 답답한 심정에 왔다고 하셨지요. 병증에 대해 설명하고 허리를 건강하게 하는 생활을 하면서 치료를 해 나가자 했고, 일정 기간을 치료하면서 증상도 좀 개선되었습니다.

그러다 갑자기 몇 달 동안 나오지 않으셨는데, 어느 날 숨을 씩씩거리며 오셔서는 저를 붙들고 한참을 이야기하셨습니다. 내용인즉 저녁 뉴스를 보다가 본인의 증상이 허리가 아니라 다리 혈관의 문제일수도 있다는 보도를 보고는 우리나라에서 알아준다는 선생님을 찾아갔다고 합니다. 기사의 내용을 설명하자 먼저 순환기내과에서 관상동맥과 하지혈관에 이상이 있다는 진단을 받은 후 심장에 3개, 하지혈관에 1개의 스텐트 시술을 받았고, 정형외과로 옮겨 여러 검사를 받은 후에 하지정맥류가 의심된다면서 과를 옮겨 검사를 받은 결과 정맥류도 있고 허리에도 문제가 있다는 진단을 받았다고 합니다. 정맥류 수술을 권하는 의사에게 얼마나 좋아질까를 묻자 정확히 알 수는 없고 나머지 설명은 간호사에게 들으라는 대답이 돌아왔다고 합니다. 여러 달 동안 치료를 받으면서 남은 것은 상당한 금액의 진료비 영수증과 늘어난 약봉지 그리고 혹시 일어날지도 모를 심장의 문제를 예방했을지도 모른다는 씁쓸한 위안뿐이라며 이런 경우가 어디 있냐고 하셨지요.

환자분들과 이야기를 나누다 보면 이런 경우를 심심찮게 보게 됩니다. 그럴 때마다 쉽지는 않겠지만(타인의 이야기는 늘 쉽고, 본인의 경우는 늘 어려운 것이니까요), 건강과 질병에 대해 판단 기준이 될 만한 상식으로서의(뭐에는 뭐가 좋다는 식이 아닌 도리어 가치관이나 인체에 대한 이해에 가까운) 의학 지식이 누구에게나 필요하다는 것과 그것이 안 되면 쉽게 건강문제를 상담할 수 있는 나를 잘 아는 주치의가 있으면 좋겠다는 생각을 합니다. 날이 갈수록 새로운 정보들이 늘어나서 그게 맞는 것인지, 정말 내게 필요한 것인지를 판단하기 위해서는 적어도 이 두 가지의 안전장치는 있어야 하지 않을까 하는 생각이 드는 것이지요.

상식으로서의 의학 지식(이 또한 오해하면 의학 만능주의에 빠질 위험이 있지만)과 관련해서는 교양으로서의 의학이라는 측면에서 학교교육 과정에 의료에 관한 부분을 넣었으면 좋겠다는 생각을 합니다. 지성인 혹은 교양인이라면 살아가는 데 가장 기본이라 할 수 있는 자신의 몸과 마음을 다스리고 관리할 만한 지식은 있어야 하지 않을까 하는 것이지요. 과거에 식자識者라고 하면 단지 글만 읽을 줄 아는 사람이 아니라 실제 생활에 필요한 실전 지식 또한 갖추고 있었고 당연히 일정 수준의 의학적 지식도 갖추고 있었습니다. 조선시대 내의원 도제조가 의원 출신이 아닌 관료 출신이었던 것도, 유의儒醫가 있었던 것도 모두 이러한 까닭에서였지요. 하지만 현대는 가방끈이 길어도 세분화된 학문을 익힐 뿐 실용적인 부분에는 젬병인 경우가 많습니다. 때론 아주 고학력임에도 상식 밖의 정보들에 휘둘리는 경우도 심심찮게 봅니다. 그런 의미에서 시중의 정보를 취사선택하고 판단할 줄 알며 평소 자신의 건강을 돌볼 줄 아는 방법에 관한 기본적인 교육은 필요하다고 생각합니다.

나를 잘 아는 주치의와 관련해서는 내가 살거나 일하는 곳 가까운 곳에 있으면서 별거 아닌 것을 쉽게 물어볼 수 있는 의사를 만들기를 권합니다. 앞으로 제도로서 주치의제가 도입될지도 모르지만(이 또한 여러 문제를 안고 있지요), 지금 상황에서는 나를 잘 아는 의사를 1명 만들어 잘 이용하는 것이 합리적입니다. 그럼 어떤 의사를 선택해야 할까를 고민해야 하는데 다음의 내용이 선택에 도움이 될 것이라고 생각합니다.

일본의 의사인 히라이시 다카히사는 자신의 주치의를 선택할 때 다음과 같은 요소들을 살펴야 한다고 말합니다. 이해하기 쉽게 설명하고 증상이나 호소를 주의 깊게 들어주어야 하고, '병'만 보는 것이 아니라 '사람'

을 볼 수 있어야 하며, 필요 없는 주사나 투약의 요구는 확실히 거절할 줄 알아야 한다고 합니다. 또한 질병에 판단이 서지 않거나 심각할 때 신속하게 전문 병원을 소개할 수 있는 의사가 주치의로서 적합하다고 이야기합니다. 이와 함께 환자의 응석에 웃는 얼굴만 하거나, 내가 처방한 약만 복용하면 된다는 고압적인 태도의 의사는 피하는 것이 좋다고 합니다.

누군가의 이야기나 세상에 드러난 명성을 듣고 의사를 판단하는 것도 좋지만, 내가 쉽게 만날 수 있는 곳에서 위의 기준에 맞는 정도의 의사를 선택한다면 좋을 것입니다.

앞서 이야기한 어머님께서 봄나물을 많이 드시라 당부하니 몸이 좋아지면 쑥 뜯어다 개떡을 쪄서 가져다 주마 하십니다. 손을 흔들며 가시는데 아무래도 그 말씀은 얼른 본인을 건강하게 해다오~ 하는 당부의 완곡한 표현 같습니다. 가시는 모습을 보면서 저분께 제가 어떤 의사로 보일까? 생각해 봅니다. 그리고 그 결과는 아마도 개떡이 말해 주겠지요.

명의,

가능한 한
만나지 말자

"○○대 병원 ○○○ 박사님 아시죠? 제가 그분한테 수술을 받고, 지금까지 약을 처방받고 있거든요."

"○○ 한의원에 다니며 한약을 먹고 있어요. 아시죠? 그 유명한 ○○○ 원장님."

상담을 하다 보면 종종 본인이 다닌 병원의 의사분을 아냐고 묻거나, 본인이 그 분야의 유명한 선생님한테 진료를 받았거나 받고 있다고 말하는 분들이 있습니다. 환자분들은 으레 저도 그분들을 알고 있으리라 생각하고 하는 말이어서 저는 "네~" 하고 대답은 하지만, 솔직히 알지 못하는 경우가 대부분입니다. 개인적으로 인연이 있거나 제 관심 분야에서 뛰어난 성과나 독창적인 연구를 한 경우라면 저작물을 통해 알게 되지만, 대형 병원에 속해 있다거나 방송 매체에 자주 나온다는 이유로 알려진 분들은 알 기회가 적기 때문이지요.

환자분들이 유명한 분들에게 치료받았다고 말하는 것은 아마도 정성껏 잘 살펴 달라는 당부의 의미일 것입니다. 그런데 저는 진료를 할 때나 주위 분들에게 살면서 가능하면 명의를 만나지 않고 살면 좋다고 말합니다. '명의'란 제목의 방송 프로그램을 보신 분들은 아시겠지만, 어느 시대고 명의라고 일컬어지는 사람들은 대부분 특정한 병 특히 중한 병을 잘 치료하는 의사를 말합니다. 보통의 의사들은 고치지 못하거나 어려워서 포기하는 질병을 치료해서 환자에게 새로운 삶을 선물하는 장면은 참 아름답습니다. 하지만 치료의 과정이나 일단 치료가 끝난 이후의 삶까지를 놓고 본다면 역시 명의를 만날 만한 중한 병에 걸리지 않고 사는 삶이 더 좋아 보입니다. 물론 불의의 사고나 이미 엎질러진 물과 같은 어쩔 수 없는 경우를 제외하고 말입니다.

사마천의 《사기열전》에는 한의학 역사에서 손꼽히는 명의인 편작의 일화가 나옵니다. 당시 못 고치는 병이 없다고 소문난 편작에게 위나라 왕이 묻습니다. "당신네 삼형제가 모두 의사라던데, 그중 누가 제일 뛰어납니까?" 편작이 가장 뛰어나다는 생각으로 물은 것이지만 의외의 대답을 듣습니다.

"큰형이 제일 낫고 작은형이 다음이며 제가 가장 처집니다. 큰형은 환자가 몸에 이상을 느끼기도 전에 병의 근원을 다스리고, 작은형은 증상이 미약한 병의 초기에 치료하고, 저는 병세가 심각해서 환자가 극심한 고통을 느낄 정도가 되어야 치료합니다. 그래서 사람들은 큰형의 경우에는 자신의 병을 고쳤는지조차 모르고, 작은형은 작은 병을 고치는 그냥 그런 의사로 알고 저를 제일로 치지만, 저희 집안에서는 그 반대입니다."

우리가 난치병 혹은 불치병이라고 부르는 중한 질병들은 대부분 오랜 기간 축적된 결과로 나타납니다. 세상이 날 힘들게 하고 내가 스스로를 잘 돌보지 못한 시간이 차곡차곡 쌓여서 어느 날 병이란 이름을 달고 나와 나를 괴롭히는 것이지요. 이러한 지경까지 오지 않기 위해서는 크게는 사람들이 더 많이 웃고 스트레스 덜 받고, 많이 놀고 적게 일할 수 있는 그런 세상을 만들기 위한 노력이 필요할 것입니다. 저는 개인적으로 편작의

뜻하지 않게
오래 살게 된
요즘 사람들에게

큰형이 그런 일을 했을 것이라고 생각합니다. 그런 의미에서 좀 더 나은 세상을 꿈꾸고 그것을 위해 노력하는 모든 사람들 모두 의사인 셈이지요.

이와 함께 작게는 내 몸과 마음이 보내는 작은 신호들을 무시하지 말고 그에 맞게 건강을 다스리고 그것들이 의미하는 것을 잘 해석해서 삶의 방식을 조금씩 바꾸는 것이 좋습니다. 편작의 작은형이 한 일인데, 저는 그런 의미에서 동네 주치의가 필요하다고 봅니다. 어떤 제도로서의 주치의가 아니라 건강에 대해서 궁금한 점이 있을 때 언제든지 편하게 묻고 이야기를 나눌 수 있는 실질적인 의미의 주치의인 것이지요. 자신이 사는 곳 가까이에 병뿐만 아니라 나란 사람과 나를 둘러싼 환경을 잘 파악하고 그에 맞게 필요한 조치를 취하거나 조언을 해 줄 수 있는 주치의를 저마다 가질 수 있다면 중병을 예방하고 좋은 건강을 유지하는 데 도움이 될 것입니다.

이렇게 했는데도 건강이 중대한 위기를 맞는다면 그때는 어쩔 수 없이 세상의 소문난 의사의 도움을 받아야겠지요. 하지만 그 이후에는 다시 명의에게 신세를 지지 않도록 조금 다르게 살기 위해 노력해야 할 것입니다.

모든 특별한 것은 별것 아닌 것에서 시작합니다. 병을 치료하고 좋은 건강을 유지하는 것 또한 마찬가지입니다. 상처받고 지친 삶을 어루만지고 작은 신호들을 잘 살피는 것이 드러난 병을 치료하는 것보다 더 중요합니다. "가끔 치료하고, 자주 도와주고, 언제나 위로한다"는 의사 트뤼도의 말이 절실한 요즘입니다.

내가 받는
치료에 대해

잘 알자

"무릎이 아파서 주사도 맞고 약도 2주 정도 먹었는데, 아직 잘 모르겠어요. 그 병원에서 주사는 몇 번 더 맞으러 오라고 했어요. 얼마 전에 다른 병원에서 맞은 것도 있는데 더 맞아도 되나요?"

"이번 병원 가셨을 때 최근에 주사를 여러 번 맞았다는 것은 이야기하셨죠? 그리고 어떤 약을 처방받으셨는데요?"

"말 안 했는데, 해야겠네요. 약은 잘 몰라요. 무릎 아파서 갔으니 그거 낫게 해 주는 약이겠죠."

환자분들과 이야기를 나누다 보면 약물이나 보조식품을 복용하고 있는 분들이 대부분이어서, 요즘은 도리어 아무것도 복용하지 않는다는 분을 찾기가 힘듭니다. 그래서 일과성 치료가 아니고, 시간을 두고 병을 치료하는 경우에는 처방전이나 복용하고 있는 약물을 가져와 보시라고 합니다. 제가 생각하고 있는 병의 기전과 치료 방향과 어떤 작용이 있을지 알아야 하기 때문이죠.

그런 분들에게 '이 약을 왜 드세요?'라고 물으면, 대부분이 처방해 주니까 먹는다거나 다른 사람들이 몸에 좋다고 하니까 먹는다고 이야기합니다. 좀 더 들어가서, 약물의 이름이나 주요 작용과 부작용 혹은 보조식품의 성분이나 그 제품의 특징을 물으면 극소수를 제외하면 모른다고 대답합니다. 때론 그런 것을 왜 알아야 하냐고 묻는 분도 있습니다. 약물뿐만 아니라 본인이 받는 치료에 대해서도 그런 경우가 많은데, 이런 분들에게는 아는 범위 내에서 약물이나 치료법에 대한 정보를 제공하려고 노력합니다. 그래야 환자가 본인의 상태를 더 잘 이해할 수 있고, 그런 상태가 되어야 지금 병의 치료는 물론이고 앞으로 생길 증상들의 예방이나 건강관리에 유리하기 때문입니다.

그런데 생각해 보면 약을 복용하고 치료를 받는 대상은 환자 본인인데 그것들이 내 몸과 마음에 어떤 영향을 줄지에 대해 궁금해하지 않는 것은 좀 이상하단 생각이 듭니다. 그것은 한약을 복용하고 침을 맞을 때도 마찬가지지요. 내 몸이 어떤 상태이고 그것에 동원되는 치료법은 어떤 목적과 특징이 있고 그래서 그것이 나에게 어떤 작용을 일으키고, 만일 그것의 방향성이 틀렸거나 특정한 약물이 가진 부작용이 있을 때 어떤 반응이 일어날지 정도는 알아야 한다고 생각합니다. 음식을 먹을 때는 재료의 원산지를 따지고 유기농인지 신선한지 아닌지를 알아보면서, 정작 더 큰 영향을 줄 수 있는 약물의 복용이나 치료법에는 너무 의존적 태도를 가지고 있는 것은 아닐까 하는 생각이 듭니다.

이러한 현상을 의료에 대한 믿음 때문이라고 말할 수도 있을 것입니다. 하지만 의료는 믿음의 문제보다는 합리적 사고의 영역이라고 저는 생각합니다. 만일 어떤 치료법이나 의료인 혹은 의료기관에 대한 신뢰나 믿음이 생겼다면 그것이 권위나 광고에 의한 것이라기보다는, 의학적 원리와 환자 본인의 비판적 사고의 결과에 의한 것이어야 한다는 말이지요. 이것을 귀찮다거나 그것을 어떻게 알 수 있냐고 포기한다면, 어느 순간 자신의 건강 혹은 생명까지도 스스로 결정하지 못하는 상황에 놓이게 될 수도 있습니다.

우리는 모든 현상에 대해 정답을 원하지만 시험지를 벗어난 실제 현실에서는 상황에 따른 최선이 있을 뿐 정답은 없습니다. 그 최선 또한 관점에 따라 다르게 해석되지요. 의료의 영역 또한 마찬가지입니다. 따라서 내 병에 대한 판단을 할 때 제대로 된 정보를 통해 스스로 최선이라고 생각되는 선택을 할 수 있도록 노력해야 합니다. 모르거나 의심스러운 것이 있으면 묻고 알아보고, 내가 받는 치료에 대해 잘 알아야 합니다. 사소한 증상부터 이러한 습관을 들여야 만에 하나라도 중한 병에 걸렸을 때도 무너지지 않고 후회를 덜 하는 선택을 할 수 있습니다.

물론 이상적인 것은 이러한 과정을 개인에게 전가하지 않고, 사회적 시스템이 지원해 주는 것이겠지요. 하지만 아직 우리 현실은 그 정도까지는 오지 못한 듯합니다. 그러므로 한편으로는 그러한 시스템을 구축하기 위한 노력을 하고, 그때까지는 스스로 혹은 생각이 비슷한 사람들이 연대(때론 이것이 더 잘못된 선택을 부추기기도 하지만)해서 고민하고 길을 모색하는 것이 최선일 듯합니다.

병에 걸려 치료를 받고 있다면 내가 먹는 약이 무엇인지 내가 받는 치료가 어떠한 것인지에 대해 잘 알기 위해 노력합시다.

뜻하지 않게
오래 살게 된
요즘 사람들에게

단기전과
장기전

"약은 필요할 때 필요한 만큼만 쓰는 것이 좋거든요. 그런데 솔직히 약에 의존하기만 했지, 건강해지기 위한 노력은 안 하셨잖아요. 그렇게 여러 해 지나다 보니 또 다른 문제가 생기게 되었고요. 이번 기회에 주치의 선생님하고 처방약들에 대해 진지하게 의논도 하고, 좋은 건강을 회복하는 데 초점을 두고 노력을 좀 하면 좋겠습니다. 시대가 바뀌어서 잘못하면 예상한 것보다 오래 사실 수도 있거든요. 훗날을 위해서라도 지금부터 시작하는 게 좋겠습니다."

손쉽게 약을 구할 수 있는 시절 탓인지는 몰라도 상담을 하다 보면 여러 가지 이유로 약을 복용하는 환자들이 참 많습니다. 의료에의 접근성이 뛰어나다고 좋게 말할 수도 있겠지만, 한편으로는 아프면 빨리 낫고 일하러 가야 하는, 말하자면 한가하게 앓고 있을 여유도 없이 사는 것은 아닐까 하는 생각도 듭니다. 아프면 뒹굴 거리면서 간호도 받고 엄살도 좀 부리면서 몸이 스스로 회복하길 기다릴 수 있으면 좋을 텐데 말입니다.

일반적으로 특정한 증상이 있을 때 그 증상을 없애기 위한 약을 대증약이라고 합니다. 열이 날 때 열을 떨어뜨리는 해열제나, 염증이 있을 때 염증 반응을 차단하는 소염제가 대표적입니다. 흔히 대증약 하면 양약을 떠올리지만, 한약도 병의 초기나 병세가 급할 때는 증상을 없애는 것에 초점을 둔 처방들이 많이 존재합니다. 이 또한 일종의 대증약입니다.

　대증약은 단기전에는 매우 효과적입니다. 증상을 차단해 주면 우리 몸이 충분히 대응하면서 건강을 회복하기 때문입니다. 그런데 병이 만성화되거나 노화와 관련되거나 환자의 몸 상태가 스스로 회복하기 어려운 상태가 되면 대증약은 기대한 만큼 효과를 거두지 못합니다. 모름지기 약이라고 하면 일정 기간 내 증상을 개선하고 물러나야 하는데, 계속 주둔하거나 또 다른 증상에 대응하기 위해 증원군을 요청하는 상황이 됩니다. 그런데 이 증원된 병력으로도 전황은 개선되지 않고 교착 상태에 빠지는 경우가 많습니다. 바야흐로 장기전에 접어드는 것이지요.

　염증 반응을 예로 들어 보겠습니다. 염증은 생명을 유지하는 데 절대적으로 필요한 현상입니다. 감염과 같은 유해한 외부요인을 제거하기 위해 우리 몸은 적극적으로 염증 반응을 이용합니다. 그리고 대개는 일시적 염증 반응 이후 정상의 상태로 돌아갑니다. 이때 너무 과도한 반응과 이로 인한 통증과 열 등을 조절하기 위해 약물을 씁니다. 그러면 좀 더 수월하게 이 과정이 마무리되지요. 그런데 세포의 노화가 진행되면 이 염증 반응을 일으키는 신호가 외부의 감염뿐만 아니라 세포 내부에서도 발생하게 됩니다. 즉, 외부의 요인을 제거하면 좋은 상태로 돌아가는 시절과는 상황이 달라진 겁니다. 하지만 우리 몸은 동일하게 염증 반응으로 대응하고, 대증약물이 지원군으로 등장합니다. 과거에 이 전략은 승리의 영광을 안겨 주었으니까요. 그런데 문제는 노화로 손상된 세포에서는 지속적으로 염증을 유발하는 신호들이 새어 나온다는 겁니다. 그리고 이 신호는 만성적인 염증 반응을 유발합니다. 노인들이 여기저기 자꾸 아픈 것은 이런 이유가 큽니다. 이런 상황에서는 대증약으로 해결이 되지 않습니다.

뜻하지 않게
오래 살게 된
요즘 사람들에게

먹으면 좀 낫다가 안 먹으면 다시 아픈 상황이 반복됩니다. 약의 가짓수와 양을 늘려 보지만 전황은 크게 개선되지 않습니다. 그런데 약이란 게 순기능만 있는 것이 아니다 보니 다른 문제들이 발생하게 됩니다. 생활의 질도 저하됩니다. 전투는 이제 장기전의 양상으로 접어든 것이지요.

전투가 장기화되면 전력을 유지하기 위한 보급과 적절한 휴식의 중요성이 높아집니다. 필요한 영양의 섭취와 질 좋은 충분한 수면이 절대적으로 필요합니다. 이것을 기본으로 양공법을 써야 합니다. 드러난 증상을 개선하면서 한편으로는 전쟁으로 피폐해진 부분의 복구를 도모해야 합니다. 한의학에서는 병의 증상을 제거하는 사법瀉法과 기능을 회복하는 보법補法을 겸하면서 전투의 부산물인 담음이나 어혈을 제거하는 치료법을 적절하게 섞어서 구사합니다. 이 단계에서는 영양 섭취가 부족하거나 병정에 따라 더 필요한 영양이 있다면 자신에게 필요한 영양보충제를 함께 복용하는 것도 좋습니다.

전황이 나아지면 허물어진 성벽을 다시 견고하게 해서 내부를 복구하는 데 힘써야 합니다. 식사와 수면 그리고 적절한 신체활동이 무엇보다 중요합니다. 한의학의 양생법이나 건강수명의 연장을 위한(養性延年)을 위한 처방들도 도움이 됩니다. 이를 통해 내부에서 발생하는 산화적 스트레스를 줄이는 것이지요. 병을 잘 치유하기 위해서는 병과 사람을 함께 살펴야 합니다. 전황이 단기전으로 끝낼 상황인가 아니면 장기전의 전략이 필요한가를 잘 판단해야 합니다. 단기전의 전략은 장기전에는 적합하지 않습니다. 물론 이 반대의 상황도 마찬가지이지요. 앞서 환자분에게 말한 것처럼 행운인지 불행인지 모르지만 우리는 예상보다 오래 살 확률이 높아졌습니다. 좋은 건강을 오래 유지하기 위해서는 공격적인 단기 전략과 방어적인 장기 전략을 효과적으로 구사해야 합니다.

다양성이
우리를 구한다

"늘 드시던 것만 드시지 말고 여러 가지 식재료로 음식을 만들어 드세요. 먹는 게 단순해지면 사람도 단순해지고, 몸이 병에도 효과적으로 대처할 수 없게 됩니다."

진료를 하다 보면 병 자체는 심하지 않는데 몸과 마음의 관리가 잘되지 않아 오래 고생하는 분들을 보게 됩니다. 왜 그럴까? 하고 들여다보면 일상의 어느 부분에선가 몸과 마음이 과도하게 소모가 되고 있거나 보충이 잘되지 않고 있다는 것을 알게 됩니다. 그런데 그중에서도 제대로 먹지 못해서 이상이 오는 경우가 생각보다 많습니다. 나 혼자 먹자고 이것저것 챙기기 귀찮다는 어르신부터, 타지생활하면서 세 끼를 다 사 먹는 학생들 그리고 생활의 속도에 쫓기다 보니 먹는 부분까지 시간을 오래 쓰지 못한다는 분들까지. 더 이상 배곯는 사람은 없다는(이 또한 사실은 아니지요) 풍요의 시대의 이면에는 제대로 먹지 못하는 사람으로 가득합니다.

그럼 제대로 먹는다는 것은 무엇일까요? 다양한 의미에서 해석할 수 있겠지만 음식에만 초점을 맞춘다면 우선 건강한 식재료를 가지고 그것이 본래 가진 영양과 생명력을 최대한 취하는 것이 될 것입니다. 많은 사람들이 관심을 갖고 있는 부분이고 유기농이라는 단어가 유행하게 된 것도 이때문이지요. 그런데 식재료의 건강성과 더불어 잊지 말아야 할 것이 있습니다. 바로 그 다양성의 문제입니다.

스스로 먹거리를 생산할 수 있는 여건을 갖추지 못한 대부분의 도시인들이 식재료를 구하는 장소는 바로 마트입니다. 마트에 진열된 것의 종류가 우리가 먹는 음식의 종류라고 봐도 무리가 아니지요. 그런데 여기에는 산업의 논리가 적용됩니다. 즉, 수요가 적은 것 혹은 생산하는 노력에 비해 벌이가 시원치 않은 것들은 진열 품목에서 제외되고 말지요. 그리고 이런 상황이 오래되다 보면 나중에는 종자조차 사라져 그 생물종의 멸종으로 이어지기도 합니다.

연구에 따르면 우리가 우려하는 멸종 위기의 동식물만큼이나 우리가 식량으로 삼고 있는 작물 다양성도 위기에 처해 있다고 합니다. 전 지구적으로 작물과 가축의 유전자 다양성이 빠른 속도로 사라지고 있다는 것이지요. 이뿐만 아니라 작물과 가축을 키우며 축적되었던 전통 지식도 함께 사라지고 있다고 합니다. 유엔식량농업기구에 따르면 지난 세기 동안 우리 인류는 작물 다양성의 4분의 3을 잃었다고 합니다.

하지만 '뭐가 문제지? 지금 먹고 있는 것들로도 충분히 잘살고 있는데!'라고 생각할 수 있습니다. 그런데 단순히 배를 불리거나 그것에서 섭취할 수 있는 영양이라는 관점에서 조금 시야를 넓혀 인간을 중심으로 한 생명의 망을 생각해 보면 그 숫자가 줄어든다는 것은 이 관계망이 매우 취약해진다는 것을 뜻합니다. 즉, 다양성이 충분히 보장된 망에서는 한쪽이 무너져도 다른 부분이 그것을 보조하면서 유지되지만, 단순한 망은 한쪽이 무너지는 순간 전체가 함께 쉽게 무너지게 됩니다. 이미 현실이 된 기후변화나 환경문제를 고려한다면 우리가 직접 먹고 사는 작물의 다양성과 전 지구적인 생물 종의 감소는 어느 순간이 되면 우리가 체감할 수준의 재앙으로 다가올 수 있습니다.

또한 작물의 다양성이 줄고 먹거리가 단순해진다는 것은 문화가 단순해진다는 것을 의미하기도 합니다. 다양한 지역축제에 가도 그곳에서 파는 음식들은 다 똑같습니다. 지역마다 집집마다 장맛과 술맛이 달랐던 과거에 비해 지금의 삶은 겉으로 보기에는 복잡해졌지만 그 속내는 단조롭기 그지없지요. 산업화가 진행되면서 사람들의 생활 방식이 비슷해진 탓도 있지만 삶의 가장 기본이 되는 먹거리의 다양성을 잃은 것이 문화의 단순함을 가져온 데 일조를 했다고 생각합니다.

이러한 현상은 우리의 삶 곳곳에서 벌어지고 있습니다. 예를 들어 다양한 전통 의학 체계는 인간과 생명에 대한 다양한 관점들과 특정 지역의 환경이나 그곳에 사는 사람들의 몸과 마음을 해석하고 적용한 지식들이 담겨 있습니다. 물론 인식 수준의 한계 때문에 지금 보면 말도 안 되는 내용들도 함께 섞여 있지요. 그런데 지금 우리가 생명을 대하고 병과 건강을 바라보는 관점은 상당히 획일화되어 있습니다. 물론 그것이 정답이라면 좋겠지만, 길지 않은 인간의 역사를 되돌아보면 우리는 늘 진리를 탐구할 뿐이지 영구적인 정답을 얻은 적은 없었습니다. 따라서 건강과 질병을 중심으로 한 관계망에 있어서도 합리적인 다양한 관점들이 살아 있는 것이 좀 더 효과적일 수 있지요.

건강과 질병에서 음식이 매우 중요하다는 사실은 모두 동의할 것입니다. 그래서 식재료의 건강함에 관해서 많은 사람들이 관심을 갖고 있지요. 이제는 조금 더 나가 식재료가 자란 생태계의 건강으로 시야를 넓혀보면 어떨까요? 그러다 보면 자연히 내 건강과 내 입에 들어가는 음식의 건강보다 더 큰 건강에 대해서 관심을 갖게 되겠지요. 큰 건강이 보장되면 개인의 건강을 유지하는 것은 지금보다 훨씬 더 쉬워질 것입니다.

마음의 병,
몸의 병

"침을 맞고, 한약을 먹으면 제 마음이 나아질 거라던데요. 그게 가능한가요?"

"물론 환자분을 괴롭게 만든 원인을 없앨 수는 없죠. 하지만 그것을 계기로 일어난 불균형한 상태를 조절할 수는 있습니다. 일단 불안의 연쇄 반응을 끊는 거죠. 멈추면 여유가 생기고 그러면 문제가 좀 다르게 보일 수 있어요. 같은 일도 배고플 때와 배부를 때가 다른 것처럼요. 어떤 일은 시간이 흐르면서 자연스레 풀리기도 해요. 문제없는 삶이 어디 있겠어요. 피할 수가 없죠. 우리가 할 수 있는 것은 그것을 잘 다루는 정도일 것이고, 그 부분에 한의학의 방식이 도움이 될 수 있습니다."

유치원생부터 팔순 어르신까지. 병을 나침반 삼아 삶의 궤적을 살피다 보면 다양한 속에서도 일정한 룰이 있음을 알게 됩니다. 우리 몸이 보여 주는 그런 규칙 중 하나가 바로 마음과 몸의 상호 작용입니다. 그런데 공학의 발달에 힘입어 몸은 더 이상 나눌 수 없을 수준까지 나눠서 들여다보고 있지만(물론 이것이 몸에 대한 더 깊은 이해를 의미하진 않습니다), 마음이라는 것은 도무지 실체가 없어서 보여 달라고 하면 당황스럽습니다. 혹자는 뇌가 만들어 내는 환상 혹은 그와 유관한 화학물질과 전기적 신호에 불과

하다고도 하지만, '정말 그걸로 인간의 마음이 다 설명될까?' 생각하면 인정하기 어렵습니다. 많은 철학들도 마음을 정의하지만, 그럴 수 있겠다는 싶어도 수학의 증명처럼 완전무결하지는 않지요.

하지만 분명한 것은 마음이라 이름 붙이고 있다고 믿는 그것과 몸은 분명하게 서로 영향을 준다는 것입니다. 병의 원인이 심리적인 영향이 상대적으로 크다고 판단되었을 때, 의사가 환자의 마음을 바로 움직일 수 있다면 가장 이상적일 것입니다. 어쩌면 성직자의 본래 역할이 그것일 수 있겠다는 생각도 듭니다. 하지만 저는 그런 능력이 없는 터라 우회로를 선택합니다. 겉으로 드러난 신체적 증상들을 해석해서 그것이 의미하는 심리적 상태를 유추하고 환자를 통해 확인한 후, 몸과 마음이 맞물려 돌아가는 악순환의 고리를 끊어 내고 심리적 상태를 환기시키는 것입니다. 그런 후에는 환자가 그런 자신의 몸과 병을 이해하고 스스로 조절해 나갈 수 있도록 돕습니다. 화는 나지만 화를 입지 않는 것을 목표로 하는 것이죠.

그런데 환자의 증상이 '1+1= 2'와 같은 경우는 드뭅니다. 여러 가닥의 실이 서로 엉키고 매듭지어져 있는 경우가 더 많습니다. 때론 가장 큰 문제는 숨겨 두고 말하지 않기도 하지요. 속내가 다르기 때문에 입력 값은 같아도 내부의 상태에 따라 출력 값이 달라집니다. 실연의 아픔을 겪고 폭식과 폭음을 일삼는 사람이 있는가 하면 식음을 전폐하고 불면의 밤을 보내는 사람도 있습니다. 아무렇지 않은 사람도 있고요. 그래서 진단의 과정은 표현된 증상들을 인정하면서도 '왜?'라는 질문을 횃불로 삼아 병이란 동굴을 탐사하는 것과 같습니다. 때로는 병의 중심으로 가는 여정에서 막다른 길에 이르기도 하고 미로에 갇히기도 합니다. 시간도 걸리고 시행착오를 겪기도 하지만 이윽고 그 중심에 이르게 되면 그때부터 병은

뜻하지 않게
오래 살게 된
요즘 사람들에게

빠르게 치유됩니다. 이 과정과 결과에 바로 의사의 고민과 즐거움이 모두 담겨 있지요.

병이 만들어진 경로를 찾고 바로잡으려면 기준으로 삼을 것이 필요합니다. 한의학에서는 마음을 설명할 때 혼魂, 신神, 의意, 백魄, 지志(이하 오신五神) 개념을 씁니다. 이 다섯 가지 중 신神, 의意, 지志를 세로축에 놓고 혼魂과 백魄을 가로축에 두고 보면 편리합니다.

세로축이 정보를 수용해서 해석하고 정리해서 판단하고 기억하는 흔히 이성의 작용이라 말하는 측면이라면, 가로축은 좀 더 본능적인 영역으로 좋고 싫은 것과 깊은 관계가 있습니다. 좋은 것은 갖고 싶고 싫은 것은 피하고 싶은 좀 더 생존을 위한 영역입니다. 이 중 혼이 희노애락으로 대표되는 감정의 만족과 불만족 표현하고 조절하는 것이라면 백은 식욕, 수면욕, 성욕이나 부와 명예를 추구하는 것과 같은 신체적 혹은 물질적인 부분과 관계됩니다. 인간이면 누구나 갖고 있는 오신이라는 조절시스템이 균형을 잡고 상황에 맞게 적절하게 발현되면 건강한 것이고 그렇지 않으면 병이 든 것이지요.

그럼 왜 근래 들어 신경정신과 환자와 의원 수가 급증하고 있는 것일까요? 저는 그것이 오신시스템의 세로축에는 과부하가 걸리고 혼백의 균형감을 잃기 쉬운 사회적 풍조 때문이라고 생각합니다.

우선 입력되는 정보량이 너무나 많고 변화의 속도가 빠릅니다. 그것을 처리하면서 시대에 뒤떨어지지 않게 살려고 하다 보면 어느 순간 흔히 말하는 '멘붕'의 상태에 빠지게 됩니다. 게다가 그 정보의 질이라는 것이 어떤 본질적인 측면을 반영하는 경우는 드물어서 이성의 질적 저하를 가져오는 경우가 허다합니다. 얕게 많이 아는 것을 미덕으로 삼고 깊이 파고들 여유를 주지 않습니다. 정신을 바짝 차리고 제대로 취사선택을 하지 않으면 스스로 생각하는 힘을 잃은 많이 아는 바보가 되기 쉬운 세상이 되었습니다.

이와 함께 물질을 과도하게 중시하는 세상이 되었습니다. 그대의 백(魄)을 가득 채워 줄 테니 한편 먹자고 회유한 이방원에게 넋(혼)이 있든 없든 내 마음은 변치 않는다고 말한 정몽주와 같은 사람은 거의 멸종 위기에 처했습니다. 감각을 즐겁게 하고 부와 명예를 최우선으로 여기다 보니 이것을 충족시키지 못한 사람들은 늘 불안하고 불만족인 상태에 빠지기 쉬워집니다. 혼백의 가로축이 한쪽으로 기울어진 것이지요. 이것을 적당히 제어할 이성의 기능은 마비된 상태에 빠져 있다 보니, 기울어짐이 더욱 심해져 결국 자신은 물론 주변과 심하게는 한 나라를 파국에 빠뜨리기도 합니다. 이런 사실은 지금의 우리 현실에서 확실하게 확인할 수 있지요.

그럼 이런 상태를 한의원에서 어떻게 치료할 수 있을까요?

앞서 말한 것처럼 드러난 신체적 반응과 병의 증상을 살펴서 어떠한 심리적 변화에 의한 것인가를 파악하고 이것을 풀어내기 위해 한약을 쓰고 침을 놓는 것이 한의학의 일차적인 치료 방법입니다. 개별적인 약물이나 처방에 관한 연구들이 더 많이 이루어지면 많은 사람들이 과학적이라고 말하는 방식으로도 증명이 되겠지만, 한의학에는 일반적으로 생각하는 것보다 세분화해서 심리 상태와 이에 따른 신체 반응에 대한 내용들이 담겨 있습니다. 문명화된 사회의 삶이라는 것이 과거도 크게 다르지 않았음을 짐작할 수 있지요. 그래서 진단이 정확하게 이루어지면 매우 강력한 효과를 발휘합니다.

이와 함께 환자가 먹는 음식이나 운동과 수면과 같은 건강의 바탕이 되는 부분들을 함께 조절합니다. 우리가 먹는 음식은 신체와 정신이 작용하는 물질적인 토대가 됩니다. 좋은 영양을 제공할 수 없는 부실한 음식을 먹거나 편식을 하면 그것을 바탕으로 우리 몸은 만들어지고 작용합니다. 부실하게 먹으면 몸도 정신도 부실해지고, 편협하게 먹으면 몸도 정신도 모나게 됩니다.

경험적으로나 실제 연구들에서도 병의 치료와 예방에 음식이 중요하다는 것은 이제는 상식처럼 받아들여지고 있습니다. 치료를 위해 일시적으로 약물에 의존하더라도 빠른 회복과 이후 좋은 상태를 유지하기 위해서도 가공식품이 아닌 좋은 음식을 먹는 것은 중요합니다. 정신의 작용 또한 균형 잡힌 물질적 바탕위에서 이루어지기 때문이죠. 적절한 운동과 좋은 수면의 중요성은 누구나 공감하는 내용일 것입니다. 실제 치료에서 불균형을 바로잡은 이후에는 그것의 유지를 위해서 힘을 키우는 단계로 마무리하는 것도 같은 이유에서입니다.

여기에 한 가지 더 강조하는 것이 호흡입니다. 호흡의 작용과 효과에 관해서는 다양한 내용들이 있지만, 치료하면서 개인적으로 중요시하는 것은 환자 스스로에 대한 인지 작용의 강화입니다. 마음을 내려놓으라든가, 힘을 빼라든가, 내면을 고요히 하라고 했을 때, 그것을 바로 실행할 수 있는 사람은 별로 없습니다. 그게 바로 되면 병이 날 일도 없었겠지요.

하지만 환자가 자신을 선명하게 알아차리는 것은 분명 필요합니다. 우리같이 평범한 사람들은 뭐라도 붙들고 있어야 안심을 하고 힘을 빼고 거울과 같은 상태에 이를 수 있습니다. 그 수단으로 호흡을 이용하는 것이지요. 물론 호흡 외에도 다양한 방법이 있을 수 있습니다. 호흡을 이용하는 것은 효과적이기도 하고 누구나 숨을 쉬고 있기 때문에 익히기만 하면 언제 어디서든 실천할 수 있어서 효과적입니다.

감정을 갖고 고등의 사고를 하는 동물이어서 인간은 많은 것을 이루었지만, 그것이 주는 부담을 잘 조절하지 못해서 생기는 병 또한 갖게 되었습니다. 현대 사회로 접어들면서 처리해야 할 정보량의 증가와 빨라진 변화의 속도는 채 소화시키지 못한 생각들을 넘치게 합니다. 여기에 감각과 물질의 만족이 좋은 삶의 기준이 되면서 불평등에 기초한 불균형한 감정들이 우리를 힘들게 합니다. 그리고 불행하게도 이런 추세는 앞으로 갈수록 증가할 것만 같습니다.

이런 문제들을 푸는 방법에 대한 정답은 없습니다. 다만 어떤 병적 상황에 처했을 때 당장의 불편함을 해소하는 것에서 한 걸음 더 나가면 좋겠습니다. 엉킨 실타래를 하나씩 풀 수 있다면 결과뿐만 아니라 과정에서 얻는 것도 상당할 것입니다. 이 작업에 있어 한의학의 인식 방식과 해법이 좋은 도구가 될 수 있다고 생각합니다.

뜻하지 않게
오래 살게 된
요즘 사람들에게

약이란
무엇일까?

"요 며칠, 저녁만 되면 다리가 자꾸 저리고 쥐가 나는데 침 좀 놔 주세요."

관절이 아파서 종종 오시는 할아버지인데 성격이 어찌나 급하신지 한의원에 들어서기 무섭게 항상 큰 목소리로 본인 이야기를 하십니다. 몸 상태를 살펴보니 차가운 날씨에 순환이 떨어지고 체력도 떨어진 증상들이 보여서 영양 섭취를 좀 더 잘하고 잠도 1~2시간 더 주무시라고 했더니, 한약을 복용하면 더 빨리 낫지 않겠냐고 물으십니다. 그런데 차트를 보니 복용 중인 약이 너무 많습니다. 고혈압, 고지혈증, 관절통증, 전립선비대, 불면증 등으로 하루 15~16알 정도 복용하고 계셨습니다. 그래서 한약도 약인데 약을 추가하면 그것을 처리하는 데 몸이 힘드니, 그보다는 현재 복용 중인 약을 줄이는 방향으로 노력해 보자고 말씀드렸습니다. 그래도 한약에 대한 미련이 남으신 듯해서 약을 줄이고 나서도 필요하면 그때 몸에 맞게 드시자 했지요.

상담을 하다 보면 앞선 경우처럼 과하다 싶을 정도로 많은 약을 복용하는 분들이 꽤 있습니다. 특히 만성 질환이나 퇴행성 질환을 앓고 있는 사람들, 그리고 나이가 많은 분들에게 이런 현상은 더 두드러집니다. 이런 분들이 아니더라도 환자분들과 이야기를 하다 보면 양약, 한약, 영양

보충제, 건강보조식품 중에서 한 가지도 복용하지 않고 있는 사람을 만나기가 어렵습니다. 생각해 보면 준비되지 않은 인구의 노령화, 과로와 긴장을 유발하는 사회 환경 그리고 갈수록 심화되는 생태계 파괴라는 바탕 위에 건강에 대한 높은 관심과 이를 자극하는 정보가 넘치는 현실임을 감안한다면 어쩌면 당연한 결과일지도 모릅니다. 하지만 무작정 많은 약을 먹는다고 해서 건강이 좋아질 리 없습니다. 도리어 그로 인해 우리 몸이 스스로 회복하려는 힘이 떨어질 수 있고, 어떤 문제를 해결하기 위해 복용한 약으로 또 다른 문제가 발생하기도 합니다. 또한 당장의 불편함을 없애는 데만 맛을 들이다 보면 나중에는 감당하기 어려운 문제가 발생할 수 있습니다. 약을 정말 약이 되게 먹기 위해서는 그것에 의존하기보다는 나에게 맞게 이용하는 것이 중요합니다.

그러기 위해서는 무엇보다 내 몸과 마음의 불편함이 어디에서 왔는지를 살피고 이를 개선하기 위한 노력이 기본이 되어야 합니다. 그리고 이 병이 그냥 두어도 나을 것인지, 일정 기간 치료가 필요한지, 아니면 장기간에 걸친 노력이 필요한지를 판단해야 합니다. 약은 현재의 불편함과 불균형을 개선하고 이로 인해 발생할 수 있는 또 다른 문제를 막아 주는 것과 좀 더 빨리 좋은 상태로 회복할 수 있도록 도와주는 역할을 한다고 보면 됩니다. 우리 몸과 마음이 스스로를 조절하고 치유할 수 있는 힘을 회복할수록 약물이나 치료행위는 줄여 가서 결국에는 중단해야 하는 것이지요.

그러므로 특정 기능을 상실해서 우리 몸이 스스로 회복할 수 없는 부득이한 상황이 아니라면 어떤 약을 평생 먹어야 한다는 말은 다시 생각해봐야 합니다. 평생 먹어야 한다는 말이 의미하는 것은 둘 중 하나일 것입니다. 그 약은 특정 증상을 줄여 줄 뿐 그 증상이 생기게 된 원인을 치료하는 것이 아니라는 의미이거나, 시간과 노력을 기울여 몸과 마음을 조정하는 것보다 그냥 약을 계속 복용하는 것이 편하다는 쪽일 겁니다.

자신의 건강을 어떤 식으로 관리할 것인가는 선택의 문제일 수 있지만, 개인적으로 어떤 약이든 필요할 때 필요한 만큼만 쓰는 것이 좋다고 생각합니다. 이렇게 하기 위해서는 자신의 몸과 마음을 잘 다룰 수 있는 기법을 익혀야 합니다. 이와 관련해서 일본의 면역학자인 아보 도오루는 저서인《약을 끊어야 병이 낫는다》에서 다음과 같은 방법을 제시합니다.

1. 생활 패턴을 되짚어 본다.
2. 교감신경을 자극하는 약을 먹지 않는다.
3. 부담 없이 즐길 수 있는 운동을 한다.
4. 면역력을 높이는 식사를 한다.
5. 심호흡을 한다.
6. 몸을 따뜻하게 해서 혈액순환을 좋게 한다.

한자로 '약(藥)'은 '풀(草)'과 '즐거움(樂)'이 결합된 글자입니다. 먹어서 내 고통이 사라지고 삶이 즐거워지는 풀이 바로 약인 것이지요. 하지만 약에 의존하는 삶은 건강하지도 즐겁지도 않을 것입니다. 그 약이 한약이든 양약이든 영양제이든 건강식품이든 말이지요. 우리에게 가장 좋은 약은 오랜 기간을 걸쳐 검증되어 음식이라는 형태로 밥상에 오르고 있고, 내 몸과 마음을 쓰는 습관이 약이 되기도 하고 독이 될 수도 있다는 것을 잊지 말아야 합니다. 만일 어떤 증상이 있어서 약을 복용했는데 해가 갈수록 약봉지는 늘어 가고 건강이 좋아질 기미가 보이지 않는다면, 조금은 고통스러울지라도 다른 선택을 해야 합니다.

《장자》에서

건강을
배우다

"제가 처음 소를 잡았을 때 보이는 것이라곤 오직 덩치 큰 한 마리 소였습니다. 3년이 지난 후에는 소 한 마리 전체가 보이지 않더군요. 지금 저는 정신으로 소를 대하지 눈으로 소를 보지 않습니다. 감각 작용을 멈추면 정신이 활발하게 작동합니다. 소의 자연스러운 생리적 구조(天理)를 따라서 고기 덩어리의 틈새를 가르고 뼈마디 사이의 간격을 벌려서 오직 한 마리 소의 본래적 구조(固然)에 따라 칼을 움직입니다. 경락이 연결되고 뼈와 고기가 붙어 있는 곳까지 모두 괜찮은데 큰 뼈야 말할 나위가 있겠습니까."

위 문장은 많은 분들이 아시는 것처럼 《장자》 '양생주 편'에 나오는 포정해우庖丁解牛 고사 중 일부입니다. 소를 잡는 포정의 이야기를 듣고 문혜군은 양생의 이치를 깨달았다고 감탄하지요. 여기에 관해서는 다양한 해석이 존재하지만 좋은 건강을 어떻게 유지할 것인가(좁은 의미의 양생養生이라고 할 수 있지요)에 초점을 맞춰 이야기해 보도록 하겠습니다.

진료를 하다 보면 어떤 병에 뭘 먹거나 어디 가서 어떤 치료를 받으면 낫는다는 말을 자주 듣습니다. 오래도록 특정한 식품을 먹거나 어떤 운동을 했더니 무병장수했다는 이야기도 참 많지요. 그런가 하면 최근에는

뜻하지 않게
오래 살게 된
요즘 사람들에게

본인의 체질에 맞게 모든 생활 방식을 바꾸었다는 분들도 있습니다. 들어
보면 다 나름의 이유가 있고 효과를 거둔 경우도 있습니다. 하지만 본인
에게 맞지 않는 것을 따라 하다 건강을 해치는 경우도 자주 보았고, 그런
이야기들을 듣고 있으면 뭔가 더 중요한 것을 놓치고 있다는 생각이 들
때가 많지요.

중국의 석학 푸페이룽은 그의 저서《장자 교양강의》에서 포정의 고사
에 나온 천리와 고연을 통해 양생의 이치를 다음과 같이 설명합니다.

'천리天理'는 자연적인 구조이고 '고연固然'은 개체의 본래적인 형태를
의미하는 것으로, '천리'는 보편적인 것으로 소라면 모두 동일한 것이고,
'고연'은 눈앞에 있는 소의 특수성을 가리킨다고 합니다. 우리가 생명을
잘 기르려고 할 때는 억지로 수양해서는 안 되고, '천리'와 '고연'을 따라
서, 자연의 구조와 본래의 모습을 분명하게 인식하고 그에 따라서 수양한
다하면 양생하는데 어려움이 없을 것이라 말합니다.

신영복 선생님의 글을 보면 옥중에 함께 있던 목수분이 무언가를 설
명하면서 집을 그리는데 주춧돌부터 그리는 모습을 보면서 늘 지붕부터
그려 왔던 자신의 무심함이 부끄러웠다는 구절이 있습니다. 좋은 건강을
한 채의 집에 비유한다면 생물, 동물 그리고 인간 종으로서 마땅히 이루
어야 할 것을 주춧돌이나 대들보(천리)라고 한다면 한 개인의 특수한 상황
은 멋지게 꾸며낸 문이나 창 그리고 지붕(고연)이라고 할 수 있습니다. 한
채의 집은 이 모든 것이 갖추어져야 온전한 기능을 할 수 있습니다.

그런데 요즘은 너무 작은 것만을 강조하는 것 같습니다. 개인적이고
특정한 상황에만 맞는 것을 마치 모든 사람에게 필요한 것처럼 이야기합
니다. 이것은 마치 궁궐의 화려한 문양이 새겨진 문을 초가집에 달면 집
이 더 튼튼해지고 멋져 보일 거라고 생각하는 것과 같습니다. 아무리 좋

은 것도 내게 맞지 않으면 필요 없거나 해가 되고 더 바탕이 되는 것이 무너진 상태에서는 별것을 다 가져다 붙여도 제 구실을 할 수가 없지요.

특히 오래된 병이나 중병 그리고 난치병을 가진 분들의 경우 이런 경향이 심합니다. 병이 오래되고 잘 낫지 않다 보니 뭐가 좋다는 말에 혹하기 쉽기 때문입니다. 하지만 이런 분들일 수록 근원적인 몸과 마음의 상태가 무너지고 헝클어져 있는 경우가 많지요. 이런 상태에서 치료를 하다 보니 뭘 해도 잠깐은 호전되는 기미가 보이다가 시간이 지나면 원점으로 돌아가거나 더 나빠지게 되는 경우가 많습니다. 그럴수록 더 특별한 것을 찾게 되고 그 과정에서 천리는 잊히고 주춧돌은 빠지고 대들보는 쓰러져서 나중에는 어찌 손 쓸 도리가 없는 지경까지 이르게 됩니다.

왜 이런 상황에 이르게 되었나 생각해 보면 '천리'라고 말할 수 있는 부분(자연적 그리고 사회적 환경을 건강하게 하는 일)은 잘 보이지도 않고 개인이 어떻게 할 수 없다고 여겨지거나 산업화된 의료에서는 별 이익이 되지 않고 너무나 당연하고 뻔한 이야기여서 대중의 흥미를 끌지 못하니 언론 매체로부터도 외면당하기 때문인 것도 같습니다. 한편으로는 '나나 내 가족만 편하고 빠르게 병을 치료하고 건강하게 살면 되지 뭐 그런 것까지'라고 생각하는 우리 자신의 욕심 때문인 듯도 싶고요. 하지만 어느 때고 '천리'가 완전히 무너져 개인이 어떻게 할 수 없을 상황이 온다면 참 난감해질 것입니다.

좋은 건강을 유지하는 것은 멋지고 튼튼한 집을 짓고 아름다운 화단을 가꾸는 것과 같습니다. 기초가 튼튼해야 집이 설 수 있고 흙이 건강해야 꽃이 아름다울 수 있습니다. 눈에 보이는 아름다움의 이면까지 바라볼 수 있는 안목과 지혜가 필요한 요즘입니다.

뜻하지 않게
오래 살게 된
요즘 사람들에게

때론

큰 이야기에
빠져 보자

이사를 다니면서 많은 책들과 모아 놓은 잡동사니들이 사라졌는데, 그중에는 10여 년 가까이 제 방문에 붙여져 있던 사진(아마도 컴퓨터로 합성한 이미지겠지만요)이 있습니다. 어느 과학 잡지사에서 제작한 것으로 4절지 정도의 크기에 우리 은하의 모습을 담고 있었습니다. 그리고 그 은하의 팔들 중에 약간 오른쪽 하단에 위치한 팔에 작은 검은 점이 찍혀 있고, 캡션으로 'we are here'(그 점은 지구가 아니라 태양계를 가리키는 것이었습니다)라고 적혀 있었지요.

아침에 일어나서 잠시 그 그림을 보면서 한 번씩 제가 상상할 수 있는 시간의 축과 공간의 축을 머릿속에 떠올리면서 지금 내가 어디 있는지를 생각해 보곤 했습니다. 저 점 안에 우주의 역사 안에 나를 찍어 보면 한없이 아득했지요. 하지만 거기서 의식이 올라오면 그 모든 것이 내가 사라지면 나에게는 무의미하다는 것 또한 자명했습니다. 비몽사몽간에 이런 생각들을 하다가(때론 다시 잠들기도 했지요) '나에게 주어진 것은 또 오늘 하루'라는 약간의 불만족스러운 상태로 하루를 시작하곤 했고, 이러한 아침의 일상은 지금도 계속되고(간혹 딸아이가 '아빠 뭐해?'라고 하며 와서 아이를 안아 주느라 멈추곤 하지만요) 있습니다.

저 자신도 그렇지만 환자분들과 이야기를 하다 보면 창문을 열고 환기를 시키듯이 몸과 마음을 한 번쯤 활짝 열어젖혀야 할 필요를 느낄 때가 많습니다. 누구나 눈앞에 놓인 현실을 살아가지만 거기에 너무나 빠져서 본인이 본래 가지고 있는 빛을(건강을) 조금씩 잃어 가는 것을 보면 의사가 할 수 있는 일이란 게 참으로 작구나 라는 생각을 하곤 하지요.

그래서 이런 분들에게는 증상과 관계없는 사는 이야기도 나누고 실없는 농담도 하고 위대했던 사람들이 남긴 말들을 전하기도 하면서 굳어 있는 몸과 마음에 작은 파문을 일으키려고 노력합니다. 대다수분들이 큰 병에 걸려서 큰 병원에 가서 유명한 의사를 만나기 전까지 웬만하면 삶의 태도를 바꾸려고 하지 않기 때문입니다. 하지만 가능하면 그렇게 안 되는 것이 좋으니 그 전에 시들어 가는 건강에 새로운 활력을 불어넣는 작업을 해야 하는 것이지요.

그런데 최근 들어 반갑게도(한참 미시사적 관점의 책들이 유행한 적도 있었지요) 우리의 시야와 사고를 확장시켜 주는 좋은 책들이 나오고 있어서 환자분들에게 슬쩍슬쩍 권하고 있습니다. 그렇다고 이런 이야기들이 당장 나에게 닥친 일을 해결해 주지도 병을 낫게 해 주지도 내 속을 썩이는 사람을 변화시켜 주지도 않습니다. 하지만 지금 내가 살고 있는 세상에서 벌어지고 있는 일들이 실은 대단한 것도 아니고 인간 종이 존재한 이래로 끝없이 되풀이되어 왔고 아마도 새로운 인간 종이 나타나지 않는 한(이들 또한 어떨지는 알지 못하지만) 지속될 것이라는 인식을 하게 해줍니다.

그리고 나면 고갱의 마지막 작품 이름처럼 '우리는 어디서 왔는가? 우리는 누구인가? 우리는 어디로 갈 것인가?'라는 문제에 대한 나름의 해답을 얻을 수가 있지요. 이런 큰 그림이 그려지고 나면 당면한 문제나 세상에서 일어나는 일들을 바라보는 시선에도 변화가 생깁니다. 그렇게 되면 당연히 병에 관해서도 '이 병은 어디서 왔는가? 나에게 있어 이 병의 의미는 무엇인가? 이 병을 통해 나는 어떻게 될 것인가?'라는 질문을 던질 수 있게 되지요. 이 수준까지 이르면 병에 안 걸리는 것은 아니지만 전보다 병과 건강을 잘 다룰 수 있게 되고, 수직적이고 의존적인 의사와의 관계에서도 벗어날 수 있게 될 것입니다.

불과 몇 세대 전만 해도 구전이나 책으로 전해져 온 우주와 생명 그리고 인간에 관한 큰 이야기들이 일상적이었고 인간의 삶에 깊숙이 영향을 주었습니다. 그러다가 인간이 과학이라 불리는 지식을 조금 알게 되었을 때 그런 이야기들은 전설이나 설화 혹은 미신이 되어 버렸지요. 그러던 것이 인간이 조금 더 알게 되자 이제 현대인이 신봉하는 과학의 옷을 입고 나타났습니다.

현대를 사는 우리들은 많은 시험과 과정을 거치면서 늘 당면한 과제를 풀어내는 데 익숙한 삶을 살아갑니다. 그리고 너무나 많은 정보들이 쏟아져 나와 정신을 못 차리게 만들고 눈앞에 놓인 문제에만 매몰되게 합니다. 하지만 그럴수록 지금 내가 어디에 있는지 그리고 어디에서 와서 어디로 가는지를 아는 것이 더욱 중요합니다. 그래야 길을 잃지 않을 수 있고 내 인생을 살 수 있습니다. 건강한 삶을 사는 것 또한 이와 다르지 않습니다.

아름다움에
눈뜨자

"아빠, 쓰레기들이 춤을 춰요!"

길을 걷던 아이가 갑자기 걸음을 멈추고 손가락으로 한곳을 가리킵니다. 고개를 돌려 보니 건물 사이 바람길에 작은 회오리바람이 일어 주변의 작은 쓰레기들과 나뭇잎들이 빙글빙글 돌고 있습니다. 잠시 후에는 저만치 있던 비닐봉지까지 파티에 참가했지요.

그러기를 한참, 춤의 향연은 정말 바람처럼 끝났고, 아이는 다시 춤이 시작되길 기다리며 그곳에서 눈을 떼지 않았습니다. 그런 아이에게서 제 시선이 다시 넓어졌을 때, 그 공연의 관객은 우리뿐이었다는 것을 알았습니다. 꽤 많은 사람들이 있었지만 그들의 시선은 누군가를 향하거나 자신이 갈 길에 머물러 있었지요.

아이에게 좋은 공연 보여 줘서 고맙다고 말하고는 손을 잡고 걷다가 문득 오래전에 보았던 영화의 한 장면이 떠올랐습니다.

그날은 마치 첫눈이 내릴 듯 했어. 공중엔 자력이 넘실댔고, 춤 소리가 들렸어. 이해하지?

저 봉지는 나랑 춤을 추고 있었어. 같이 놀자고 떼쓰는 애처럼. 무려 15분 동안이

뜻하지 않게
오래 살게 된
요즘 사람들에게

나. 그날 난 체험했어. 눈에 보이지 않는 세상과 신비롭도록 자비로운 힘을. 내게 두려울 게 없다는 것을 깨우쳐 줬지. (…) 너무나 아름다운 것들이 존재해. 이 세상엔 말이야.
- 영화 <아메리칸 뷰티>

상담을 하다 보면 생기를 잃은 분들을 자주 봅니다. 이분들은 매사 시큰둥해서, 어떤 이야기를 해도 잘 받아들이지를 않거나 귀찮아합니다. 관심을 보이는 것은 지금의 불편함을 빨리 없애는 것이지요. 그런데 이런 분들은 일상에서도 무관심하기가 쉬워서, 그냥 살아갈 뿐인 경우가 많습니다. 길을 가다가 나뭇잎 하나 꽃잎 하나에도 관심을 보이고 개미나 나비를 따라다니는 아이들과는 정반대의 경우로 삶 자체가 천천히 시들어 가는 느낌이지요.

이런 상황에 이르게 된 이유는 저마다 다르지만, 몸의 고통보다는 마음의 상처를 받으면서 점점 세상과 적당한 거리를 두고 벽을 쌓으며 지낸 시간이 오래된 경우가 많습니다. 그러다 보니 자기도 모르는 사이 마음이 굳고 기의 흐름이 정체되어 타고난 체질이나 생활습관에 따라 몸에 병이 오게 된 것이지요. 그래서 효과적인 치료를 하기 위해서는 딱딱하게 굳은 부분들을 풀고 화해시켜야 하는데, 이 작업이 그리 녹록지가 않습니다.

환자분들의 성향을 파악해 가면서 작은 것들부터 권하는데, 그중에 한 가지가 아름다운 것들과 마주하는 시간을 자주 가지라는 것입니다. 전시회나 공연장에 가서 미술이나 음악작품을 감상해도 좋고, 가능하면 우리가 예술이라 부르는, 인간이 만들어 낸 아름다운 활동에 참여해 보길 권합니다.

그러면 역시나 '그런다고 뭐가 달라지겠어요?' 하며 시큰둥한 반응을 보이는 분이 있는가 하면 반신반의하면서 실천하는 분도 있습니다. 그런데 신기하게도 치료의 반응은 꽤 차이가 납니다. 마치 마른 땅에 이슬비가 내리는 것처럼 굳은 몸이 부드러워지기 시작합니다. 특히 본인이 직접 예술활동에 참여한 분들의 변화가 두드러집니다. 그러한 활동들이 굳어 있던 마음의 빗장을 풀고 생기를 불어넣어 줬기 때문이지요.

이러한 반응이 일어나면 점점 무감각하게 지내 왔던 일상도 변화하기 시작합니다. 세상은 이전과 같지만 내가 바라보는 시선이나 관점이 바뀌었기 때문입니다. 이 정도가 되면 건강을 회복하는 것은 이전보다 한결 쉬워집니다. 내면이 변화했을 때는 옆에서 조금만 도와주면 몸의 변화는 잘 일어나기 때문입니다.

우리는 지금 끝이 언제일지 모르는 하지만 분명 끝은 있는 여정의 어느 한순간을 경험하고 있습니다. 아름다움에 대한 경험, 아름다움을 식별할 줄 아는 눈이 없다면 이 긴 여정은 참으로 삭막할 것입니다. 삭막함 속에 찬란한 생명을 꽃 피우기란 어렵지요. 어제가 오늘 같고, 내일도 별반 다르지 않는 느낌이 든다면 아름다움과 친해지길 권합니다. 일상에 경탄할 줄 아는 아이들 같은 시선을 조금이라도 회복한다면 삶과 건강의 문제 모두를 다루기가 좀 더 쉬워질 것입니다.

뜻하지 않게
오래 살게 된
요즘 사람들에게

칠정 七情을
춤추게 하라

피로와 무력감을 호소하시는 환자에게 제가 묻습니다.

"요즘 사는 게 재미있으세요?"

이런 질문을 한 이유는 심장으로 올라오는 맥이 힘을 잃고 있었기 때문이죠. 한의학에서는 '心者 君主之官也 神明出焉심자 군주지관야 신명출언'이라고 해서, 심장과 감정이 유관하다고 봅니다. 그래서 이 영역에 문제가 생기면 감정의 흐름에 이상이 있을 수 있겠다고 추정하지요. 그런데 이 부위가 무력하니, 신명이 나지를 않고 매사 그냥 시큰둥 혹은 무덤덤할 가능성이 높습니다.

환자분이 답합니다.

"요즘은 뭘 봐도 저게 무슨 의미가 있지 싶어요. 그걸 한다고 해서 뭐가 변할까? 싶고요."

한의학을 포함한 동양문화권에서는 인간의 감정을 일곱 가지로 나타내는 경우가 많습니다. 기쁨(喜), 분노(怒), 걱정(憂), 생각(思), 슬픔(悲), 놀람(驚), 두려움(恐)이 그것이지요. 사람은 어울려 살아가는 존재여서 타인을 포함한 외부의 세계와 끊임없이 만나게 되는데, 이 과정에서 생기는 심리적 현상을 이렇게 나누어서 본 것이지요. 그리고 한의학에서는 이러한 감정들을 오행의 속성에 따라 나누고 오장에 배속시키는 신체화 작업을 합니다. 이때 감정이 일으키는 영화의 총감독이 심장이 되는 것이지요. 또한 각각의 감정의 감정은 기의 흐름에 변화를 일으킨다고 봅니다.

예를 들면, 즐거우면 기의 흐름이 느슨해지고, 화가 나면 기가 거슬러 오르며, 슬프면 기가 소모되고, 걱정하면 기가 가라앉는다고 합니다. 우리가 기쁜 일이 있어서 한참을 웃고 나면 맥이 풀린다고 표현하는 것처럼 몸의 긴장이 풀어집니다. 화가 나서 씩씩거리다가도 누군가 웃기는 말을 해서 픽 하고 웃으면 순간적으로 차오르던 것이 싹 풀리지요. 그런가 하면 근래 많이 겪으셨겠지만, 분노가 나를 사로잡으면 어깨에 힘이 들어가고 숨이 차며 더 심하면 얼굴이 울그락불그락 해지고 눈에 핏대가 섭니다. 기운이 위로만 치솟아 오르기 때문입니다. 슬픔에 잠기면, 여름날 왕성하던 생명활동이 가을이 되어 쇠퇴해 가듯 몸과 마음의 기능들이 슬픔에 잠식되어 약해져 가고, 걱정이 많으면 어깨가 축 처지고 기운이 가라앉기만 하니 가슴에 채워지는 것이 없어 답답한 마음에 한숨만 짓게 됩니다.

한의학에서는 이러한 감정과 기의 흐름의 변화 그리고 이것이 일으키는 장부의 기능변화를 읽어 내어 침과 뜸 그리고 특정한 기의 흐름에 변화를 일으키는 약초를 이용해 치료하는 것입니다. 얼마 전 '한의학에서 어떻게 정신 질환을 치료하나요?'라고 물은 분이 계셨는데, 이러한 이치를 설명해 드렸더니 수긍을 하셨지요.

사람이 병이 나는 것은 여러 원인이 있지만, 이러한 칠정의 변화가 너무 극단적으로 일어나서 그 감정이 일으키는 흐름에 휩쓸려 버린 경우가 참 많습니다. 너무 큰 사건 때문에, 혹은 작지만 지속되는 감정의 파문들에 몸과 마음이 적응하면서 어느새 속으로 병이 드는 것이지요. 이런 경

뜻하지 않게
오래 살게 된
요즘 사람들에게

우는 기의 흐름을 조정해서 다시 균형을 잡아 주면 회복을 합니다.

그런데 앞선 환자처럼 감정이 굳어 버린 경우도 있습니다. 이런 경우가 도리어 더 힘듭니다. 앞선 경우가 물은 있는데 물길이 틀어져 있어서 이것을 손보면 되는 것이라면, 이 경우는 물 자체가 말라 버린 것이기 때문입니다. 그래서 더 오랜 시간을 두고 심장의 기운을 북돋아 신명이란 이름의 감정의 불꽃을 되살려 내야 합니다. 그런 후에 그 불꽃을 키우고 이 힘을 조정해서 몸과 마음을 회복시킬 수 있습니다.

우리가 느끼는 다양한 감정들은 그 자체로 좋거나 나쁜 것도 아니고 긍정적 혹은 부정적인 것으로 나눌 수 있는 것도 아닙니다. 기뻐하고, 화도 내고 때론 슬퍼하기도 하고 사색에 잠기는가 하면 미래가 두렵기도 한 것이 사람입니다. 그런 여러 감정들이 없었다면 아마 우리가 살고 있는 세상의 풍경은 지금과 많이 달랐을 것입니다. 다만 경계할 것은 특정한 감정에 휩쓸려 균형을 잃는 것이지요. 느끼고 표현하는 감정이 풍부하다는 것은 그 사람의 삶이 그만큼 풍성하다는 반증일 것입니다.

환자분들과 이야기를 나누다 보면 '우리 사회가 느끼고 표현하는 것에 너무 엄격한 것은 아닐까?' 하는 생각이 들 때가 있습니다. 그러다 보니 웃음조차 배워야 하는 지경에 이른 것이지요. 풍부한 감정은 심장의 불꽃을 일으키고 삶에 생명력을 불어넣는 원천입니다. 건강하고 행복하게 살고 싶다면 내 안에서 칠정七情이 춤추게 해야 할 것입니다.

아프다면

먼저
통하게 하라

"온몸이 쑤시고 아파요. 마디마디마다 안 아픈 곳이 없어요."

"몸이 일기예보를 해요. 날 궂으려면 무릎이 먼저 안다니까요."

진료실을 찾는 이유는 많지만 그중 상당수가 몸의 통증 때문에 옵니다. 단순히 근육이 뭉치고 아픈 것부터 관절에 문제가 생긴 경우 혹은 심리적인 문제가 신체적 통증으로 나타난 경우도 있습니다.

한의학에서는 통증과 관련해서 "通則不痛 不通則痛통즉불통 불통즉통"이라는 말을 자주 합니다. 통증이 있다는 것은 통하지 못하였기 때문이라는 의미인데 이 불통의 상태는 여러 이유 때문에 발생합니다.

가장 흔한 것은 피로나 긴장으로 인해 몸속에 습과 담 어혈과 같은 것들이 쌓이고 이것이 체액과 기혈의 순환을 막는 경우입니다. 이때는 뭉친 부분을 풀어내어 기혈의 순환 통로를 넓혀 주고, 잘 먹고 잘 쉬면 통증은 스스로 사라집니다.

잘못된 자세나 반복된 운동이나 일을 통해 몸의 균형이 깨진 경우에도 통증은 잘 생깁니다. 근육의 불균형이 척추나 관절의 변형을 가져와서 몸이 마치 대들보가 기운 집과 같은 상황이 되는 것이지요. 이럴 때는 무엇보다 체형을 바로잡아 주는 작업을 해야 합니다. 당장의 통증만을 없애는 데 급급하다 보면 몸은 점점 더 틀어지게 되고 나중에는 장부와 정신적인 부분까지 편향되는 현상이 발생할 수 있습니다.

요즘에는 흔히 말하는 스트레스나 화로 인한 통증도 참 많습니다. 적당한 스트레스는 생존에 필요하다고 하지만 이것이 내가 감당하기 힘든 수준이 되면 어떤 식으로든 튀어나오기 마련인데, 이것이 신체적 통증으로 나타나는 것이지요. 한의학에서는 이런 통증을 '七情氣痛칠정기통'이라고 표현합니다. 감정의 불균형으로 인해 기의 흐름이 막혀서 생기는 통증이란 의미지요. 이런 분들의 몸을 살피면 근육이 '건들면 때린다!' 혹은 '만사 귀찮아~'라고 말하는 경우가 많은데, 이럴 때는 몸을 풀어내는 것 외에도 기의 흐름을 순조롭게 하고 쌓여 있는 감정들을 배출시켜 주어야 통증이 사라집니다.

이와는 조금 다르게 자기에게 어울리지 않는 옷을 입어서 생기는 심리적 문제 때문에 몸이 아픈 경우도 있습니다. 개인적으로 대뇌와 심장간의 불통이라고 표현하는데, 자신이 하고 싶은 일과 해야 할 일 간의 불균형(이게 없는 사람은 없겠지요)이 잘 조절되지 않은 경우입니다. 이런 분들은 본인이 인식하고 있는 경우도 있지만(이분들은 웬만해서는 겉으로 드러내지는 않고 지속적으로 마인드 컨트롤을 하지요), 너무나 오랫동안 입어서 그것이 자신이라고 믿는 경우도 많기 때문에 자신에게 그런 부조화가 있다는 것을 인식시키는 것부터 치료가 시작됩니다(하지만 제 부족함 탓으로 많은 분들이 '난 안 그래요'라면서 돌아서지요).

물론 실제로는 여러 문제들이 섞여 있는 경우가 많습니다. 그리고 이 외에도 다양한 이유들(질병, 노화, 외상, 약물 등)로 인해 통증이 발생합니다. 겉으로 드러난 증상은 신체적 통증이라 할지라도 그 속내는 다 다른 것이지요. 당장 아픈 것을 없애는 것도 중요하지만 그 통증이 의미하는 바와 통증의 이유를 함께 살피는 것도 잊지 말아야 합니다.

치료해 나가면서 만성적인 통증이 있는 분들에게 권하는 것이 있습니다. 바로 관절풀기와 숨쉬기 훈련입니다. 이를 통해 체액의 소통을 돕고 신경계의 균형을 회복하면 다양한 원인에 의해 발생하는 통증을 다스리는 데 도움이 되기 때문입니다.

관절關節은 관문이 되는 마디라고 해석할 수 있습니다. 관절은 체액의 정체가 일어나기 쉽다는 것과 이 부분을 잘 풀어 주면 마치 펌프처럼 체액순환을 촉진시킬 수 있는 양면의 모습을 지니고 있습니다. 여러 관절이 있지만 큰 관절인 손목, 팔꿈치, 어깨, 발목, 무릎, 고관절 그리고 목과 허리를 잘 풀어 주면 몸을 바로잡고 기혈의 순환을 활성화하는 데 도움이 됩니다. 요령은 기본적으로 손가락을 이용해 지그시 누르면서 원을 그리듯 문질러서 따뜻하게 열이 나게 하는 것입니다. 압과 마찰 그리고 열을 통해 뭉친 것을 풀어내고 순환을 촉진하는 것이지요. 이때 내측(겨드랑이, 서혜부 그리고 목의 전면)은 좀 더 부드럽게 해 주는 것이 좋습니다. 혼자서 하기 어려운 부분은 가족이 서로 해 주면 건강은 물론 관계 회복에도 도움이 될 것입니다.

숨쉬기 훈련은 좀 더 간단합니다. 몸을 편하게 하고(자세는 관계없습니다. 걸으면서도 할 수 있지요), 힘을 빼고는 한 호흡에 20~30초 정도로 코로 천천히 숨을 들이쉬고 내쉬는 것입니다. 억지로 길게 하거나 복식호흡을 한다고 배에 힘을 주거나 숨을 참을 필요는 없습니다. 그냥 자연스럽게 조금 깊이 그리고 천천히 호흡하면 됩니다. 처음에는 잘 되지 않더라도 반복하다 보면 30초 호흡 정도는 쉽게 할 수 있습니다. 처음에는 한 번에 10분 정도씩 아침에 일어나서 한 번, 오후에 한 번 그리고 저녁에 자기 전에 한 번 정도하다가 익숙해지면 지속시간을 길게 하면 더 좋습니다. 간단한 방법이지만 몸의 불필요한 긴장을 풀어내고 신경계의 균형을 회복하는 데 많은 도움이 됩니다.

관절풀기와 호흡훈련은 통증을 줄이고 몸을 건강하게 하는 데 도움이 되지만, 보다 큰 목적은 알아차림 혹은 깨어 있음에 있습니다. 바쁘게 살아간다는 핑계로 얄팍하게 인식하고 있는 내 몸과 마음의 상태를 잠시 동안의 집중과 이완을 통해 좀 더 깊게 인식할 수 있는 기회를 갖는 것이지요. 파문이 사라져야 물속을 잘 볼 수 있는 것처럼 멈춰야 비로소 보이는 것들이 있습니다. 그런 것들을 인식하는가 하지 못하는가는 건강은 물론 삶의 밀도에 큰 영향을 줍니다. 단순한 기법이지만 이 두 가지는 이유도 모른 채 바쁘기만 한 몸과 마음의 속도를 잠시 늦추는 데 도움이 될 것입니다.

요즘 가장 많이 듣는 말 중의 하나가 '불통' 그리고 '소통부재'입니다. 이런 말들이 유행하는 사회라면 아픈 사람이 자꾸만 느는 것은 당연한 일일지도 모르겠습니다. 남과 소통하려면 내 안의 소통부터 잘 되어야 할 것입니다. 내가 꽉 막혀 있는데 남과 소통하는 것은 불가능하겠지요. 건강을 위해 그리고 사회적 소통을 위해 나부터 잘 통하는 사람이 되어야겠습니다.

시야가
넓어지면

건강도 변한다

'아! 조금 전에 남산을 봤었나? 아니 못 봤던가? 잘 모르겠네…….'

매일 아침 같은 길로 출근을 하다 보니 계절에 따라 조금씩 바뀌기는 하지만 늘 마주치는 풍경들이 있습니다. 제 경우에는 남산의 서울타워를 보면서 내려와서 우측으로 돌면 성북동 집들 뒤에 자리 잡은 바위가 드러난 산이 보이고 조금 더 달리면 신호 대기에 걸리게 되는데, 그때는 앞쪽으로 성곽길이 보입니다. 안개나 스모그가 심한 날이면 멀리 떨어진 남산이 잘 보이지 않고, 더 심하면 성북동 뒷산이 보이지 않아 대기의 상태를 짐작하는 기준이 되기도 합니다.

그런데 간혹 분명 정면을 바라보면서 운전을 했는데도(시야에 안 들어 올 수가 없지요) 이 세 가지 풍경을 놓치는 날이 있습니다. 어느 날은 서울타워를 본 것 같긴 한데 이것이 방금 전 지나친 것인지 너무 자주 봐서 그렇다고 착각하고 있는 것인지 헷갈리기도 합니다. 다른 장소들도 마찬가지고요. 그럴 때면 '본다는 것이 무엇일까?'라는 생각이 듭니다. 분명 버젓이 눈을 뜨고 봤음에도 불구하고 그것을 인식하지 못했다면 그것을 봤다고 할 수 있을까라는 생각이 드는 것이지요.

그럴 때는 왜 그랬을까? 하고 자문해 보는데, 풍경을 놓친 날은 마음이 급하거나 감정이 불안정하거나 딴생각에 빠져 있는 경우가 많았습니다. 내부가 안정된 상태가 아니다 보니 외부를 향하는 시야가 좁아지고 그로 인해 받아들일 수 있는 세계가 작아지게 된 것이지요. 최근 물리학에서는 우리 우주는 허상이고 실제 우주는 따로 있다고 이야기하는데, 그 정도까지는 아니더라도 이런 경험을 하다 보면 우리가 사실이라고 인식하는 세계는 전혀 객관적이지 않은 지극히 주관적이고 한정된 것일 수 있겠구나 하는 생각이 듭니다.

이러한 인식의 오류(?) 혹은 한계는 내가 내 몸과 마음을 바라볼 때도 똑같이 발생합니다. 환자분들과 이야기를 나누다 보면 몸의 사인들이 그려내는 그림과 본인 스스로 믿고 있는 그림이 확연히 다른(대부분 조금씩의 차이는 있고 제 해석의 오류도 있을 것입니다) 경우가 있습니다. 이럴 때는 드러난 증상을 치료해 가면서(처음부터 그렇지 않다고 하면 대다수가 부정하면서 치료를 그만두더군요) 왜 환자가 자신을 그렇게 인식하고 있는가를 알아내기 위해 노력합니다. 평소 몸을 어떻게 쓰는지, 일이나 관계 때문에 받는 스트레스는 어떤지, 어떤 음식을 즐겨 먹고 어떤 운동을 하는지, 종교적 성향은 어떠한지 등등 환자 주변을 둘러싼 환경을 파악합니다. 그러다 보면 그분을 중심으로 한 그림이 한 장(한의학적으로 표현하면 음양오행 불균형도圖라고 표현할 수 있는) 그려지지요. 물론 제가 파악하는 것은 환자와 관계된 세상의 지극히 일부분이겠지만 병의 뿌리를 찾아가는 데 꽤 도움이 됩니다.

이러한 과정 이후에는 인식의 오류를 잡아 줄 수 있는 방법들을 권합니다. 직접적으로 어떤 부분이 잘못 되었다고 말하기도 하지만 대부분의 경우에는 스스로 몸과 마음의 변화를 통해 시야를 확장함으로써 병을 치유하고 인식의 틀을 변화시킬 수 있도록 돕습니다. 기본적으로 천천히 땅을 딛는다는 확고한 느낌을 갖고 걷는 것과 천천히 깊이 숨을 들이쉬고 내쉬는 호흡훈련을 권합니다. 그리고 환자분의 상태에 따라 태극권이나 명상을 권하기도 하고 한 권의 책을 권하기도 하고 때론 다른 의사선생님을 소개하기도 합니다. 이러한 과정을 통해 자신과 자신을 둘러싼 관계들을 전보다 좀 더 넓은 관점에서 명료하게 인식하고 나면 드러난 병을 치유하는 것은 훨씬 더 빠르게 그리고 효과적으로 이루어질 수 있습니다. 또한 단순히 드러난 증상만을 없애거나 숨긴 것이 아니기 때문에 비슷한 병이 있을 때 잘 대처할 수 있는 힘을 얻을 수 있는 장점도 있습니다. 내가 내 몸과 마음을 잘 알고 있으니 병 또한 약간의 도움을 받거나 혹은 스스로의 힘으로도 잘 다룰 수 있게 되는 것이지요.

눈을 감고 '나'라고 인식하고 있는 사람을 한번 떠올려 보세요. 머리부터 어깨 그리고 몸과 발끝까지 명확한 그림이 그려지는지요? 많은 분들이 두루뭉술한 이미지로 그려진다고 이야기합니다. 내가 내 의지로 늘 움직이고 쓰고 있는 내 몸도 정확하게 인식한다는 것이 쉽지 않습니다. 그렇다면 이 몸을 통해 인식하고 있는 세상도 비슷하겠지요. 만약 우리가 노력을 통해서 좀 더 선명하고 확장된 시선으로 나와 나를 둘러싼 관계를 인식할 수 있다면, 삶과 건강 모두 지금보다 나아질 수 있을 것입니다.

다른 사람은
멀쩡한데

왜 나만 그런데요?

"환자분의 어지럼증은 일종의 신호등이라고 생각하세요. 저도 그렇고 누구나 각자의 기울기가 있어요. 그래서 어떤 원인에서건 건강의 균형이 깨어질 때 그쪽으로 먼저 기울게 되어 있습니다. 체질이라기보다는 본인이 몸과 감정을 쓰는 습관에 의해 만들어진 일종의 내적 패턴 같은 거죠."

명의라 칭송받는 의사들은 단박에 알아차리겠지만, 저는 그 정도 경지에 이르지 못해 일정 기간 이야기도 나누고 치료를 해 가면서 환자와 그를 둘러싼 우주를 조금씩 알아 갑니다. 그 인식의 폭과 깊이가 깊을수록 환자에게 좀 더 효과적인 방법을 제시할 수 있지요.

환자가 살아온 삶의 시간과 지금 그를 둘러싼 환경에 의해 환자가 자신과 세상을 대하는 방식이 결정되고 이것에 의해 몸과 감정이 반응하는 일정한 길이 만들어지게 됩니다. 물론 제가 알지는 못하지만 그 바탕에는 분명 유전자의 장난이 일정 부분 깔려 있겠지요. 그런데 이 길이 평평하고 넓고 탄탄하면 좋겠지만, 대부분의 경우는 굽어지고 기울고 푹 꺼지는 부분마저도 있습니다. 그래서 같은 일을 겪더라도 환자가 받아들이는 현실은 전혀 다른 것이 되고 자연스레 그 반응 또한 다르게 나올 수밖에 없습니다.

이럴 때 가장 자주 듣는 말이 "다른 사람은 멀쩡한데 왜 나만 그런데요?"입니다. 그럼 저는 "그 멀쩡한 분도 조금만 더 알고 보면 허당인 부분이 분명 있습니다"라고 답합니다.

탄탄대로가 이상적인 건강이라면 현실적으로 건강하다고 하는 상태는 이 기울고 굽은 길이 내 몸과 감정에 가해지는 스트레스를 적당히 견뎌 내며 균형을 유지하고 있는 상태라고 할 수 있습니다. 그런데 어느 때고 과부하가 걸리게 되면 그 균형은 깨어지고 한쪽으로 쏠리게 됩니다. 우리가 자전거나 눈썰매를 탈 때 "어~~ 어~~" 하다가 넘어지는 것처럼 말입니다.

앞선 환자처럼 어지럼증이 그 신호인 경우도 있지만, 가장 흔한 신호는 감기입니다. 그래서 감기를 건강의 신호등이라고 말하기도 하지요. 두통이나 어깨 뭉침도 흔하고 갑자기 잠이 잘 오지 않거나 숙면을 취하지 못하는 경우도 있습니다. 이유 없이 피곤하고 짜증이 늘거나 갑자기 한숨이 자주 나오는 경우도 있습니다. '일을 많이 하면 근육통 오고 열 받으면 잠 안 오는 거 아니냐?'고 묻기도 하는데, 그 과부하가 신체적인가, 감정적인 것인가에 크게 관계없이 균형이 무너지면 맨 처음 발생하는 증상이 사람들에게는 있는 듯합니다.

이럴 때 일차적으로는 이 패턴을 알고 조금 기울어질 때 균형을 바로 잡아서 건강을 유지하는 것이 좋습니다. 아마 한의학에서 말하는 미병未病의 상태가 왠지 기운어지는 느낌이 들고 안 좋은 증상이 생길 것 같은 기분이 드는 단계일 수도 있습니다.

물 잔이 엎어지고 난 후에는 물도 많이 치워야 하고 잘못하면 잔까지 깨져서 사태가 심각해지기도 하지만, 찰랑거릴 때 내려놓으면 물이 조금만 넘치거나 아무 일도 일어나지 않는 것처럼 말입니다. 이렇게 하기 위해서는 평소 본인의 몸과 감정에 대해 관심을 갖고 대하는 것이 필요합니다. 환자 중에는 마치 병은 자신과 상관없는 그냥 없애야 하는 해충처럼 대하는 분들이 있는데, 그런 태도의 끝은 매일 한 움큼씩 먹는 약으로 귀결되기 쉽습니다. 마치 현악기 연주자가 미묘한 음의 차이를 인지하고 현을 조율하듯 자신의 몸과 감정의 상태를 알아차리고 조율해야 합니다. 이 작업에는 자신을 잘 아는 주치의를 두는 것도 도움이 됩니다.

다음으로는 내부의 패턴을 좀 더 균형 잡히고 튼튼하게 하는 작업이 필요합니다. 시중에 나와 있는 다양한 방법들 중에 본인에게 적합하고 재미가 있는 것을 선택해서 오래 지속합니다. 재능이 있고 없고를 떠나 오래도록 지속하는 것이 가장 중요합니다. 멈추지 않고 지속하면 변화는 반드시 일어납니다. 이 과정은 나무가 한 자리에서 뿌리를 내리고 성장하는 것과 같습니다. 그 방식이 올바르다면 분명 도움이 됩니다. 이때는 제대로 알려 줄 스승이 중요합니다.

몸과 감정에 들어온 별거 아닌 듯한 신호에 귀 기울여야 하는 또 하나의 이유는 우리가 과거와 달리 여러 변화로 인해 자의 반 타의 반으로 오래 살게 되었기 때문입니다. 이 신호의 또 다른 이름은 산화적 스트레스라고 할 수 있습니다. 즉 미미할 때 바로바로 처리하는 것이 산화적 스트레스와 이로 인한 만성 염증을 줄여서 노화를 늦추고 건강수명을 늘릴 수 있는 효과적인 방법이 됩니다.

사람은 비슷한 부분도 많지만 각기 다른 개성을 가진 존재입니다. 의학은 치료의 편의를 위해 하나하나의 개성보다는 일정한 범주로 묶어서 보는 방식을 선호합니다. 그러다 보니 무시하거나 놓치게 되는 부분들도 당연히 발생합니다. 이 부분은 개인의 노력으로 채워야 온전한 건강을 유지할 수 있습니다.

잘

쉰다는 것은
뭘까?

남들처럼 황금연휴를 다 즐기지는 못했지만 며칠 동안 비워 둔 한의원에 미리 나와 준비를 합니다. 몇 가지 점검을 하고 정리를 마치고 나니 진료실이 다시 숨을 쉬고 멈춰 있던 시간이 다시 흐르는 듯한 느낌이 듭니다. 마지막으로 물고기들에게 밥을 주고 난 후 밖으로 새지 않게 작은 전등을 하나 켜고 차를 내립니다. 아주 짧은 시간이지만 하루 중 그 밀도가 아주 높은 순간입니다. 마치 무한히 흘러가는 시간의 한 점을 온전히 자리하고 있는 느낌이 들지요.

잘 내려진 차를 마시면서 '쉼'에 대해 생각해 봅니다. 잘 쉰다는 것은 무엇일까요? 쉼을 의미하는 '휴休' 자는 사람이 나무에 기대거나 나무 아래서 쉬고 있는 모습을 의미한다고 합니다. 나무에 기대거나 그늘을 찾아든 것에 휴식의 의미를 부여한 것을 보면 일단 쉰다는 것은 하던 일을 멈춘다는 의미가 있는 것 같습니다. 들에서 땀 흘려 일하다가 잠시 일손을 멈추고 모정 아래서 잠시 앉거나 누워 낮잠을 자는 것처럼요.

그럼, 하던 일을 멈추기만 하면 잘 쉬는 것일까 하는 생각이 듭니다. 그렇지는 않은 것 같습니다. 이번 연휴에 혼잡스러웠던 인천공항의 모습만 봐도 알 수 있는 것처럼, 사람들은 평소 하던 일을 멈추면 또 다른 무엇인가를 합니다. 때로는 평소와 다른 그 무엇의 난이도가 높을수록 '잘 쉬었다'고 말하기도 하지요. 물론 어떤 계획이나 떠남이 없이 적극적으로 빈둥거리면서 삼시 세끼만 챙겨 먹기도 하지만, 평소에 일 때문에 못하는 또 다른 무엇인가를 해야 한다는 약간의 강박은 존재하는 듯합니다.

그럼 왜 우리는 쉬려고 하는 걸까요? 아마 몸과 감정과 정신이 피곤하기 때문이란 것이 가장 큰 이유일 것입니다. 그래서 일단 쉰다고 하면 피로를 유발하는 움직임이나 관계를 멈추거나 최소한으로 하고 회복되기를 기다립니다. 가장 대표적인 것이 잠을 자는 것과 만사 제쳐 두고 빈둥거리는 것일 것입니다. 실제 환자분들 중에는 그 무엇보다 이러한 휴식이 절대적으로 필요한 분들이 많습니다. 하지만 그 필요성이 절실한 분들일수록 쉬지 못하거나 정해진 수레바퀴에서 벗어나지 못하는 경우가 많아서 탈이지요.

그런데 이처럼 수동적으로 멈춰 있는 것보다 적극적으로 무엇인가를 하는 것이 더 효율적으로 몸과 마음을 회복시키기도 합니다. 수동적 휴식이 에너지의 소모를 최소한으로 하면서 충전을 하는 것이라면, 능동적 휴식은 일정한 에너지를 소비하지만 충전의 효율과 양을 높이는 것이지요. 약간의 마중물을 부어서 많은 물을 끌어올리는 겁니다. 특히 사람은 감정에 의해 에너지의 소비와 충전의 효율이 좌우되는 존재이고, 현대인들이 감정노동이 심하다는 것을 감안한다면, 기분을 좋게 하는 것은 잘 쉬는 것과 직결됩니다. 그래서 많은 사람들이 각기 자신의 기분을 좋게 하는 것을 찾아 떠나는 것이지요. 하지만 여기에도 뭐가 정말 내 기분을 좋게 하고 필요한 것인지 모른다는 함정이 존재합니다. 그러다 보니 남들이 좋다고 하는 것에 몰리고 유행에 따르게 됩니다. 운이 좋아 그것이 자신과 맞으면 좋지만 그렇지 않으면 헛심만 쓰게 되어 심신이 더 피로해집니다.

쉰다는 것을 한의학적 관점을 통해 보면 잠시 멈춰서 일상을 통해 생긴 음양오행의 균형을 회복하는 거라고 생각합니다. 살다 보면 몸과 감정과 생각을 편향되게 쓰게 되고 이로 인한 불균형이 발생하는데, 이 흐름을 잠시 멈추고 편차를 수정하는 시간을 갖는 것입니다. 찌그러지거나 바람이 빠진 공을 다시 고르고 빵빵하게 채우는 것이지요. 찌그러지고 바람 빠진 공으로 좋은 경기를 할 수 없는 것처럼 잘 쉬지 못하면 일상이 무너지게 됩니다.

그러려면 일단 경기를 멈추고 공을 가지고 경기장을 벗어나야 합니다. 계속 공을 차면서 수리를 하기란 어려운 일이니까요. 그래서 많은 사람들이 휴가를 내서 여행을 떠나는 것이겠지요. 그다음에는 공을 잘 살펴야 합니다. 어디가 닳고 해어졌는지 구멍이 났는지 바람은 얼마나 넣어야 하는지를 알아야 합니다. 무작정 펌프에 꽂아 바람을 넣으면 잠시는 멀쩡해 보이지만 금세 이전으로 돌아가게 됩니다. 여행지에서는 펄펄 날다가 일상에 복귀하면 과거를 반복하면서 다음 여행 계획을 세우는 것처럼 말이지요. 치료에서 진단이 중요한 것처럼 잘 쉬기 위해서도 스스로에 대한 진단이 매우 중요합니다.

따라서 잘 쉬기 위해서는 일단 관성적으로 흘러가는 일상을 멈춰야 합니다. 그리고 몸과 감정과 생각의 어떤 부분이 나를 불편하게 하는지를 살핍니다. 이때 과거의 일상이 반복되는 환경보다는 낯선 환경에 나를 노출시키는 것이 효과적입니다. 비행기를 타지 않더라도 잠시 일상을 떠나 주변을 환기시키는 것이 좋습니다. 그러면 좀 더 분명하게 내가 드러나니까요. 진단을 마치면 그것을 바꿀 방법은 자연스럽게 정해집니다. 또한 굳이 다른 액션을 취하지 않더라도 그것을 분명하게 인지한 상태에서 일정한 시간을 보내는 것만으로도 효과는 매우 좋습니다. 병의 치료에서는 진단 이후 치료가 필요한 경우가 많지만, 휴식에서는 진단을 하고 그 상태를 인지하는 것만으로 충분합니다.

우리가 쉬는 것은 다시 돌아온 삶을 이전보다 더 건강하고 잘 살기 위해서입니다. 이전의 경험을 바탕으로 좀 더 나은 삶은 살기 위한 자원을 확보하는 것이 휴식의 궁극적 목적인 것이지요.

작심 作心
이후가
중요하다

"마음먹은 대로 잘 되지 않지요? 당연히 그렇습니다. 지금 생각하는 대로 몸이 변화하려면 시간이 좀 걸릴 겁니다. 일정한 궤도에 올라설 때까지만 제 도움을 좀 받고, 이후에는 스스로의 힘으로 변화해 가야 합니다."

진료를 하다 보면 자신의 문제가 무엇인지도 알게 되었고 그것을 고치려고 노력도 하는데 왜 건강은 그대로냐고 묻는 분들이 종종 있습니다. 대체로 이런 분들은 건강에 대한 관심이나 노력의 수준이 평균 이상인데, 입력에 비해 출력이 제대로 나오지 않으니 좀 답답해하지요.

그런데 이런 분들을 가만 살펴보면 몇 가지 공통점이 있습니다. 먼저 한번 해 보는 분들이 많습니다. 언론이나 의사 혹은 지인이 좋다고 하니까 반신반의하면서 시도해 보며 알려진 효과가 나는지 보는 것입니다. 시쳇말로 간을 보는 것이지요. 물론 방법이 그 사람에게 딱 맞거나 가벼운 증상의 경우에는 실제 이 정도로 나아지기도 합니다. 하지만 새로운 나를 만들어야 하는 상태라면 이 정도로는 어렵습니다. 변신을 해야 하는데 변장을 하는 수준이니까요. '내 딴에는 한다고 한다'거나 '노력해 볼께요'라고 답하는 분들의 대부분이 이런 경우입니다. 남들 수영하는 모습을 보고 발만 물에 담그는 정도로는 수영을 배울 수가 없습니다. 영화 <스타워즈>에

뜻하지 않게
오래 살게 된
요즘 사람들에게

나오는 요다의 말처럼 '하거나 말거나 둘 중 하나'지 '해 보는 것'은 없습니다. 스스로를 바꿔야 한다고 생각했다면 합리적인 방법을 찾아(물론 이 단계에서 충분한 의심과 검증을 해야 합니다) 일정 기간은 몰입하는 것이 좋습니다. 그래야 원하는 효과를 거둘 수 있습니다.

다음으로는 동력이 부족한 경우입니다. 의욕도 있고 열심히도 하는데 일정한 궤도에 자신을 안착하는 데 필요한 힘(체력, 기력, 심력)이 부족한 분들이 있습니다. 이런 경우는 좋아지기는 하지만 병세의 호전이 더디고 그 과정에서 환자 스스로가 지치기도 하고 이 방법이 나에게 맞는 것일까? 하는 의구심도 들지요. 이럴 때는 주치의와 상의해서 생활 방식과 치료 방법이나 계획을 재조정하는 것이 좋습니다. 우주선이 지구궤도를 벗어나기 위한 속도를 얻기 위해서는 충분한 출력이 있어야 하는 것처럼, 나를 변화시켜 건강을 회복하는 데도 필요한 힘들이 보충되어야 합니다.

끝으로 그냥 하다 마는 경우입니다. 실제 진료를 하다 보면 이런 분들을 가장 많이 보게 됩니다. 잘해 나가다가 어느 순간이 되면 그냥 멈추는 것이지요. 물어보면 이만하면 되었다고 하는 분들이 많습니다. 그런데 의사의 입장에서는 '조금 더 올라와야 하는데'라는 생각이 드는 경우가 많습니다. 마치 90℃ 정도에서 충분히 뜨겁다고 불을 끄거나 살얼음이 얼었을 뿐인데 얼었다고 안심하고 강을 건너는 것처럼 말이지요. 이런 경우 가능하면 조금 더 안정된 궤도로 끌어올리려고 노력하지만, 본인의 마음이 정해진 경우는 쉽지 않아 그 정도 수준에서 만족해야 하는 경우가 생깁니다. 이런 분들은 시간이 지나면 천천히 이전의 자리로 돌아옵니다. 하지만 조금 떨어지는 기미가 보일 때 스스로를 다시 담금질하는 분들도 있는데 이런 경우는 절반의 성공은 거두었다 할 수는 있겠지요.

병에는 증상만 잘 컨트롤해 주면 스스로 회복할 수 있는 것이 있는가

하면 과거의 나를 벗고 새로운 모습으로 변화해야 치유되는 경우도 많이 있습니다. 이런 상황이 되었을 때 마음을 다잡고 노력을 시작하는 것은 황무지에 농사를 시작하는 것과 같습니다. 풀과 잡초와 같은 과거의 나쁜 습관들을 지워 나가야 하고 척박한 몸과 마음에 필요한 영양도 공급해야 합니다. 그런 후에 몸과 마음에 좋은 결을 내고 좋은 습관이라는 씨앗을 뿌리고 그것을 다시 잘 가꾸어 나가야 합니다. 이런 모든 과정들이 잘 되어도 첫해는 수확이 얼마 안 될 수도 있지요. 그런데 그렇다고 여기서 멈춘다면 이전의 황무지로 다시 돌아갈 것입니다. 한 해 농사의 경험을 바탕으로 좀 더 나은 방식으로 농사를 지어 가면 황무지는 어느새 옥토로 변화하고 원하는 만큼 수확할 수 있을 것입니다.

새로운 나를 만드는 과정은 생각보다 마음먹은 대로 되지 않습니다. 불교에서는 일제유심조一切唯心造라고도 하고 많은 자기계발서에서도 마음만 바꿔 먹으면 모든 게 잘될 것처럼 이야기하지만 현실은 그렇지가 않습니다. 생각의 변화는 단순히 씨앗일 뿐이지요. 이것이 뿌리를 내리고 줄기를 올리고 꽃과 잎을 내고 열매를 맺기 위해서는 시간과 현실에 맞는 노력이 필요합니다. 병을 치유하고 건강을 회복하는 것 또한 마찬가지입니다.

마음을 먹는 것은 중요하지만 그것에 그친다면 변화는 일어나지 않습니다.

뜻하지 않게
오래 살게 된
요즘 사람들에게

불안은
나의 힘

"남들보다 예민했기 때문에 지금의 일을 잘해 오실 수 있으셨을 거예요. 하지만 다른 사람들이 그냥 넘어가거나 인지하지 못하는 것들을 잡아낸다는 것은 양날의 칼이죠. 요령 있게 다루면서 그 무게를 감당할 수 있을 때는 무기가 되지만, 내 통제를 벗어나면 그때부터는 몸과 감정과 정신에 상처를 입히기 시작합니다. 그 내상을 의식적으로 무의식적으로 잘 버텨 내셨지만, 지금은 몸이 '더 이상은 못 버티겠다'고 하네요. 시간은 좀 걸리겠지만 기초부터 조금씩 바꿔 보시죠."

진료를 하면서 예민함 때문에 탈이 난 환자들을 자주 봅니다. 남들은 아무렇지도 않은 일들이 자꾸 눈에 띄고 감정을 건드려 힘들어지는 것이죠. 그런데 이런 분들이 처음부터 나쁘기만 했던 것은 아닙니다. 과거에는 이 예민함 때문에 세심한 부분까지 살피고 번뜩이는 아이디어를 얻어 자신의 일에서 좋은 성과를 내기도 하고, 관계에 있어서도 상황 판단이 빠르고 타인의 감정을 잘 읽어서 관계를 잘 유지하고 사람 좋다는 말을 자주 듣기도 합니다. 말하자면 덕을 본 셈이죠.

그런데 그 예민함이 주는 피로가 일정한 수준에서 풀리지 못하고 한계를 벗어날 때 문제는 발생합니다. 가벼운 긴장의 수준에서는 그냥 몸이 좀 피곤하고 소화가 잘 안 되거나 짜증이 자주 나고 간혹 잠이 잘 안 오는 정도의 증상들이 발생합니다. 이때는 좀 쉬면서 기분전환도 하고 음식도 좀 잘 챙겨 먹으면 잘 회복됩니다. 하지만 '누구나 다 이 정도 스트레스는 있지 뭐~' 하면서 무시하고 넘기기 쉽죠.

여기서 조금 더 나가면 불안의 단계에 접어듭니다. 우리가 외부세계와 접할 때 맨 처음 발생하는 것 말입니다. 한의학에서 칠기七氣 혹은 칠정七情이라 표현하는, 감정의 평정이 먼저 깨지면서 몸과 생각 또한 안정된 궤도를 이탈해서 불균형한 상태에 빠지게 됩니다. 불안은 분노나 우울 혹은 강박이나 일중독과 같은 형태로 나타나는 경우가 많습니다. 불면, 폭식증이나 거식증, 과민해진 위장 혹은 알레르기 반응과 같이 신체화되어서도 나타납니다. 밖의 세상과 안의 세상을 적당히 조율하면서 살아야 하는데 그것이 내 통제를 벗어나는 것이지요.

그런데 현대 우리 사회의 불안은 과거와는 좀 다른 측면이 있습니다. 과거에는(물론 이 또한 현재진행형입니다) 전쟁이나 기근 혹은 전염병이나 나쁜 인간처럼 명확하게 지정할 수 있는 외부의 나쁜 것에 의한 것이 주류를 이루었다면, 현대의 불안은 "넌 할 수 있어! 라고 말해 주세요"라는 동요가사처럼 희망과 긍정의 가면을 쓰고 있는 경우가 많다는 것입니다.

수많은 자기계발서가 이야기하고 있는 '당신 안에 잠들어 있는 거인'이 사람들을 불안하게 만들고 내적인 전쟁 상태에 빠지게 하고 아프게 만드는 것은 아닐까 하는 생각이 듭니다. 이러한 희망(?)의 메시지는 마치 이생의 어려움을 참고 견디면 다음 생에 복을 받을 것이라는 일부 종교의 교리와 크게 다르지 않단 생각도 들고요. 일종의 희망고문인 셈이지요.

하지만 모든 현상에는 음과 양이 있는 것처럼 불안에도 긍정적인 측면이 있습니다. 잘만 이용하면 변화의 계기가 될 수 있기 때문입니다. 불안은 안정된 상태에서 이탈한 상황입니다. 주전자에 담긴 물을 불 위에 올려놓은 것처럼, 내 안에서는 과거의 고정된 상태와는 다른 움직임이 생기기 시작합니다. 물론 대부분의 불안은 부정적 상황에 의해 유도되지만, 그 또한 분명 에너지인 것이죠. 이 에너지는 잔잔한 연못에 던진 돌처럼 습관처럼 지내 온 삶에 파문을 일으킵니다. 만약 이 역동적 상황을 통해 상황이나 자신을 리셋할 수 있다면, 불안을 타고 넘어 새로운 전기를 마련할 수 있을 겁니다.

많은 분들이 불안이 일으키는 불편함을 약물을 통해 잠재웁니다. 물론 이렇게 하면 불안감과 그에 따른 증상들은 사라지거나 사라지는 것처럼 보입니다. 동시에 변화의 불씨 또한 꺼지지요. 불안 또한 숨을 뿐, 해결되지 않거나 약물 복용으로 인해 다른 문제가 발생하기도 합니다. 엉킨 실타래는 시간이 걸리더라도 풀어야 다시 쓸 수 있는 것처럼, 불안 또한 번거롭더라도 그 안에 감춰진 매듭을 풀어야 그 후의 삶이 술술 풀릴 수 있습니다.

앞서 이야기한 환자분과는 치료를 하면서 자신의 심장박동수를 이용해서 호흡을 조절하는 연습부터 시작했습니다. 자율신경계의 균형을 회복하는 동시에 자신의 몸과 대화를 시작하는 데 도움이 될 것 같아 선택한 기법이지요. 앞으로 이어질 과정을 통해 이 환자분이 예민함과 불안을 넘어선 뭔가를 발견할 수 있었으면 좋겠습니다.

때론
병이

약이 된다

"아, 오셨어요! 어떠세요?"

몇 달 전 암 선고를 받고 수술을 앞두고 내원했던 환자분께서 아침 일찍 찾아오셨습니다. 머리는 짧아졌고 몸에는 치료를 받은 흔적이 남아 있지만 뭐랄까, 그분을 감싸고 있던 침울하고 어두운 기운은 거의 다 걷혀 있었지요.

"수술하고, 항암 치료와 방사선 치료까지 마친 지 얼마 되지 않았어요. 담당의사분은 다 잘되었다고, 앞으로 잘 관리하면서 지켜보자고 했고요."

치료 경과와 그동안 있었던 일들에 대해 이야기 나누고 몸의 상태를 살폈습니다. 좀 지치긴 했지만 지난번 왔을 때보다는 모든 흐름들이 편안해졌습니다. 암 수술 이후 주변에서 암 환자에게 좋다는 것을 많이 보내주고 소개도 많이 한다고 해서, 먹고 움직이고 잠을 자는 기본적인 것을 잘 지켜 나가고 무엇보다 피로를 피하고 가볍게 사시라 했습니다. 지금부터 어떻게 하는가에 따라 암 치료는 물론 앞으로 좋은 건강을 유지할 수 있을 거라고요. 그랬더니 이렇게 말씀하십니다.

"이제는 괜찮습니다. 혹시나 암이 재발해서 죽게 된다고 해도 상관없어요. 이번 일을 겪으면서 뭔가 꼭 붙잡고 있던 끈을 하나 놓은 것 같아요.

뜻하지 않게
오래 살게 된
요즘 사람들에게

이제는 좀 다르게 살아야죠."

진료를 하다 보면 암과 같은 중병이나 난치성 질환으로 고통을 겪는 분들을 만나게 됩니다. 치료가 잘되어서 편하게 이야기하는 분도 있지만 많은 분들이 힘겹게 병에 맞서 버티고 있고 때론 그 무게를 견디지 못하고 몸과 마음은 물론 삶 전체가 무너진 분들도 있습니다. 진단 이후 이어지는 치료 과정에서 겪는 피로와 긴장 그리고 불안감이 만만치 않고, 이로 인해 너무나 당연하게 여겼던(때론 지루해하기까지 했던) 평범한 일상생활을 유지하는 것이 어려워지기 때문입니다.

그런데 개중에는 드물게 병과 투병 과정의 고통 속에서 이제까지의 삶을 정리하고 새로운 인생의 문을 여는 분들이 있습니다. 몸과 마음을 병들게 했던 과거의 생활을 되돌아보는 속에서 자신을 옭아매고 있던 것들로부터 조금 자유로워지는(완벽한 자유를 얻는다면 부처님이나 예수님의 경지에 들겠지요) 것이지요. 그 약간의 자유가 열어 준 틈새로 이전에는 보지 못했던 삶의 다른 측면을 바라볼 수 있게 되고, 이를 통해 과거와는 다른 삶의 궤도에 진입하는 것입니다. 이런 분들과 이야기하다 보면 병으로 인해 많은 것을 잃은 것은 사실이지만 이전처럼 살면 몰랐을 귀한 것들을 알게 되었다는 말씀을 듣기도 합니다.

얼마 전 여러 해 동안 암 환자들을 돌봤던 분과 이야기를 나눌 기회가 있었는데, 그분은 암을 개체를 죽이려고 작정한 암과 '너 이렇게 살면 안 돼!'라고 경고 하는 암으로 구분했습니다. 전자는 전이도 빠르고 영악해서 고치기가 어려운 반면, 후자는 생활을 바꾸고 몸과 마음의 상태를 좋게 해 주면 예후가 좋다고 합니다.

그 이야기를 들으면서 암뿐만 아니라 우리가 흔히 중병이라고 부르는 병의 이면에는 이제까지의 방식으로 살면 큰일 난다는 강한 경고의 메시지가 담겨 있지 않을까라는 생각을 했습니다. 우리 몸과 마음이 더 이상 견딜 수 없는 수준에 왔을 때 더 지속되면 어쩌면 죽을지도 모른다는 신호가 포착되었을 때 과도하게 쓰거나 약하게 타고난 부분을 통해 병이 드러나고(그 뿌리는 훨씬 이전부터 만들어졌겠지요), 그렇게 함으로써 반강제적으로 삶의 속도를 늦춰서 이제까지의 시간을 되돌아보고 심신을 돌보게 하려는 생명의 기전이 아닐까 하는 것이지요. 쉽지는 않겠지만 중한 병을 이렇게 받아들일 수만 있다면 병을 치유하는 과정을 통해 제법 많은 것을 얻을 수 있으리라 생각합니다.

상담을 마치고 돌아가시는 분의 뒷모습이 참 가볍게 느껴졌습니다. 가만 생각해 보니 그 환자분의 어깨선이 조금 변한 것도 같습니다. 병의 예후가 어떨지 앞으로 인생에 어떤 일들이 생길지 정확히 알 수는 없지만, 처음 만났던 날과 같은 모습은 아닐 듯합니다. 병을 잘 다스리고 그 과정을 통해 삶까지 치유해 나가는 환자의 모습을 보는 것이 치유하는 사람에게 허락된 즐거움이라는 생각이 듭니다.

속 불을
키우자

"몸 상태는 많이 나아졌어요. 불균형했던 부분도 안정을 찾아가고 있고요. 그런데 여기서 한 걸음 더 나가려면 환자분 마음속 엔진의 출력을 한 단계 높여야 해요."

"아침에 눈을 떴을 때 오늘 하루를 기대하게 만드는 것이 필요합니다. 아주 사소한 것이라고 해도 상관없어요. 다른 사람의 눈에 그럴싸하게 보일 필요도 없고요. 지극히 개인적이고 내밀한 그런 즐거움을 적극적으로 모색해야 해요. 그 기쁨이 작은 불씨가 되어, 불꽃이 점점 커지면 자연스레 약물도 줄여 가고 지금의 몸과 마음의 상태에서 벗어나게 될 것입니다."

몇 달 전 가족들의 손에 이끌려 찾아온 청년에게 요즘 들어 자주 하는 말입니다. 여러 해 전 겪은 상처들로 마음의 동력을 잃고 몸까지 지친 상태로 왔었는데, 지금은 흐렸던 눈도 초점을 많이 찾아가고 목소리에 힘도 생기고 본인의 상태도 좀 더 정확하게 표현을 하지요. 본인이나 가족들은 변화에 만족한다 하지만, 일상에 복귀하기는 힘든 상태고 치료 과정에서 보면 탄력을 받아 한 단계 올라서야 하는 시기여서 말이 많아지고 있습니다. 이 시기를 놓치면 정체되기 쉽기 때문입니다. 그런데 스타터 역할을 해 줄 마음의 불꽃이 일지 않아 애를 먹고 있지요.

"배우고 때때로 그것을 익히면 이 또한 기쁘지(說) 않은가. 벗이 있어 먼 곳에서 찾아오면 이 또한 즐겁지(樂) 않은가."

《논어》를 펼치면 맨 처음 나오는 '학이 편'의 이 구절은 너무도 유명하지요. 여기서는 삶의 즐거움을 '열說'과 '락樂'으로 표현합니다. 비슷해 보이지만, '열'은 나 스스로 즐거운 것이고, '락'은 벗이 찾아왔다는 외부적 조건에 의한 즐거움이라는 차이가 있습니다.

이에 관해 다양하게 해석하지만, 저는 시선의 방향이 다르다고 생각합니다. 즉, 자신의 내면을 들여다보면서 그 안의 변화와 성장에서 얻는 즐거움이 있는가하면, 밖을 바라보면서 외부 세상과의 관계에서 얻는 즐거움이 있는 겁니다. 이렇게 말하면 '열'이 뭔가 더 그럴싸해 보이지만, 두 즐거움은 동등한 가치를 가지고 있다고 생각합니다. 음과 양이 서로 뿌리가 되고 추동을 하면서 생명현상을 만들어 가는 것처럼, 안팎의 즐거움은 톱니바퀴처럼 맞물려 돌면서 삶을 건강하고 행복하게 만듭니다.

이 '열'과 '락'이 불균형할 때 삶은 삐걱거리기 시작합니다. 음과 양의 균형이 깨지면 병이 생기는 것과 같은 이치입니다. 밖의 즐거움만 찾다 보면 속이 허해져서 끝없이 욕망하게 되고, 세상과 어울리지 못하고 속만 들여다보고 있으면 편벽되거나 어느 순간 성장이 멈춰서 속병이 나기 쉽습니다. 좀 다른 의미지만《논어》'위정 편'에 나오는 배우기만 하고 생각하지 않으면 미혹되고, 생각하기만 하고 배우지 않으면 위태로운 상황이 벌어지는 것이지요.

그런데 환자들과 이야기를 나누다 보면 '락'의 비중이 과도하고, 여기서 문제가 생겨 균형을 잃는 경우가 참 많습니다. 이때 내 중심을 잡아 줄 '열'이 부족하다 보니 그 해결책 또한 자꾸만 밖에서 찾게 되고 그럴수록 속은 허해지는 악순환이 되풀이됩니다. 운이 좋아 일이 잘 풀리면 잠시 숨을 돌리게 되지만, 한쪽으로 치우친 상황은 해결이 되지 않은 상태이므로 다시 문제가 터지고 병이 나는 것은 시간문제입니다.

'그렇게 마음의 균형을 잡고 즐겁게 사는 게 좋지만 그것이 병하고 그렇게 상관이 있겠나?' 할지도 모르겠습니다. 그런데 실제로 환자를 보다 보면 겉으로 드러난 증상과 말과 행동으로 드러나는 표현은 다양하지만 사는 것이 팍팍하고 재미가 없어서 병이 나는 경우가 너무도 많습니다. 직접적으로 병의 원인이 되기도 하고 병이 악화되거나 잘 낫지 않는 데 큰 영향을 주기도 합니다. 이런 분들에게는 마음속 '열'의 불꽃을 살려 주는 것이 병의 치료와 예방에 매우 중요합니다.

이 불꽃을 살리기 위해서는 먼저 불 피울 준비를 합니다. 자리가 축축하고 꽉 막히거나 바람이 너무 세면 불을 피우기 어려운 것처럼, 우리 몸도 꽉 막힌 울증의 상태에 빠져 답답한 상황이 되거나 힘을 잃고 외부 상황에 너무 쉽게 휘둘리면 뭔가 해 보려고 해도 지속하지 못하거나 헛심만 쓰는 경우가 많습니다. 그래서 먼저 숨통을 트여 주고 그동안 막혀서 불균형하고 약해진 몸의 상태를 회복시켜 줍니다. 여기까지는 의사가 주도하지만, 이 후의 과정은 환자 스스로의 역할이 더 크고 의사는 조력자가 됩니다. 내가 무엇을 할 때 즐거운가를 찾아야 하는데, 사람은 다 달라서 정답이 없기 때문입니다. 오랫동안 익숙하게 해 오던 것의 새로운 경지를 추구할 수도 있고, 이제까지와 다른 삶의 경험들을 통해 이제까지 몰랐던 자신의 모습을 발견할 수도 있을 것입니다. 이러한 노력이 '열'의 불꽃으로 순조롭게 이어지고, 불이 안정적으로 자리 잡을 수 있도록 몸과 감정의 상태를 의사와 함께 점검하면서 끌어올려야 합니다. 이 과정이 성공적으로 이루어지면 열과 락의 톱니바퀴가 서로 잘 맞물려 돌아가게 될 것입니다.

근육이
알려 주는

내 건강 상태

"지금 환자분의 근육은 비유하면 늦가을의 나뭇가지와 같아요. 좋은 근육은 봄날 물오른 나뭇가지처럼 낭창낭창하고 부드럽지만, 환자분의 근육은 살아 있지만 물기가 적어, 힘을 주면 툭! 하고 부러지는 나뭇가지예요. 이런 상태의 근육은 그 자체로도 불편하지만, 전신적인 불균형이 꽤 오래 누적되었다는 신호이기도 해요. 통증이라는 당장 급한 문제는 침을 맞아도, 소염진통제나 근육이완제를 먹어도 해결할 수 있을 겁니다. 하지만 증상이 지속적으로 만들어지는 이유를 찾아서 해결하지 않으면 반복되거나 더 골치 아픈 문제가 생기기도 합니다."

몸으로 나타나는 여러 가지 신호 중에 근육의 상태 또한 몸과 감정의 상황을 알 수 있는 중요한 단서가 될 수 있습니다. 담이 결려서, 어깨가 뭉쳐서, 목이 안 돌아가서, 다리에 쥐가 나서 왔지만 실상은 수면이 부족해서, 소화가 안 돼서, 화가 나거나 우울해서, 피곤해서라고 근육은 말을 하지요.

그 정도가 가벼우면 문제가 되는 증상을 치료하면서 근육의 말을 환자에게 번역해 주고 생활에서 실천하면 도움이 될 일을 말해 주는 것으로도 잘 회복합니다. 하지만 제가 '늘어진 용수철'이라고 부르는, 유연함과 탄력을 상실한 상태가 되면 환자와 의사 모두 좀 더 적극적으로 노력해야 합니다. 병이 만성화하거나 더 중한 병이 될 수 있는 상태이기 때문입니다.

이런 상태가 되는 가장 큰 원인은 신체와 감정의 과로입니다. 미래를 당겨써서 현재의 시간에서 미리 소모했지요. 쓰기만 하고 보충하거나 회복을 제대로 하지 않으니 몸과 감정이 견디지를 못합니다. 젊을 때는 활성 자체가 높기 때문에 어떻게든 버텨 내지만, 중년 이후로는 회복하는 힘이 점점 떨어져서 과로의 흔적은 지속적으로 축적됩니다. 급속히 늘어난 기대여명 탓에 같은 몸으로 더 오랫동안 일해야 한다는 압박 또한 증가했습니다. 더 많이 더 오래 일해야 하는 세상이다 보니, 자신을 돌보지 못하고 혹사하며 산 결과지요.

그러다 보면 신체적으로나 감정적으로나 원상복구를 할 수 있는 탄성을 잃은 채로 살아가게 됩니다. 환자 중에는 그런 상태가 오래되어 분명 병적인 상태인데도 "나는 본래 그런 사람이었어요"라고 말하는 분이 있습니다. 이러한 수준이 되면, 운이 좋으면 큰 병 걸리지 않고 근근이 문제를 다독여 가며 살아갈 것이고, 운이 나쁘면 중한 병에 걸려 고생을 많이 하거나 그 병으로 인생을 마감하게 됩니다. 건강과 병이라는 단어로 삶을 설명하면 우울할 정도로 간단하지요.

우리 몸이 좋아서 이런 상태에 이르도록 버틴 것은 아닙니다. 가혹한 상황을 버텨 내기 위해 적응하는 과정에서 만들어졌다고 하는 것이 옳을 것입니다. 따라서 한계점을 완전히 벗어난 상황이 아니라면, 이 적응하는 힘을 이용해 좋은 상황을 회복할 수 있습니다. 물론 그렇다고 해서 여든 살의 노인이 20대의 청년이 되지는 않겠지만요. 어쩌면 그런 연구를 하거나 후원하는 사람도 세상에는 분명 있겠지요.

우리가 목표로 해야 하는 것은 인간다움을 잃지 않고, 품위 있고 조금 덜 아프고, 큰 병에 걸리지 않고 조금 더 나은 세상을 지향하며 하고 싶은 일을 하면서 사는 것이라고 생각합니다. 그러려면 너무 팽팽하지도 너무 늘어지지도 않게 몸과 감정의 상태를 조절해야 하고, 이를 위한 환경을 만들어야 합니다. 이러한 탄성의 회복에 좋은 도구가 될 수 있는 것이 바로 한의학의 치료법과 전통적인 양생의 방법이지요.

몸과 감정의 항상성이라고도 부를 수 있는 탄성을 회복하는 과정은 시간이 걸립니다. 알아차리고 의식적으로 노력하고 여기에 치료가 더해지기 때문에 탄성을 잃어 온 시간보다는 짧겠지만, 환자가 기대하는 것보다는 더 긴 시간이 필요합니다. 그리고 이 시간은 잃었던 것을 회복하는 의미와 함께 나를 알고 스스로를 효과적으로 다룰 수 있는 방법을 익히는 기간이기도 합니다. 의사의 치료라는 망치질과 환자의 변화라는 담금질이 더해져 몸과 감정의 탄성이라는 칼을 더욱 부드럽고 강하게 만드는 셈이지요.

지금 스스로 혹은 사랑하는 사람의 근육을 천천히 그리고 가볍고 섬세하고 만져 보시길 권합니다. 그 느낌이 아이들의 몸과 봄날의 버들강아지처럼 부드럽고 탄력이 넘치는지, 아니면 짐승의 털가죽이나 굳은 기름 같은지를 확인해 보세요. 만약 후자라면 몸과 감정과 삶의 탄성을 회복할 노력을 시작해야 합니다.

뜻하지 않게
오래 살게 된
요즘 사람들에게

열심히
하는 것과

잘하는 것

"생활의 속도를 조금 늦추세요. 즐거운 일이라도 피곤할 정도로는 하지 마세요. 이제 뭘 많이 하기보다는 적게 하더라도 깊이 있게 하시는 것이 건강을 회복하는 데 도움이 됩니다."

올해 30여 년간 몸담았던 직장을 퇴직했다는 이 환자분을 만난 것은 한 달 정도 전입니다. 퇴직 이후 여유롭고 멋진 삶을 기대한 이분께 동시 다발적으로 찾아온 질환들로 현재 복용 중인 약의 종류가 여덟 가지 정도. 거기에 몸에 좋다는 기능성 식품까지 복용 중이었습니다. 처음 내원해서 본인의 병력을 말하는데 어디서부터 시작을 해야 할지 고민이 되었습니다. 병증이 다양할뿐더러 그 뿌리가 깊었기 때문입니다.

'급할수록 천천히, 병이 복잡하고 중할수록 기본부터'라는 말을 떠올리고 그때부터 병이 아니라 이분이 왜 지금 여기까지 왔는가를 묻고 들었습니다. 그러면서 알게 된 것은 이분이 너무 성실하고 열심히 살아왔고 지금도 그렇게 지내고 있다는 것이었습니다. 직장생활을 하면서 아이들을 키우고 뒷바라지 하는 데도 최선을 다했고, 그러면서 취미생활도 하고 모임에도 열심히 나가고, 현재도 요일마다 할 일들을 정해서 강좌를 듣고 악기를 배우러 다니고 있고 가을에는 장기간의 해외여행도 계획 중이라고 했습니다. 다른 사람들은 그런 모습을 보고 '참 열심히 산다! 대단하다!'고들 한다고 하지요. 그런데 문제는 이러한 삶의 방식을 몸이 견디지 못했다는 것입니다. 일단 많이 지쳤고 표현하지 못한 감정들로 인해 기혈의 순환이 막혀서 여러 병들이 생겨나게 되었습니다. 그래서 오실 때 마다 반복해서 충분히 쉬면서 그 간의 삶을 반추해 보고 조금 느리게 생활할 것을 권해 드립니다. 그런데 이분 만만치가 않습니다. 한 달을 귀에 못이 박히도록 이야기를 한 결과, 다섯 가지 취미활동 중 하나를 줄였다고 합니다. 앞으로 갈 길이 험난합니다.

진료를 하다 보면 너무 열심히 하는 분과 아무것도 안 하는 분들을 만나게 됩니다. 아무것도 안 하는 분들은 고쳐야 할 부분들을 말씀드리면 웃으면서 인정도 하고 앞으로는 고치겠다고도(절반 정도는 말로만 그렇긴 합니다만) 합니다. 그런데 문제는 열심히 하는 분들입니다. 이분들은 자신의 방식에 문제가 있다는 것을 인정하지 않는 경우가 많습니다. 특히나 본인이 열심히 해 온 운동이나 식생활과 같은 생활 방식 혹은 몸에 좋다고 해서 먹어 온 것들이 도리어 건강을 해쳤다고 하면 가끔은 표정이 굳어지거나 또 다른 의견을 피력하기도 합니다. 때론 방송에서 그랬다든가 유명한 선생님이 소개한 방법이라고 하면서 권위에 의존하기도 합니다. 하지만 아무리 좋은 것이라고 해도 나에게 맞지 않는 것을 열심히 하는 것은 도움이 되지 않습니다. 그리고 그 결과가 현재의 내 몸과 마음의 상태이지요.

따라서 내 삶을 즐겁고 건강하게 하기 위해서 무언가를 시작하려고 할 때는 나 자신을 먼저 점검해 봐야 합니다. 주변에서 좋다고 하거나 텔레비전에 이것만 하면 모든 것이 해결된다고 하는 것들에 현혹되어서는 안 됩니다. 나 자신이 어떤 사람인지, 무엇을 즐겁게 잘할 수 있는지 지금 혹은 앞으로의 인생에 어떠한 점들이 필요한지를 꼼꼼하게 체크해 봐야 합니다. 그다음으로는 1~2년 하고 중단하기보다는 10년 20년을 지속하면서 깊이를 더해 갈 수 있는 것, 여럿이 모여서도 할 수 있지만 혼자서도 할 수 있는 것을 선택하는 것이 좋습니다. 또한 남이 알아주거나 승부를 통해 얻는 기쁨보다는 내 내면의 즐거움을 더할 수 있는 것을 선택하는 것이 좋습니다. 그래야 오래 지속할 수 있기 때문입니다.

《논어》에서는 나이 마흔을 불혹이라 하고 쉰을 지천명이라고 표현합니다. 중년이 지나면 이제 세상의 이야기들에 현혹되지 않고 스스로를 잘 알고 내가 해야 할 바를 꾸준히 실천해서 삶을 완성해 나가야 합니다. 단순히 열심히 하기만 해서는 인생도 건강도 잘 돌볼 수 없습니다. 필요 없는 것들에 몸과 마음의 기운을 소모하지 말아야 합니다. 무엇이 나를 성장시키고 깊은 즐거움을 주는가를 잘 알고 꾸준히 실천해야 즐겁고 건강한 삶을 살 수 있습니다.

너무
잘하려고

하지 말자

"일을 할 때 지나칠 정도로 잘하려고 하진 않는지요?"

"조금 그런 경향이 있어요. 남들은 유난스럽다고도 하는데 그렇게 하지 않으면 제 마음이 불편해서 뭐든 제가 정한 기준에 충족되어야 마음이 편해요."

"물론 매사 완벽하게 하면 좋지요. 대충 넘어가면 안 되는 일도 있고요. 하지만 한 사람이 감당할 수 있는 용량에는 한계가 있는 법이거든요. 적절히 덜어 내지 못하고 쌓아 두기만 하면 그 중압감을 마음과 몸이 버티지를 못해서 탈이 납니다. 지금 환자분의 몸 상태가 그래요. 당장의 치료는 최선을 다해 버텨 온 몸과 마음을 회복시키는 데 중점을 두겠지만, 삶을 다루는 방식에 조금은 변화가 필요하다고 생각합니다. 그게 안 되면 적절한 기법들을 이용해 그 중압감이 일정 수준 이상으로 차 올라오지 않도록 조절하는 연습이라도 하셔야 합니다. 그렇지 않으면 다양한 병증들이 생길 것이고, 그 증상들에 일일이 대응하다 보면 나중에는 엉킨 실타래처럼 복잡해질 거예요. 그러니 지금의 치료는 물론이고 앞으로의 건강을 위해서라도 달라질 필요가 있습니다."

병이 어디에서 왔는가를 추적하다 보면 일이나 운동을 많이 한 후 어

뜻하지 않게
오래 살게 된
요즘 사람들에게

깨가 아픈 것처럼 간명하게 드러나는 경우도 있지만, 병의 경중과 관계없이 신체적 통증과 불편함으로 표현되었지만 그 실상은 마음에 더 크게 영향을 받고 있는 경우가 많습니다. 몸과 감정과 정신이 서로 영향을 주는 것이 인간이라는 점에서 너무 당연한 이야기일 수도 있지만, 그 치료에서는 간과되기 쉽지요. 병이 가볍고 일시적인 경우에는 그것만 해결해 주면 몸이 스스로 알아서 회복합니다. 하지만 몸 증상은 물 위에 떠 있는 빙산의 일부이고 그 실상은 생각과 감정이란 바다에 가라앉아 있는 경우에는 위에 드러난 것만을 걷어 내서는 문제를 해결할 수 없습니다.

이런 병증의 원인이 되는 대표적인 경우가 바로 '중압감'입니다. 중압감에 의한 신체 증상은 주변에서 성격도 좋고 일도 잘하고 성실하다는 평가를 받는 분들에게서 많이 볼 수 있습니다. 이런 분들은 상담을 할 때도 '참 괜찮은 분이다'라는 생각이 들지요. 주된 증상은 '두통, 어깨 뭉침, 복통, 소화불량, 역류성 식도염, 변비나 설사, 불면 그리고 만성적인 피로감' 등이고, 여성의 경우에는 '생리통, 생리주기의 이상 혹은 자궁의 병증'과 같은 증상이 동반되는 경우도 많습니다.

중압감은 삶의 무게에 내가 눌려 있는 상태라고 할 수 있습니다. 주변의 상황이나 자기 스스로 만들어 낸 기준들로 인해 일상의 삶이 버거워진 것이지요. 무거운 배낭을 메고 산을 오르는 것을 연상하면 쉽게 이해가 될 것입니다. 처음에 힘이 있을 때는 잘 견디면서 올라가지만, 시간이 흐를수록 같은 배낭이지만 점점 무겁게 느껴집니다. 어깨가 눌리며 아파 오고 등과 허리는 조금씩 구부정해집니다. 숨도 점점 차오르지요. 적당한 때 쉬면서 물도 마시고 배낭을 가볍게 해 주면 문제가 없지만 휴식과 재충전 없이 무리한 산행을 하면 결국 다치거나 조난을 당하게 됩니다.

심리적 배낭도 이와 같은 현상을 일으키고 이로 인해 위에 언급한 증상들이 나타납니다. 이것이 발단이 되어 더 중한 병이 생기기도 합니다. 힘들어도 스스로 짊어져야 한다는 마음의 짐이기 때문에 내려놓는 것 자체가 어렵습니다. 자신의 짐을 잘도 떠맡기거나 나 몰라라 하는 사람도 있는데, 이런 분들은 중압감 때문에 병이 들지는 않겠지요.

그럼, 이것을 어떻게 치료할 수 있을까요? 의사가 환자가 처한 환경을 바꿔 줄 수도 없고, 마음의 습관을 뚝딱 고친다는 것도 쉬운 일이 아닙니다. 그렇다고 현재의 불편함만을 해결해 주는 것만으로는 부족하고요.

이럴 때는 일단 환자 스스로가 병의 길을 인지하는 것이 중요합니다. 감정이나 생각의 패턴이 어떤 식으로 몸의 증상을 만들어 내는지를 알면 그것의 해결책은 자연스레 나오게 됩니다. 이러한 작업을 의사와 함께해 나가면서 과도한 중압감을 견디면서 생긴 몸의 긴장 반응을 풀어 주고, 정체되고 막힌 통로를 열어 주면서 그동안 소모된 부분을 보충해 줍니다. 이렇게 우리 몸이 스스로 회복할 수 있는 환경을 조성해 놓고 기다리면 점차 눌리고 지쳤던 몸과 마음이 조금씩 펴지고 활력을 회복합니다. 물론 이 과정이 순조롭지만은 않지요. 삶이 그렇듯 치료도 멀리 보면 나아가지만 잠깐을 두고 보면 비틀비틀하기 마련이니까요.

겉으로는 어떻게 보일지라도 우리는 누구나 자신의 자리에서 최선을 다하며 살아갑니다. 그런데 때론 그 속에서 길을 잃기도 하지요. 잘하는 것은 좋지만 왜 잘해야 하는지를 잊지 않는 것은 더 중요합니다. 우리는 누군가에게 잘 보이거나 어떤 일을 잘하려고 사는 게 아니라 행복을 위해 살고 있다는 것을 잊지 말아야 합니다.

뜻하지 않게
오래 살게 된
요즘 사람들에게

버티는 게
능사는 아니다

"지금까지 잘 버텨 내셨네요. 그런데 이제 몸이 더 이상은 어렵다고 합니다. 말씀하신 증상들은 서로 상관없어 보일 수도 있지만, 실상은 하나로 꿰어집니다. 이런 경우 두더지잡기게임처럼 하나를 잡으면 다른 곳에서 다른 증상이 튀어나오거든요. 그걸 일일이 따라가다 보면 나중에는 몸이 지쳐서 뭘 못하게 됩니다. 이제까지 받아 온 치료들이 효과가 없는 것은 아니었지만 변화를 만들어 내기에는 부족했던 것 같습니다. 앞으로는 두더지가 나오는 패턴을 이해하고, 게임기의 전원을 끌 수 있는 방식으로 접근해 보죠."

환자들의 이야기를 듣고 몸에 드러난 사인들을 하나씩 확인해 나가다 보면 '자기 앞에 놓인 현실을 참 열심히 버티면서 살아왔고 살고 있구나'라는 생각을 자주 합니다. 어느 한 사람 자신의 삶에 최선을 다하지 않은 사람은 없다는 말에 깊이 공감하게 되지요.

그런데 그런 분들 중에는 자신이 가진 장점이나 개성을 죽이고 사회나 다른 사람이 정해 준 틀에 자신을 애써 맞추고 참고 지내 온 경우가 꽤 있습니다. 마치 신화에 나오는 프로크루스테스의 침대처럼, 기준에 맞추지 않으면 더 큰 일이 생길 것이 걱정되어서 혹은 오랫동안 그렇게 살다 보니 어느새 자신이 그런 사람이라고 스스로 여기게 되어 그냥 익숙함에 이끌려 살기도 하지요.

하지만 정도와 인지의 차이는 있어도 그러한 불일치에서 스트레스가 발생하기 마련이고, 그것이 시간을 두고 쌓여 병을 만듭니다. 버티는 데도 한도가 있기 때문이죠. 이런 분들은 말과 몸이 보여 주는 신호들이 달라서 진료에 애를 먹거나 병의 스위치를 찾는 데 오랜 시간이 걸리기는 경우가 많습니다. 증상들이 의미하는 바를 설명 드리면 수긍하고 조금씩 스스로를 바꿔 가면서 치료하는 경우도 있지만, 때론 의심과 경계를 드러내며 다음에 오지 않는 분도 있습니다. 그러고 몇 해가 지나 다시 왔을 때 보면 십중팔구 여전히 그 안에서 또 다른 병을 만든 것을 확인하게 됩니다.

병의 스위치와 시퀀스를 파악하게 되면 그에 맞게 치료를 하는 것은 상대적으로 쉽습니다. 버티다 병이 난 경우는 먼저 신경계의 불균형으로 발생한 신체적 긴장을 풀어내는 치료를 합니다. 몸과 마음에 '괜찮아. 힘 빼도 돼, 안심해'라는 신호를 주는 것입니다. 편하게 호흡하고 힘이 들어간 어깨를 다독여서 한껏 위로만 몰려 있던 압력을 풀어서 손끝 발끝까지 흘러가게 합니다. 이렇게만 해도 다양한 증상들이 사라지지요.

그런 후에는 그동안 소모되거나 이러한 상태를 유지할 수 힘을 키우는 단계로 넘어갑니다. 치료와 함께 생활에서 지속적으로 실천할 수 있는 간단한 기법들을 익힐 수 있도록 돕습니다. 그런데 보통은 본인이 불편해했던 증상이 사라지면 오시지 않는 경우가 많습니다.

이런 이야기를 동료들과 나누다 보면 "다들 그렇게 산다", "너는 얼마나 다르냐"라는 말을 듣습니다. 저도 수긍하는 바입니다. 그런데 한편으로는 이런 의문을 품게 됩니다. 그렇게까지 버텨 가면서 얻는 게 과연 무엇일까? 혹시 특정한 몇 사람의 신화를 일반적인 것으로 착각하는 것은 아닐까? 우리는 왜 그렇게 남들 눈에 괜찮은 사람으로 보이려고 노력하는 것일까? 교육 때문에? 유전자가 시켜서? 그러다 내가 어떤 사람인지도 잊고 병까지 나는데?

최근에 읽은 책《한국은 하나의 철학이다》에서는 한국이라는 나라의 도덕지향성 그리고 그 바탕이 되는 리理에 대한 지향성을 이야기합니다. 돈이 양심이라는 말이 유행하는 현실인 데다가, 책의 내용에 전적으로 공감하지는 않지만, 사회를 1명의 환자로 치환해서 생각하면 일리 있는 진단 같기도 합니다.

그런데 저자의 말처럼 도덕지향적이라고 해도 도덕적으로 사는 것은 아니라는 것을 감안하면, '버티다가 병이 나는 것은 도리어 힘이 없기 때문은 아닐까?'라는 생각을 합니다. 이전 시대처럼 자신의 주장을 폈다가 처형을 당하는 시대는 아니지만, 있을지 없을지도 모르는 막연한 수준에 불과한 어려운 상황조차 감당할 만한 힘이 없는 것이지요. 그러다 보니 지나고 보면 정말 말도 안 되는 후안무치한 자들에게 사회 전체가 농락당하기도 하고요.

실제 환자들을 봐도 몸의 뿌리가 되는 부분의 힘이 많이 약하고 위로 붕 떠 있는 사람이 많습니다. 이렇게 되면 본인의 뜻(志)이 견고하지 못하게 되어 주어진 조건이나 상황에 끌려다니게 됩니다. 반대를 하더라도 넓고 깊게 생각해서 자신의 뜻을 명확히 한 후 하는 것이 아니라 얕은 단계의 감정적 수준에서 이루어지기 쉽습니다. 이러한 상태가 오래 지속되면 병이 안 날 도리가 없지요.

물론 살다 보면 참고 견뎌야 하는 때가 있습니다. 하지만 그냥 마냥 버티기만 해야 한다면 인생과 건강의 측면 모두에서 합리적 선택이 아닐 것입니다.

가벼운 자뻑은

우리를
건강하게 한다

얼마 전부터 구구단을 외우기 시작한 아이는 수시로 맞추기 시합을 하자고 합니다. 덕분에 아버지께서 종이에 직접 적어 주신 것으로 외웠던 제 어린 시절과는 달리 요즘에는 게임처럼 익히게 하는 프로그램도 있고 다양한 노래도 있다는 것을 알게 되었습니다. 처음에는 몇 번 공방이 오가면 막히곤 하더니, 이제는 제법 막힘없이 답을 말합니다. 그러고는 아주 자신만만한 표정으로 이렇게 말하지요.

"아빠, 나는 구구단 천재인가 봐!"

진료를 하다 보면 간혹 날개 꺾인 새와 같은 느낌의 환자를 마주할 때가 있습니다. 특정한 일을 겪고 난 후 그리 되기도 하고, 가랑비에 옷 젖듯 오랜 시간을 두고 천천히 생기를 잃으면서 점점 위축되고 지친 분들입니다. 상담도 하고 치료를 통해 마치 바람 빠진 풍선에 바람을 넣듯 기운을 북돋으려고 노력하지만, 이분들이 세상에 대해 그리고 자기 자신에 대해 신뢰와 자신감을 회복하는 데는 꽤 오랜 시간이 걸립니다. 이 과정에서 좀 더 활기 있는 삶으로 도약하지 못하고 단지 그 시들어 가는 시간을 늦출 뿐인 경우도 생겨서, 능력의 한계를 절감하기도 합니다. 그분들에게 다시 날개를 달아 드릴 수 있으면 좋을 텐데 말입니다.

뜻하지 않게
오래 살게 된
요즘 사람들에게

플라워 에센스를 이용한 치료법에서는 식물이 가진 고유의 성질을 이용해 몸과 마음의 다양한 상황을 조정하는데, 앞서 말한 분들에게 어울리는 에센스 중 하나가 바로 올리브입니다. 우리가 일상의 사소한 일들로 너무 많은 노력을 기울일 때, 스스로 기운을 회복하면 좋지만 해결되지 않고 남은 부분들이 쌓이게 되고 이것은 만성 피로의 원인이 됩니다. 그리고 이런 피로감은 더 높은 상태를 회복하고자 할 때 장애가 되는데, 이때 올리브 에센스가 도움이 된다고 합니다.

에센스를 이용하는 방법 또한 다양한데, 경혈자리에 바르는 형태로 이용할 수도 있습니다. 침 대신 플라워 에센스를 이용하는 것이지요. 올리브 에센스는 백호(魄戶, Soul Door), 고황(膏肓, Rich fir the Vitals), 신당(神堂, Spirit Hall)혈에 적용합니다. 이 3개의 혈자리는 견갑골 안쪽 우리가 흔히 날갯죽지라고 말하는 부위에 위치합니다. 혈자리의 이름을 통해 치료 작용을 유추해 보면 백호혈은 우리 영혼의 높은 차원의 영역과 우리를 연결해 주는 통로들 중 하나이고, 고황혈은 우리 몸과 마음 그리고 정신의 모든 영역을 길러 주는 역할을 합니다. 그리고 신당혈은 심장의 정신적인 영역에 접속하여, 새로운 육지를 발견할 수 있을 만큼 높이 날아오른 비둘기의 눈처럼 우리가 전체를 전망할 수 있도록 합니다. 마치 날개를 단 것처럼 더 높은 시각으로 삶을 전망할 수 있도록 돕는 것이지요.

저는 가벼운 '자뻑'이 심리적 영역에서 이런 역할을 할 수 있다고 생각합니다. 지나친 엄숙주의나 남의 시선을 의식한 자기비하나 자기검열에서 벗어나 자기중심으로 세상을 바라보는 것입니다.

지나친 자기애나 타인에 대한 무시 혹은 남에게 피해를 주는 자기중심주의는 피해야겠지요. 하지만 아이가 구구단을 외우고 나서 가지는 자신에 대한 대견함 혹은 자신감에서 생기는 건강한 '자뻑'은 스스로를 고양시키고 등을 펴게 하고 가슴에 기운을 채워 줍니다. 세상살이에 주눅이 들고, 지치고, 자신이 초라하고 못나 보이다가도 '그래! 나도 꽤 괜찮은 사람이지!' 하는 자존감을 다시 회복할 수 있습니다.

우리가 현실이라고 경험하는 것이 뇌의 패턴에 따른 해석의 결과라고 보면, 같은 상황이라도 지치고 위축된 나와 활기차고 자신감 넘치는 나는 전혀 다른 경험을 할 것입니다. 주어진 시간을 스스로가 만들어 내는 환상 속에서 살아가야 한다면, 당연히 가능한 즐겁고 유쾌하게 살아야 할 것입니다.

저녁을 먹고 자기가 좋아하는 캐릭터를 맘에 들게 그린 아이는 "오!!"라고 반응해 주자, 어디서 들었는지 "오늘 밤 주인공은 나야 나, 나야 나"라는 구절을 흥얼거리며 방 안을 폴짝폴짝 뛰어다닙니다.

어렸을 때는 우리 모두가 천재였고 작은 것에도 마냥 즐거웠는데 그 아이들은 다 어디로 갔는지 모르겠습니다.

뜻하지 않게
오래 살게 된
요즘 사람들에게

미래를 알면

지금이
행복해질까?

"만약 당신 인생 시작부터 끝까지 모두 알게 된다면, 뭔가를 바꾸시겠어요?"

"아마도……. 느끼는 걸 더 자주 말하려 하겠죠……."

영화 <컨택트>의 말미에서 남녀 주인공이 나누는 대화입니다. 몇 해 전(기억으로는 몇 해인데 어느덧 10년 전입니다) 흥미롭게 봤던 <콘택트>라는 영화와 비슷한 제목으로 개봉한 이 영화 또한 외계생명체와의 만남을 주 내용으로 하고 있습니다. 그러고 보니, 외계생명체와 직접 만나는 주인공이 여자이고(남자가 만나면 싸울 확률이 높아서일까요?) 그 옆에 조력자로 남성이 존재하는 점, 그리고 미지와의 조우를 테마로 하고 있지만, 두 영화 모두 지금 우리의 삶에 대해 질문을 던진다는 점에서는 꽤 닮아 있습니다.

여하튼 영화 속 저 질문에 저 또한 비슷한 답을 했습니다. 모든 순간을 다 알게 되어도, 지금처럼 살 것이라고 말이죠. 마치 세상의 마지막 날임을 알게 된 소설 속 사람들이 저녁을 먹고 설거지를 하고 '잘자!'라고 말하며 잠자리에 드는 것처럼 말입니다. 다만 영화 속 대사처럼, 지금을 조금 더 생생하게 살려고 조금 더 노력할 것입니다. 그리고 이 영화에서(모든 문학과 예술이 그러하겠지만) 가장 중요한 내용이 그것이 아닐까 생각했습니다.

<컨택트>의 주인공이 미래를 본다면, 유전자는 생명의 모든 것을 알고 있는 지도처럼 여겨집니다. 왓슨과 크릭이 인간의 DNA구조를 밝힌 후 유전자는 생명과학과 의학에 던져진 마지막 화두라고 할 수 있습니다. 그리고 최근에는 유전자검진이 일반 건강검진처럼 이루어질 것이라는 이야기들이 나오고 있지요. 유전자는 당신의 미래를 알고 있다는 관점에서, 유전자검진을 통해 자신의 유전자가 어떤 질병이 발생할 확률이 높은지를 알고 이를 대비하거나, 이를 바탕으로 한 맞춤 치료를 한다는 것입니다. 여기서 조금 더 상상의 나래를 펴면 탄생 순간부터 유전자를 조작하거나 열등한 유전자를 가진 사람이 태어나는 것을 막거나 혹은 자신과 동일한 유전자를 가진 클론을 만들어 몸을 바꿔 가는 영화들이 이야기로만 끝날 것 같지 않다는 두려운 마음이 듭니다.

　　그런데 개인적으로 유전자를 검사해서 그 사람의 건강을 예측하고 문제가 생기거나 생길 것 같으면 또 다른 기술로 고치고, 아직 태어나지도 않은 아이의 유전자를 지금 사람의 관점에서 조작해서 최상의(?) 작품을 만들어 내는 것이, 자연스럽지 않다(인간의 행태를 볼 때 인간적이지 않다고는 못하겠습니다)는 생각을 합니다. 물론 이러한 연구들이 병으로 인해 겪는 사람들의 고통을 해결하는 것을 반대하는 것은 아닙니다. 다만 생명의 영역마저 기술 만능주의로 빠지는 것, 생명을 마치 기술로 만들어 낼 수 있는 제품처럼 여기게 되는 세상에 대해 걱정을 하는 것이지요.

　　기술이 모든 문제를 해결해 주는 세상은 언뜻 보면 지금보다 더 나아 보이지만, 그 기술에 인간의 삶이 매몰되어 버린다면 어쩌면 지금 우리가 아름답다고 느끼는 인간다움은 점점 잃게 될지도 모릅니다. 생명이 통제 가능한 그 무엇처럼 여겨지게 된다면 아마 그러한 현상은 더욱 가속화될 것이고요.

뜻하지 않게
오래 살게 된
요즘 사람들에게

다시 영화 속 대사로 돌아가 보겠습니다.

"내가 기억하기에, 내 머릿속에는 온통 별에 대한 생각뿐이었어요.
그랬던 내가 가장 놀란 순간이 언제인지 알아요?
그들을 만났을 때가 아니었어요. 당신을 만났을 때예요."

앞으로 펼쳐질 세상에 대해 솔직히 저는 조금 비관적인 편입니다. 하지만 그렇다고 현재의 삶마저 우울해질 필요는 없겠지요. 병으로 힘들어하시는 분들께도 드리는 말이지만, 조금 더 나은 미래를 위해 할 수 있는 노력을 하면서, 지금 우리의 시간이 주는 축복을 만끽하며 사는 것이 우리가 할 수 있는 최선일 것입니다.

당신의 인생에는

어떤 이야기가
있나요?

"한 가지 근심이 없어지니 또 하나가 생겼어. 내 팔자가 그런가 봐."

며칠 전에 오셔서 밤마다 쑤셔서 잠 못 이루던 어깨가 날아갈 것 같다며 주말에 쑥 뜯으러 간다고 했던 분인지라 무슨 일인가 했지요. 이야기를 들어 보니 아드님 정기검진 결과가 나왔는데 무슨 탈이 난 것인지 병원에서 다시 항암 주사를 맞자고 했답니다.

"그 독한 주사를 27번이나 맞았어. 다른 사람들은 힘들어서 맞다가 포기도 한다는데……. 그걸 또 맞아야 한다고 하니 쑥이고 뭐고 다 내팽개쳐 버리고 왔어. 지도 그랬지만 나도 얼마나 조심조심 살았는데……."

쑥을 다듬느라 까맣게 물이 든 손으로 연방 눈가를 훔치시는 환자분과 이런저런 이야기를 나누다가 이렇게 말씀드렸습니다.

"겨울에 수술하고 내내 힘들고 아드님 바쁘다고 어디 한번 같이 놀러 가지도 못하셨지요? 매번 놀러 가시라고 할 때마다 뭐 그런 걸 가냐고 하셨지만, 이번 항암 치료 들어가기 전에 정색하고 아드님하고 꽃구경 한번 다녀오세요. 늘 음식해서 다른 사람들 나눠만 주셨으니, 이번에는 남들이 맛있다는 음식도 사서 드시고요. 서로 그렇게 걱정만 하시고……. 아드님 오시면 또 말해 둘 테니, 가자고 하면 못 이기는 척하고 꼭 다녀오세요!"

진료를 하다 보면 많은 분들의 이야기를 듣게 됩니다. 병이란 것이 결국은 한 사람이 살아온 인생에 뿌리를 내리고 있기 때문에, 병을 따라가다 보면 그분이 겪은 크고 작은 일들을 자연스레 듣게 되지요. 중병에 걸리거나 가족을 먼저 떠나보낸 일, 오랫동안 시집살이하면서 가슴에 쌓아둔 일들과 같은 가슴 아픈 일들도 있고, 자식들이 잘되거나 손자, 손녀들이 잘 크는 것을 바라보는 즐거운 일들도 있습니다. 물론 아파서 온 분들이고 병을 따라 올라오는 이야기들이기 때문에 대체로 힘들고 우울하고 슬픈 일들이 많긴 하지요.

그런데 종종 너무 오랫동안 과거의 이야기에서 벗어나지 못하는 분들을 볼 때가 있습니다. 본인은 그렇지 않다고, 이미 다 지난 일이고 지금은 괜찮다고 하시지만 몸과 마음의 일부분이 그 시간에 멈춰 있는 것이지요. 대부분은 누가 봐도 너무나 힘들고 고통스러울 수밖에 없는 기억 때문이기도 하지만, 때론 너무나 사소한 일 혹은 말 한마디가 그분을 옭아매고 있는 경우도 있습니다. 시간이 흐르면서 무뎌지고 잊혀서 그 힘을 잃기도 하지만, 어떤 위기 상황이 되면 스멀스멀 올라와서 몸과 마음에 그늘을 드리우는 것이지요.

이런 분들에게는 과거의 이야기와 화해하는 것도 한 가지 방법이지만, 지금부터 행복한 이야기를 채우는 것도 좋은 방법이라고 말씀드립니다. 시소가 한쪽으로 기울어져 있을 때 내려간 쪽을 붙들고 밀어 올릴 수도 있지만, 반대편에 무게를 더하면 자연히 반대로 기울어지게 되는 것처럼, 지금부터 '+'가 되는 일들을 많이 채우면 자연스레 '-'의 이야기는 힘을 잃게 될 것이라고(사라지지는 않습니다. 존재하지만 영향력이 줄 뿐이지요) 이야기합니다.

내 삶의 이야기가 '+(양)'과 '-(음)'에 균형 잡히게 뿌리를 내리고 있으면 슬플 때는 '+'의 이야기에서 힘을 끌어올리고, 너무 넘칠 때는 '-'의 이야기를 기억하며 흔들리지만 쓰러지지는 않고 살아갈 수 있다고요. 그리고 이 즐거운 이야기는 남들의 시선 신경 쓰지 말고(이것 때문에 우물쭈물 하시는 분들도 꽤 있더군요), 아주 사소해도 좋으니 내밀한 즐거움을 느낄 수 있는 것들로 채우시라고 말합니다. 그리고 가능하면 내가 주인공인 이야기를 만드는 것이 좋다고 이야기해 드립니다.

이렇게 말하면 시선을 내면으로 향하고 수긍하시는 분들도 있지만, "그게 맘대로 되나요?" 혹은 "내 나이에 그게 무슨 의미가 있겠어요"라고 하시는 분들도 있습니다. 그럼, 인생이 끝나는 날은 아무도 알 수가 없고, 환자분보다 제가 먼저 그때를 맞을 수도 있지만, 그 순간까지 우리는 어쨌든 행복한 이야기를 채우려고 노력해야 하지 않겠냐고 말씀드립니다. 그리고 서로 실없이 웃으며 대화가 끝나지요.

오시라 한 날인데 앞서 환자분이 오지 않으신 걸 보면 어쩌면 아드님과 손잡고 떨어지는 벚꽃 잎을 바라보고 계실지도 모르겠습니다. 미국 골프 교습가인 하비 페닉은 "우리가 죽어서 가지고 갈 수 있는 것은, 사랑하는 사람들과의 기억뿐이다"라고 말했다고 합니다. 시간은 흘러가는 강물과 같아 한 번 지나면 다시 오지 않습니다. 행복한 기억을 만드는 일은 미루지 않는 것이 좋습니다.

뜻하지 않게
오래 살게 된
요즘 사람들에게

건강엔

'완치'란
없습니다

"종교가 있다면, 신에게 감사하세요."

몇 달간 치료를 받아 온 환자에게 담당 정형외과 의사가 건넨 말이라고 합니다. 지난겨울부터 이어 온 치료의 마침표와 같은 말이어서 저도 환자도 기쁘게 웃을 수 있었지요.

작년 말 요추 디스크가 파열되고 그 수액이 흘러나와 신경을 누르고 있다는 진단을 받은 환자는 병원에서 수술을 권유받았습니다. 하지만 보통의 분들과는 달리 수술보다는 보존적 치료를 통해 회복하려는 의지가 무척 강했습니다. 환자가 가져온 소견서와 MRI결과는 수술을 선택하는 것이 당연하다 생각될 수준이었지만, 환자가 비 수술 치료를 강력히 원했고 응급 수술이 필요한 증상은 없는 상태였습니다. 그래서 언제라도 증상이 악화될 경우에는 수술하는 것을 전제로 치료를 시작했습니다. 허리의 상태가 회복되면 좋지만, 설사 수술을 하게 되더라도 치료가 수술 이후 회복에 도움이 되리라 생각했기 때문입니다.

무리 없이 일상을 유지하고 충분한 영양 섭취와 금주, 그리고 충분한 수면을 전제로, 요가선생님을 소개해서 그쪽에서 운동을 하도록 하고 침과 뜸 치료를 병행했습니다. 그리고 인간에게 요통이라는 고통을 선물한 직립에 필요한 충맥의 힘을 키우는 데 효과적인 한약을 처방했지요. 또한 정형외과에서 처방받은 약은 중단하기보다는 통증의 정도에 따라 필요할 때 복용하도록 권했습니다.

스스로 회복하고자 하는 의지가 강했던 환자는 충실하게 일련의 과정을 잘 따라와 줬고 최종적으로는 담당했던 의사선생님으로부터 위와 같은 말을 들었습니다. 그런데 모든 이야기가 그렇듯 얼마 후 반전이 시작되었습니다. 어느 날 내원한 환자의 근육 상태가 이전보다 후퇴했기에 물었더니 전날 골프를 쳤다고 합니다. 순간 제 머릿속에서는 '띵' 하는 소리가 들렸습니다. 일주일 전까지도 어떤 결과가 나올까 긴장하며 병원에 갔던 분이었는데 말입니다. 그런데 이 환자분 말이 더 재밌습니다.

"저도 걱정하고 쳤는데, 생각보다 너무 멀쩡해서 저도 놀랐어요."

그래서 다시 단단히 잔소리를 늘어놓기 시작했습니다. '환자분의 병은 완치되는 것이 아니다. 나이를 봤을 때 이미 퇴행이 시작되었고, 심각한 증상은 해소되었지만 언제라도 다시 나빠질 수 있다. 지금은 얼음으로 치면 살얼음이 얼은 것과 마찬가지다. 겉으로 보면 단단해 보이지만 세게 구르면 깨지고 만다. 이 얼음을 단단히 얼리는 데는 치료보다 생활이 중요하다…….' 어렵게 얻은 결과를 다시 망칠 듯해서 과하다 싶을 정도로 이야기를 했습니다.

아, 그런데 이분 또한 강적입니다. 씩 웃으며 저에게 한 방 더 날리십니다.

"실은 요가도 요즘은 안 갔어요. 선생님 말씀을 들으니 다시 가야겠네요."

'공든 탑이 무너지랴'라는 속담이 있지만 진료를 하다 보면 공들여 쌓은 결과가 너무 쉽게 무너지는 경우를 자주 봅니다. 특히 병이 중한 상태에서 증상이 호전되었다가 다시 나빠지게 되면 환자도 의사도 함께 힘이 빠지게 됩니다.

환자들의 입장은 일면 알 것도 같습니다. 애써서 이 정도 되었으면 이제 조금 편하게 지내도 되지 않을까 싶은 생각이 드는 게 당연한 일일 것입니다. 그런데 치료를 하다 보면 꼭 '여기서 한 단계 더 올라서야 안정되는데' 하는 시점에서 멈추거나 후퇴하는 경우가 많습니다. 건강의 내실이 다져지기 전에 겉으로 드러난 증상의 호전을 병이 나은 것으로 오해하기 때문일지도 모르겠습니다. 병이 가볍고 환자 스스로가 회복할 수 있는 힘이 충분할 때는 오해해도 괜찮지만, 그 반대의 경우에는 조금 더 분발해야만 합니다. 그렇지 않으면 그동안의 노력이 잠시 시간을 번 것에 불과해지기 때문입니다.

선가에서는 깨달음 이후가 더 분주하다는 말을 합니다. 도道를 본 것은 참된 깨달음이 아니고 그 이후에도 더욱 정진해서 도와 하나가 되고 더욱 깊은 단계로 나아가야 한다는 의미로 해석됩니다.

건강 또한 이와 마찬가지입니다. 특히 암이나 퇴행성 질환과 같이 완치라는 말을 쓸 수 없는 병에 있어서는 더욱 그러합니다. 관해나 부분관해와 같은 상태는 도를 본 것과 같습니다. 아직 좋은 건강을 내 것으로 만든 것이 아닙니다. 그 이후로도 도를 보기 위해 해온 노력을 꾸준히 견지했을 때, 비로소 좋은 건강 속에서 살 수 있습니다. 도리어 이제 무엇을 어떻게 해야 하는지를 알게 되니 더욱 바빠질 수밖에 없는 것이지요.

앞서 이야기한 환자는 며칠 후 요가를 다시 등록하고 오는 길이라고 말했습니다. 그날 서로 마주 보고 지은 웃음은 신에게 감사하라는 말을 들은 날보다 강도는 조금 덜했지만, 그 여운은 아마도 더욱 오래갈 듯합니다.

때로는
완치보다

완화가 중요합니다

"지난 한 주는 어떠셨어요? 걷기는 꾸준히 하셨죠?"

"고만고만했어요. 선생님 말 듣고 30분이라도 걷고자 하는데 그것도 힘드네요. 언제나 좋아질까요?"

"최근에 말씀드렸지만, 지금 단계에서의 목표는 더 후퇴하지 않는 겁니다. 앞으로 나가는 것은 물러나지 않기 위한 노력이 오래 쌓인 후 드물게 일어날 수 있습니다."

몇 달 전 허리가 아파서 내원했던 할아버지와 요즘 자주 나누는 대화입니다. 보호자와 함께 오다가, 지팡이를 짚고 오다가, 지금은 한두 번 쉬지만 지팡이 없이 스스로의 힘으로 내원합니다. 혼자서 걸어오는 게 가능한 이후부터는 일주일에 한 번씩 치료를 하는데, 오실 때마다 끼니 거르지 말고 제대로 챙겨 드실 것과 낮에 햇볕 쬐면서 걷기, 그리고 밤에 좀 더 일찍 자는 것을 점검하고 당부합니다.

그런데 어떻게 해도 아프던 상태에서 조금 나아지고 나니 얼마 전부터는 언제쯤이나 다 나을지를 궁금해하십니다. 할아버지는 기존에 처방받아서 복용하는 약물이 너무나 많아 몸이 그걸 견딜지 의심스러운 수준이었습니다. 2년 전에는 암 진단을 받아 치료를 받은 후 추적관찰 중인 데다가 몸의 활력점수가 너무 낮아서, 저는 내심 이 정도까지 회복된 것도 다행이다 여기고 있던 참이었는데 말이지요.

치료에서 환자의 의지와 의사의 실력이 중요하지만, 때로는 그것만으로 안 되는 경우가 있습니다. 오랜 투병과 투약, 강한 치료 등으로 인해 환자의 몸과 마음이 일정 수준 이상으로 망가진 경우가 특히 어렵습니다. 물론 여기에 노화라는 수식어가 붙으면 더욱 그러하고요. 이분들의 경우, 일정 수준 이상으로 건강을 회복한다는 것이 제 경험으로는 쉽지 않았습니다.

이럴 때는 병의 상태와 제가 해 드릴 수 있는 방법을 설명하고, 치료의 목표치를 낮춰서 이야기합니다. 현재의 심한 불편함을 개선해서 생활의 질을 지금보다는 조금 향상할 수 있겠지만, 그 이상 좋아지는 것은 쉽지 않다고 말합니다. 자신의 몸 상태에 대한 환자의 인식이 부족할 때는 검진을 권하기도 합니다. 환자가 막연한 기대를 품거나 병을 회피하기보다는, 현재의 상태를 명확하게 인지할수록 나아질 확률이 커지기 때문입니다.

이런 제안은 어쩌면 제 실력이 부족하거나 새로운 치료법에 어두운 탓일 수도 있고, 환자의 의욕을 꺾는 일일지도 모릅니다. 그래서인지 제 말씀을 긍정하고 꾸준히 치료를 지속하는 환자가 있지만, 더 나은 미래를 제시하는 의사를 찾아가는 환자도 많습니다. 그러다가 1~2년 후에 다시 찾아오시는 분들도 있고요.

이런 분들과 상담을 하고 치료를 하다 보면, '뭔가 획기적인 방법이 있는데 내가 모르거나 못하는 것은 아닐까' 하는 자책이 섞인 반성과 함께 치료의 목적을 생각하게 됩니다.

드러난 병을 치료하고 건강을 회복하도록 하는 것이 최선이겠지만,

때로는 악화되는 것을 막거나 악화의 속도를 늦추고 병으로 인한 불편을 덜어서 인간으로서의 존엄을 유지하도록 돕는 것이 최선일 때도 있다고 생각합니다. 모든 환자는 완치를 원하지만, 그것이 불가능하거나 어려운 상태라면 초점을 병 자체보다는 사람으로 좀 더 적극적으로 전환해야 하지 않을까 합니다.

환자의 인간다운 삶을 지지해 주는, 적어도 지금보다 더 후퇴하지 않도록, 그리고 물러나더라도 충분히 준비하고 대비해 가면서 변화에 적응할 수 있도록 돕는 치료도 큰 의미가 있다고 생각합니다.

좁게는 죽음이 얼마 남지 않은 환자들에게 행해지는 완화 의학을 의미할 수 있습니다. 하지만 좀 더 확대하면 환자들이 누구도 피할 수 없는 생로병사의 여정에서 자신의 위치를 명확하게 인식하고 지금, 혹은 앞으로 살아갈 시간 동안 자신에게 무엇이 필요하고 무엇을 해야 하는지를 설계하고 실천할 수 있도록 돕는 의학이라고 할 수 있을 것입니다. 인생에서 병과 건강이라는 숙제만 어느 정도 정리되어도 한결 삶이 경쾌해질 수 있을 것입니다.

뜻하지 않게
오래 살게 된
요즘 사람들에게

누구에게나
가을은 온다

"남편이 이상하게 예민해졌어요. 툭 하면 화를 내기도 하고 삐치기도 잘 한다니까요."

"괜히 울적해지기도 하고 남편이 무심코 한 말이 가슴에 맺혀서 눈물이 왈칵 날 때가 있어요. 한 번씩 열도 올라오고……. 갱년기라 그런 것이 겠지요?"

나이가 50대 전후인 분들과 상담을 하다 보면 자주 듣는 이야기입니다. 그런데 재밌는 것은 부부가 같이 오면 남편은 '내가 언제 그랬냐, 난 괜찮다'는 표정을 하고 아내는 '내가 당신 때문에 이렇게 힘들어'라는 표정을 하는 경우가 많다는 점입니다. 서로 같은 상황을 이야기하는데도 전혀 다르게 해석하고 있을 때도 있지요. 그럴 때면 남자와 여자가 서로를 이해한다는 것은 어쩌면 영원히 불가능하겠구나(아마도 사람이 사람을 이해한다는 것 자체가 그런 것일지도 모르겠습니다)라는 생각이 들곤 합니다. 여하튼 중년의 분들을 진료하다 보면 몸과 마음의 상태가 이전과는 다르다는 이야기를 참 많이 듣습니다. 일정한 궤도를 유지하며 날아왔던 삶이 다시 한번 요동을 치기 시작하는 것이지요.

중년이 되었을 때 나타나는 많은 변화들은 호르몬 때문이라고 설명합니다. 그중에서도 성호르몬의 변화가 가장 큰 영향을 준다고 하지요. 이러한 현상을 한의학의 고전인 《황제내경》에서는 여성은 마흔아홉 살이 되면 임맥이 허해지고 태충맥이 약해져서 천계天癸가 다하고 지도地道가 통하지 않게 되어 몸이 상하고 자식을 가질 수 없다고 하고, 남성은 마흔여덟 살이 되면 상부에서 양기가 약해져서 얼굴이 마르고 흰머리가 나기 시작하다가 쉰여섯 살이 되면 간장의 기운이 약해져서 근력이 떨어지고 천계가 다해서 정精이 적어지며 신장의 기운이 쇠해서 몸이 약해진다고 표현합니다. 그리고 중년 남녀의 신체적 변화에서 등장하는 천계(天癸, 직역하면 하늘의 물 정도겠지요)라는 단어를 성호르몬에 의해 직접 영향을 받는 월경과 정액을 포함하는 개념으로 해석합니다. 성별과 유전과 생활습관에 의한 개인차는 있겠지만 50대를 전후해서 거의 대부분의 사람들에게서 이러한 변화가 나타납니다. 10대 중반에 시작된 남성과 여성으로의 신체적 삶의 색이 조금 연해지고 이제 성을 떠나 한 인간으로서 완성해 가는 단계가 시작되는 것이지요.

그런데 진료를 하다 보면 이 변화를 거부하거나 혼란스러워하는 분들을 만나게 됩니다. 각종 요법들을 동원해서 신체적 나이를 되돌리려는 분들도 많고 여러 방식으로 자신의 청춘을 확인하거나 과시하는 분들도 있지요. 갱년기는 계절로 치면 여름에서 가을로 가는 환절기 같은 시기라고 할 수 있습니다. 환절기가 되면 마음도 왠지 싱숭생숭하고 몸도 괜히 찌뿌듯하고 잔병치레도 하는 것처럼, 갱년기가 되면 몸과 마음에 몸살이 납니다. 증상이 심하거나 이로 인해 또 다른 문제들이 발생한다면 치료를 통해 연착륙할 수 있게 하는 것이 좋고, 그렇지 않다면 호흡을 고르면서 가을을 맞이할 준비를 해야겠지요. 하지만 이것이 삶을 정리하는 것을 의미하지는 않습니다. 봄에 싹터서 여름에 무성하게 자란 인생을 그동안 살아온 삶의 지혜로 불필요한 가지를 쳐내어 좀 더 효율적으로 나를 성장시켜 나가는 것이지요. 불필요한 힘과 과장된 동작 없는 무술의 고수처럼 삶을 운영해 나가는 것입니다.

중년 이후의 건강한 삶을 위해서는 몸의 건강만큼이나 마음의 건강도 중요합니다. 특히 과거와는 달리 지금의 중년은 사회적으로 청춘을 강요받기 때문입니다. 현실적으로도 한참 많은 일들을 해야 하고 기대수명의 연장으로 앞으로 남은 시간에 대한 불안 또한 커졌습니다. 그런데 몸은 《황제내경》의 시대와 별반 다름없이 변화합니다. 이 차이를 인식하고 잘 조절하지 못하면, 자칫 언제나 청춘인 줄 알고 열심히 달렸는데 어느 순간 정신을 차리고 보니 몸과 영혼이 지치고 피폐해져 있을 수 있습니다. 마치 속 빈 강정이나 쭉정이처럼 말입니다. 그리고 내적인 불만이나 불안을 다른 사람에게 투사해서 자신은 물론 가족이나 타인을 불행하게 만들기도 하지요. 그런데 중년에 나타나는 몸과 마음의 불안정성은 변화의 시기에 발생하는 자연스러운 현상이고 이것을 잘 다루면 삶을 한 단계 성장시킬 수 있는 에너지원이 될 수 있습니다.

불안이나 갈등이 없다면 우리는 현실에 안주합니다. 병을 잘 다루면 건강을 유지하는 법을 배울 수 있는 것처럼, 중년의 신체적, 심리적 변화를 관찰하고 이해하면, 삶의 궤도를 한 단계 위로 끌어올릴 수 있는 계기가 됩니다. 정신 의학자 융이 말한 개성화 과정을 잘 이루면 남은 인생은 물론 건강(이 연령대의 많은 질환의 기저에는 이러한 내적 갈등이 내재된 경우가 많습니다) 또한 잘 다룰 수 있게 됩니다. 그런 의미에서 중년의 위기는 다 컸다고 생각하는 어른에게 찾아오는 또 한 번의 성장통인 셈이지요. 누구에게나 인생의 가을은 찾아옵니다. 그동안 쌓은 경험을 길잡이로 나를 찾아가는 여행을 할 수 있다면, 가을은 인생의 또 다른 봄이 될 것입니다.

호기심이
노인을 구한다

"요즘은 무슨 재미로 사세요?"

"이 나이에 무슨 재미가 있어. 그냥 눈 뜨면 하루 사는 것이지."

"그렇게 사시면 몸이 더 빨리 늙어요. 다른 이유 없이 단지 늙었다는 이유 때문에 생기는 병들이 참 많아요. 무릎이나 허리가 아픈 것은 물론이고, 눈은 침침해지고 귀도 점점 잘 안 들리고, 치매나 암에 걸릴 확률도 높아지거든요. 그러니 덜 아프고 싶으시면 치료받는 것도 중요하지만, 어떻게 하면 내가 천천히 늙을까에 대해서도 생각해 보셔야 해요. 그런데 확실한 것은 오늘이 어제 같고, 내일에 대한 아무런 기대가 없다면 그만큼 빨리 늙는다는 거죠."

환자를 살피다 보면 "사는 재미가 하나도 없어요"라고 말하는 시큰둥한 몸을 만날 때가 있습니다. 물론 다양한 가면을 쓰고 있어서 겉으로 드러난 증상은 각기 다르고, 건강에 큰 문제가 없는 경우도 있지요. 다양한 약물들의 도움을 받아 가며 겉으로는 아무렇지도 않은 듯 사는 사람도 있습니다. 그런데 이런 환자들을 치료할 때면 그 병의 경중에 관계없이 마치 습기를 잔뜩 머금은 숯에 불을 붙이는 것처럼 만족스러운 상태에 도달하는 데 더 많은 시간이 듭니다. 때론 '환자가 낫고 싶기는 한 걸까?'하는

뜻하지 않게
오래 살게 된
요즘 사람들에게

의문이 들 때도 있지요.

젊은이들에게서도 종종 발견하지만 이런 현상은 중년 이후 혹은 노년의 분들에게서 더 자주 발견하게 됩니다. 탈선이 일어날 만한 일이 없는 한, 정해진 선로를 따라 달리는 열차에 올라탄 것과 같은 삶의 궤도에 올라선 듯 사는 것이지요. 물론 특등석과 자유석의 차이가 있어서 그 겉모양새는 다르지만 젊은 날 각기 다른 색으로 반짝이던 삶의 색채는 점차 무채색으로 비슷해져 갑니다. 물론 그 또한 자연스럽고 멋진 일이지만, 그냥 그렇게 보내기에는 그 시간이 꽤 지난하고, 때론 고통스럽기까지 하다는 문제가 있습니다.

한국인이 사랑하는 공자는 이 문제에 대해 어떤 답을 내놓았을까요? 《논어》 '술이 편'에는 다음과 같은 일화가 등장합니다. 섭공이 자로에게 공자가 어떤 사람이냐고 물었는데 자로는 그 질문에 답하지 않았습니다. 이 사실을 안 공자는 다음과 같이 말합니다. "너는 어찌 그의 사람됨이 알지 못하면 분발하여 먹는 것도 잊고(발분망식發慎忘食), 깨달으면 근심을 잊어서 늙음이 장차 닥쳐오는 줄도 모른다(낙이망우樂而忘憂)말하지 않았느냐?" 이 구절을 주대환은 그의 책 《좌파논어》에서 '공자의 해답은 배우고 공부하며, 이치와 원리를 탐구하는 즐거움으로 살고, 지식의 양을 늘리고, 두뇌의 능력, 생각하는 힘을 유지하여 자신의 존재 가치를 지키는 것이다'라고 해석합니다. 그렇게 하면 늙어서 몸과 마음이 쪼그라들어 나날이 소인이 되어 가지 않고, 우리도 군자가 될 수 있다고 말이지요.

물론 우리 모두가 군자가 될 수도 없고, 되어야 할 이유도 없고, 공자처럼 배움에 절박하기란 쉽지 않습니다. 하지만 '자신의 존재 가치를 지키는 것'은 온전한 정신과 몸을 유지하고 건강하게 사는 데 분명 필요해 보입니다. 여기서 중요한 것은 '지키는 것'에 있다고 생각합니다. 다른 이와 비교하거나 다른 이를 통해서 나의 존재가치를 증명하는 것이 아니라, 자신을 거울삼아 한 인간으로서의 삶의 존엄을 지켜 내는 것이지요. 공자에게는 배움이 인생을 관통하는 키워드였고, 그것을 통해 자신을 온전히 지켜 낼 수 있었던 것이라고 생각합니다.

'배움이란 무엇일까?' 생각해 보면 그것은 나와 나를 둘러싼 세상과의 모든 교류가 아닐까 합니다. 이 교류를 한의학의 정기신精氣神이론을 빌려 나눠 보면, 정精의 교류는 육체적 감각을 만족시키는 것, 기氣의 교류는 감정을 고양시키고 만족시키는 것, 신神의 교류는 지음의 관계처럼 존재와 가치의 공유와 같은 것이 아닐까 합니다. 인간이 맺고 있는 관계라는 것도 가만히 구분해 보면 이 세 가지가 서로 다른 농도로 섞여 있는 경우가 많고, 대체로 나이가 들면서 자연스레 정 → 기 → 신으로 그 교류의 무게중심이 이동합니다. 물론 그렇다고 해서 여기에 어떤 차등이 있는 것은 아니지요. 사람은 몸과 감정과 혼이 하나로 어우러진 존재니까요.

중요한 것은 어느 순간이 되어 자의든 타의든 이 배움의 속도가 늦춰지면서 몸과 마음과 정신이 점차 쇠락해져 간다는 것입니다. 또한 더 이상 그 사람의 세계는 확장되거나 깊어지지 않게 되기 때문에 그 상태로 머무르거나 대부분은 쪼그라듭니다. 그리고 "내가 해 봐서 아는데", "네가 아직 뭘 몰라서 그러는데", "인생 별거 없다"라는 말을 자주 하게 됩니다. 현재를 살고 내일도 살아 있겠지만 그 삶은 과거에 갇히게 되는 것이지요.

이처럼 한 사람의 시간이 배움을 늦추고 과거에 머물러 있으면 사람은 빠르게 늙어 갑니다. 몸은 물론이고 뇌 또한 동어반복의 일상 속에서 추동력을 잃게 되지요. 그 속에서 본인이 타고난 유전적 약점과 그동안 살아오면서 무리했던 부분이 합해져 다양한 형태의 병을 만들어 내게 됩니다. 치료와 약물이 도움이 될 수 있겠지만, 조금 더 건강하고 나은 삶을 원한다면 다시 새로운 내용들로 삶의 페이지를 채우는 노력 또한 기울여야 할 것입니다.

호기심은 고양이를 죽이지만, 호기심을 잃으면 고양이는 더 이상 고양이가 아니지요. 우리의 삶 또한 배움이 그친다면 호기심을 잃은 고양이 신세가 될 것입니다.

때론 적극적으로

죽음에 대해
모색해 보자

10여 년간 같은 분들과 한 달에 한 번 모이는 독서회를 해 오고 있습니다. 덕분에 편식하지 않고(물론 일정한 방향성은 있지요) 여러 책을 읽을 수 있었고, 저보다 연배가 높은 여러 분들과 이야기를 나누면서 책을 각가지 방식으로 조리해서 먹을 수 있었습니다. 또한 책을 매개로 펼쳐지는 다양한 이야기로 가득 찬 시간들은 자칫 병만 생각하고 사람과 세상을 놓치기 쉬운 저와 같은 사람에게는 더할 나위 없는 배움의 시간입니다. 지난달에는 아툴 가완디의 《어떻게 죽을 것인가》를 읽었습니다. 겨울이 끝나고 새로운 생명이 올라오는 봄의 문턱에서 죽음을 그것도 우연찮게 한의원의 환자 대기실에서 이야기하게 된 것이 조금 묘한 느낌을 주었지만, 개인적으로는 꽤 의미 있는 시간이었습니다.

2시간이 넘는 시간 동안 책의 내용과 각자가 처하거나 경험한 병과 죽음에 관한 여러 이야기들이 오갔는데, 몇 가지 내용들에 대해 모두가 공감했습니다. 그중 첫째는 우리는 죽음에 대해 너무 낭만적으로 생각하는 경향이 있다는 것이었습니다. 실제 죽음은 극적이거나 아름답기보다는 고통스럽거나 그 사람이 살아온 아름다운 인생을 퇴색시킬 수도 있는 추한 과정일 수도 있다는 것이지요. 또한 우리가 경험하는 모든 죽음은 자신의

뜻하지 않게
오래 살게 된
요즘 사람들에게

것이 아니라(산 자는 죽음을 모르고 죽은 후에는 내가 없으므로) 타인의 것이기 때문에 짐작할 수 있을 뿐 알 수는 없는 일이라는 말들도 했습니다. 두 번째는 우리가 평소에 아무리 자신의 최후의 순간에 대해 마음의 준비를 계획했다고 해도 정작 그 순간이 왔을 때 과연 이전에 결심했던 것처럼 실행할 수 있을 것인가에 대해서는 의문이라는 것이었습니다. 실제 그러한 죽음을 적극적으로 선택했던 경우도 있지만(이 또한 실상은 그렇지 않을 수도 있지요) 생존의 의지가 적극적인 선택보다는 클 것 같다는 것이지요. 그런 의미에서 지금 책을 읽고 이런 이야기를 함으로써 분명 그 이전과는 달라질 것이지만 정작 자신이 죽음 혹은 그 과정에 접어들었을 때는 아무런 의미가 없는 행위일 수 있다는 이야기도 했습니다.

마지막으로 모두가 깊이 공감하고 우려한 것은 내 삶의 자율성을 잃은 상태로 오래 살아 있으면서 서서히 사그라지는 시간에 관한 것이었습니다. 일정한 수준(이 또한 개인의 바람이 다 다르지만)의 신체적, 정신적 기능이 무너지고 타인의 도움 없이는 살아가기 힘든, 생존해 있으나 살고 있다고 말할 수 없는 상태의 삶이 몇 년이고 지속되는 상황의 고통을 어떻게 할 것인가에 관한 것이었지요. 죽음은 살아 있는 존재라면 피할 수도 없고 두려운 것이지만 짧은 시간에 갑작스럽게 진행되는 것보다 천천히 허물어져 가는 그 상황에 대한 걱정이 더 크다고들 했습니다. 그리고 일단 이 단계에 접어들면 속도의 차이는 있겠으나 서서히 무너져 가는 것 외에 특별한 방법이 없다는 것에 대해 답답하지만 인정할 수밖에 없었지요.

현대의 생명공학 기술들은 어쩌면 가까운 미래에 인간의 생명이 우리가 상상하는 것보다 더 길어질 것이라는 전망들을 내놓고 있지만, 개인적으로 인간이란 종에게 허용된 절대수명은 정해져 있다고 생각합니다. 또한 인간이라는 종이 지금보다 더 오랜 시간을 살았을 때의 세상의 모습은 그다지 아름답지 않을 것 같단 생각도 하지요. 여하튼 인간 종이 나타난 이후 현재까지 인간은 진시황이 꿈꿨던 불사의 존재가 아닌, 언제인지는 모르지만 죽을 수밖에 없는 유한의 존재입니다. 따라서 죽음에 사로잡혀 일상을 살아갈 필요는 없겠지만, 죽음에 관해 생각하지 않을 수도 없습니다. 어떻게 죽을 것인가 하는 문제는 결국 내가 어떻게 살 것인가 하는 문제와 다르지 않기 때문이지요. 특히나 문명의 발달 덕분에 과거보다 오래 살게 될 확률이 높아져 긴 노년을 보내야 하는 요즘이라면 잘 늙고 잘 죽는 문제를 무시 혹은 방관하거나 의사가 알아서 해 주겠지(의사 또한 자신의 문제를 잘 해결하지 못하는 경우가 많지요) 하는 식으로 미뤄서는 안 됩니다. 좀 더 주체적으로 자신의 시간과 건강에 대해 모색해야 합니다.

먼저 어떻게 하면 건강수명을 길게 유지할 것인가에 대해서 생각해야 합니다. 나이가 들면서 기능이 쇠퇴하는 것은 막을 수 없겠지만 가능하면 자율적인 삶을 유지할 수 있을 수준의 건강을 유지하다가 타인의 도움은 최소한으로 받고 죽음을 만나는 것이 좋습니다. 내가 가지고 있는 유전적 소인이나 신체적, 정신적 성향을 파악하고, 나에게 맞는 맞춤형 건강습관을 갖는 것이 좋습니다. 어떤 신묘한 치료나 약보다도 일상의 좋은 습관은 확실하고 강력한 효과를 발휘합니다. 그러면서 필요할 때는 스스로가 가지고 있는 인생의 지도와 계획에 맞춰 의사의 도움을 최소한으로 선택적이고 주체적으로 받는 것이지요.

물론 이렇게 한다고 해서 갑작스럽고 위태로운 순간을 다 피할 수 있는 것은 아닙니다. 하지만 확률을 낮추는 것이고, 그런 순간이 왔을 때 내가 중심이 되어 판단할 수 있는 힘을 키우는 데는 분명 도움이 될 것입니다. 이와 함께 가완디의 책에 언급한 것처럼 내가 생각하는 인간다운 삶의 마지노선을 정해 두는 것도 좋습니다. 피할 수 없이 특정한 치료를 받아야 할 경우 치료 이후의 삶이 그 수준을 충족하는지 여부가 선택의 기준이 될 수 있기 때문입니다.

또한 특정한 상황이 왔을 때 연명 치료를 할 것인가에 대해서 미리 결정해 두고 가족이나 주변에 알려 두는 것이 좋다고 생각됩니다. 책에서 말하는 것처럼 아름다운 죽음은 없지만 인간다운 죽음은 선택할 수 있으니까요. 피할 수 없는 순간이 온다면 자연스럽게 맞이하는 것이 자신과 남은 사람들 모두에게 도움이 될 것이라 생각합니다.

영화 <트로이>에서 아킬레우스는 "사실 신들은 우리 인간을 질투해. 그들은 영원하거든. 하지만 우린 언젠가 사라지는 존재지. 인간은 항상 마지막 순간을 살지. 그래서 우리 인간의 삶이 아름다운거야"라고 말합니다. 미루지 말고 지금을 살고, 내 삶의 마지막 순간에 기억으로 남을 일들을 좀 더 많이 만들며 산다면, 우리는 지금보다 좀 더 간명하고 몸과 마음이 건강하게 살 수 있을 것입니다. 그렇다면 마지막 순간 또한 자연스럽게 받아들일 수 있으리라 생각합니다. 물론 이 또한 언제고 흔들릴 지극히 개인적 생각이라는 것 또한 사실이지요.

5장

몸과
치료에 대한

여러 단상들

강력한 치료법이

더 나은
방법은 아니다

"오늘도 허리가 아파서 오셨어요?"

"응. 시골에서 마늘을 좀 보내와서 깠더니 허리가 끊어질 것 같네."

일주일에 한 번쯤은 허리가 아프다고 오시는 단골환자분인데, 이번에는 시골에서 농사짓는 동생이 마늘을 보내와서 그것을 정리하시다 탈이 나신 모양입니다. 허리 관절을 다스리는 자리에 침을 놓고 근육을 풀어 드렸더니 좀 가볍다 하십니다. 그런데 이분을 치료할 때면 늘 허리에 남아 있는 뜸 자국이 눈에 띕니다. 젊어서 일을 무리하게 하다가 허리를 다쳤는데 그때 동네에 있는 사람이 뜸을 떠 줬답니다. 안 뜨거웠냐고 물으면 "살이 타는데 안 뜨겁겠어? 아파 죽겠으니까 참고 뜬 거지"라고 대답하시지요. 환자분들을 치료하다 보면 이분처럼 허리와 무릎 같은 관절 부위에 뜸 자국이 있는 분들을 심심찮게 보게 됩니다. 최근에는 뜸을 이용한 건강법이 유행하면서 젊은 분들 중에도 팔과 다리 그리고 등에 뜸 자국이 있는 분들이 종종 있습니다. 물어보면 다들 몸에 좋다니까 떴다고들 하는데 이런 분들을 보면 조금 걱정이 됩니다.

뜸을 뜨는 방법은 뜸쑥과 피부 사이에 물체를 두거나 기구를 이용해 공간을 두고 쑥이 타면서 발생하는 열기를 전달하는 방법과 쑥을 말아서 살 위에 직접 올려놓고 불을 붙여서 뜨는 방법으로 나누어 볼 수 있습니다. 전자의 방법은 열기에 따라 적절히 조절하면서 뜰 수 있기 때문에 화상을 입지 않지만, 후자의 방법은 쑥이 타면서 화상을 입기 때문에 반복적으로 뜨면 그 흉터가 평생 남게 됩니다. 병을 고치고 건강하게 사는 데 도움이 된다면 작은 흉터 정도야 감당할 수 있다고 할 수도 있지만 이게 그렇게 간단치가 않습니다.

뜸은 침을 놓는 것과 마찬가지로 특정한 치료 작용을 가지고 있는 혈자리에 뜹니다. 혈穴은 경락을 따라 흐르는 기혈의 흐름을 조절하는 역할을 하는데 자리마다 다른 기능을 가지고 있습니다. 비유하자면 경락이 강물이라면 혈은 강물의 수량과 그 방향을 조절하는 수문의 역할을 합니다. 우리 몸에 이상이 생겼을 때 이 수문들을 조절해서 다시 제 기능을 회복할 수 있도록 하는 것이지요. 그런데 피부에 직접 뜸을 떠서 그 자리에 흉이 지면 조절기능을 일부 상실하게 됩니다. 마치 수문에 녹이 슬어서 잘 열고 닫히지 않게 되는 것처럼 말이죠. 이렇게 되면 같은 병이 오더라도 치료하는 데 애를 먹게 됩니다. 실제 진료를 해 보면 앞서 이야기한 환자분과 같은 경우 비슷한 상황의 다른 분들에 비해서 좋아지는 데 더 많은 시간이 걸리거나 증상이 만성화되는 경우가 많습니다. 그리고 이러한 현상은 사고나 수술 등을 통해 큰 흉터가 남은 분들에게서도 동일하게 나타납니다.

물론 그렇다고 해서 이 치료법을 쓰면 안 된다는 것은 아닙니다. 다만 꼭 필요한 경우에 한정해서 써야 한다는 것이지요. 우리 몸이 가지고 있는 본래 기능을 일부 상실하는 것을 감수해도 좋을 만큼 병이 중하거나 위급한 경우에 한해서 말입니다. 하지만 단지 건강증진을 목적으로 하는 사람들이 이러한 방법으로 뜸을 뜬다면 도리어 해가 될 수도 있습니다.

이런 분들은 필요한 자리에 뜸의 기운을 간접적으로 전달해도 충분한 효과를 거둘 수 있습니다.

강한 치료법에 대한 선호는 다른 방식으로도 나타납니다. 환자분들 중에는 어디가 아프기만 하면 그 자리에서 피를 빼 달라는 분들이 있습니다. 이런 분들은 몸의 상태가 좋지 않거나 그럴 필요까지 없다고 판단되어 다른 방식으로 치료를 해 드리면 약간의 불만족스러움을 표현하시지요. 그런 분들 중에는 다음에 내원하셨을 때 피를 뺀 흔적을 훈장처럼 달고 오시는 분들도 있습니다.

사혈요법은 세계의 거의 모든 문명권에서 이용되었던 방법으로 작은 혈관을 잘라서 문제가 있는 부위에서 피를 빼내거나 거머리나 부항을 이용하는 방식으로 이루어졌습니다. 그 치료원리는 나쁜 피를 제거해서 체액을 정화하고 몸의 균형을 회복하게 한다는 것이지요. 현재도 타박상으로 멍이 들거나 체액의 순환이 과도하게 정체되고 어혈이 있을 때 선별적으로 이용하면 효과적입니다. 그런데 문제는 너무 자주 그리고 과도하게 이용된다는 것입니다.

사혈을 과하게 할 경우 생기는 문제는 두 가지입니다. 하나는 혈액이 빠져나올 때 우리 몸의 기운도 함께 소모되어 몸에 부담이 된다는 것입니다. 어린아이와 노인들에게 사혈을 금하거나 신중을 기하는 것은 이런 이유에서이지요. 다른 하나는 같은 자리에 반복적으로 사혈을 할 경우 그 자리의 피부가 손상되고 병이 만성화된다는 것입니다. 실제로 피를 자주 뺀다는 환자들을 보면 피를 뺀 자리의 피부의 색이 어둡고 생기를 잃고 딱딱하게 굳어 있는 것을 볼 수 있습니다. 형태는 다르지만 살 위에 직접 뜸을 떠서 흉터가 생긴 것과 같은 상태입니다. 이러한 상태가 되면 그 부분에 만성적인 불편함이 생기게 되고 다른 방법으로는 잘 풀리지 않으니 또 피를 빼게 되는 악순환을 되풀이하게 됩니다. 그러면서 점점 더 병은 깊어지게 되지요. 이런 경우에는 시간이 좀 더 걸리더라도 몸에 부담이 되지 않는 부드러운 방식으로 문제가 된 부분을 풀어내고, 우리 몸이 스스로 회복하려는 힘을 북돋아 줘야 합니다. 과도한 사혈요법은 잠깐의 시원함은 줄 수 있지만 더 큰 갈증을 가져오는 탄산음료와 같다는 것을 잊지 말아야 합니다.

여러 폐해가 있음에도 불구하고 이러한 강한 치료법들이 자주 쓰이고 선호되는 것은 왜일까요? 그것은 아마도 빨리 낫기를 바라는 환자의 심리와 자극이 강할수록 치료가 잘될 것이라는 믿음 때문일 것입니다. 하지만 강한 치료법일수록 우리 몸이 그것을 받아들이는 데 더 많은 에너지를 소모해야 한다는 것을 잊지 말아야 합니다.

소 잡는 칼로 닭을 잡을 수는 있습니다. 하지만 그렇게 되면 아마도 그 닭은 먹을 수 없을 지경이 될 것입니다. 치료법도 마찬가지입니다. 시간이 걸리더라도 병의 원인을 찾아 이를 해결하고 내 몸이 충분히 감당할 만한 치료를 통해 건강을 회복하는 것이 최선입니다.

의료기기 사용에
대한 단상

"오늘 아침에 계단 내려오다가 발목을 삐끗했어요."

"일단 부종과 통증을 개선하는 방향으로 침 치료를 하고, 어혈을 풀고 통증을 줄이는 약재가루를 드릴 테니 저녁에 습포하고 주무세요. 내일 아침에 경과 봐서 통증이나 부종이 너무 심하고 딛기가 힘들면 경과 봐서 엑스레이를 찍어 보는 것이 좋을 것 같습니다."

치료를 하다 보면 겉으로 드러난 증상이나 이학적인 검사만으로는 부족하다고 느끼는 경우가 있습니다. 때론 병증은 중한데, 환자분 스스로가 본인 몸 상태에 대한 이해가 부족할 경우도 있고요. 이럴 때는 내과나 방사선과의원에 가서 필요한 검사를 받을 것을 권합니다. 최근에는 이미 병원에서 여러 검사와 치료를 받고 나서, 차도가 없거나 부족한 부분이 있어서 내원하시는 분들도 많습니다. 실제 진료를 하다 보면 검사가 필요 없는 경우가 대부분입니다. 하지만 제가 진단한 결과를 바탕으로 환자분들이 받은 검사결과를 참고하면 좀 더 효율적인 경우도 있고, 환자들은 자신의 몸 상태를 이전보다 잘 알게 되어 치료와 건강관리에 도움이 되기도 합니다. 과하지 않고 꼭 필요한 정도에서 이루어진다면 말이죠.

요즘 한의사가 초음파나 엑스레이와 같은 의료기기를 사용하는 것에 대해 한의사협회와 의사협회 간 대립이 자못 첨예합니다. 협회의 공식 입장도 있고 사람마다 생각이 다르겠지만. 개인적으로는 이슈가 되고 있는 검사들은 그 자체로는 중립적인 것이라고 봅니다. 초음파나 엑스레이가 시술자를 가려 가며 다른 것을 보여 주진 않을 테니까요. 단순하게 환자의 몸 상태가 이렇다고 보여 주는 것이지요. 그것을 환자의 다른 상황과 종합해서 합리적으로 해석하고 어떻게 치료적으로 접근할 것인가 하는 데서 치료자와 의학적 관점이 달라질 뿐입니다.

또한 문제가 되고 있는 의료기기들은 엄격하게 따지면 서양 의학의 산물이라기보다는 공학의 산물이라고 봅니다. 기술이 진보하면서 만들어진 기기들이라는 것이지요. 가치중립적인 이러한 도구를 특정한 사람들만이 써야 한다고 한정하는 것은 무리가 있다고 봅니다. 그리고 한의사가 그러한 의료기기를 쓰면 마치 학문적인 정체성을 잃는 것처럼 이야기하는 것은 좀 이상합니다. 몸을 들여다보는 현대적인 도구를 이용하는 것뿐이지요. 모든 의학은 시대가 바뀌면서 새로운 발견들이 이루어지고 이러한 것들을 흡수하면서 발전합니다. 현대의 한의사 중에《황제내경》과《동의보감》의 내용을 신봉하고 그것만이 진리인 양 믿는 사람은 없을 것입니다. 사람과 질병 그리고 생물학의 새로운 발견들을 한의학의 기본적인 관점을 바탕으로 수용하면서 한의학 또한 변화하고 있습니다. 만약 허준이 타임슬립해서 현대로 온다면 어떨까요? 스승의 시신을 해부했다는 이야기가 만들어질 정도로 당시 의사들이 인체구조에 대한 열망이 높았던 것을 감안한다면, 허준은 지금의 의료기기들을 이용하는 데 주저하지 않았을 것입니다.

동서양 의학은 지금은 아주 많이 달라 보이지만 양자 모두 인도 의학에 그 기원을 두고 있다고 합니다. 서양 의학의 초기 모습을 보면 지금과 같은 기계론적 인체관이 아닌 동양 의학에 가까운 관점들이 공존하고 있었음을 알 수 있습니다. 그러던 것이 사람과 자연 그리고 우주를 바라보는 인식론의 차이에 따라 지금과 같은 모습으로 변화하게 된 것이지요. 하지만 길게 보면 앞으로는 결국 통합의료의 시대가 올 것입니다. 그전까지는 서로의 좋은 점은 인정하면서 공존하는 게 좋다고 봅니다. 그 중심에는 무엇이 환자에게 최선인가에 대한 고민이 있어야 겠지요. 나만이 최선이고 나 아니면 안 된다는 식의 독선은 치료자와 환자 모두에게 독이 될 수 있습니다.

다르다와
틀리다

텔레비전 시청을 부정적으로 생각하는 분도 있지만, 어릴 적 텔레비전을 즐겨 본 기억이 조금은 특별한 추억으로 남은 저는 텔레비전을 꽤 즐겨 보는 편입니다. 뉴스도 보고 다큐도 보지만, 괜찮은 드라마가 있으면 가능한 한 본방을 사수합니다.

최근에는 한 메디컬 드라마를 즐겨 보고 있습니다. 만화책에서 막 튀어나온 듯한 캐릭터들과 배우들의 조금은 어색한 연기, 응급실과 수술실, 로맨스와 약간의 코미디가 매력적입니다. 그리고 작금의 현실 반영까지, 메디컬 드라마가 갖춰야 할 구성요소를 잘 갖췄기에 예상한 결론으로 가겠지만, 그래도 이야기를 즐기고 있지요.

어제는 드라마 속 수술 장면을 보던 아내가 한마디 합니다.

"저런 병원이 있었으면 좋겠네."

아내는 최근 예상치 못한 갑작스런 상황으로 응급 수술을 받았는데, 그러다 보니 그런 장면이 얼마 전의 상황과 대비되어 이런저런 생각이 많았던 듯합니다.

주인공이 "당신은 최고의 의사인가요, 좋은 의사인가요?"라는 질문에 "나는 지금 내 앞에 있는 환자에게 필요한 의사"라고 답했을 때는, 제 마음 한구석에도 울림이 있었지요. 역시 드라마는 이야기와 감정이입의 맛으로 보는 법이지요.

드라마가 끝나고 생강차를 한 잔 마시면서 여러 생각을 했습니다. 수술과 응급 의학은 현대 의학의 꽃이라고 할 수 있습니다. 과도한 수술은 일부 부정적 측면도 있지만, 그 덕분에 저의 아내를 비롯한 많은 사람이 생의 위기에서 벗어나는 것은 분명한 사실입니다.

그런데 우리의 삶은 수술 이후에도 지속됩니다. 그러므로 수술 전후의 시간을 생각하지 않을 수 없지요. 왜 그러한 병에 걸리게 되었는지 과거를 복기해 보고, 이를 바탕으로 조금 다르게 살되, 필요한 치료가 있다면 의사의 도움을 받아야 합니다.

이때는 서양 의학적 접근뿐만 아니라, 한의학적인 관점과 치료법이 환자에게 실질적인 도움을 줄 수 있다고 생각합니다. 두 의학은 분명 사람과 병증을 해석하는 방식과 겉으로 드러난 방식에서 다름이 있습니다. 하지만 결국 사람을 대상으로 발전한 의학 체계라는 점은 같지요. 따라서 환자를 중심으로 생각한다면, 각기 어느 때 환자에게 실질적인 도움이 될 것인가에 관해 충분히 합리적인 판단을 내릴 수 있을 것입니다.

제 아내도 수술 이후 본인의 병을 공부하더니 식단부터 생활 방식에 이르기까지 변화를 주기 시작했습니다. 저는 한의학적인 관점에서 병의 기전을 구명하고 기의 흐름이 문제가 생긴 이유를 찾았습니다. 그리고 이를 바탕으로 재발 방지를 위해 아내에게 약물과 침구 치료를 시행했습니다. 아울러 몸의 자가 조절기능을 키우기 위한 운동과 호흡 방법을 조언하고 있고요, 이에 더해 감정 불균형에 따른 기 흐름의 변화와 몸의 이상에 주의할 것을 강조했습니다. 예상할 수 있는 상황이었다면 미리 대비해서 예방했겠지만, 이미 상황은 벌어졌으니 앞으로를 위해 할 수 있는 노력을 할 뿐이지요.

며칠 전 '이상해'라는 주제로 청중과 패널이 이야기를 나누는 한 교양 프로그램을 봤습니다. 패널로 나온 국어국문학과 교수는 '우리는 다르다와 틀리다를 혼동해서 쓰는 경우가 많다'고 말했지요. 살다 보면 나와 다르면 틀리다 말하고, 틀렸음에도 그냥 다르다고 우기는 경우를 종종 마주합니다. 다름은 인정과 존중을 받아야 하고, 틀린 것은 바로잡아야 합니다.

의학에서도 마찬가지입니다. 틀림은 합리적 사고와 검증을 통해 바로잡아야 하고, 다름으로써 의미 있는 것은 서로 인정하고 존중해 주어야 합니다. 이러한 인식이 정착될 때 서양 의학과 한의학 각각의 발전과 질병의 치유, 환자 삶의 질 향상에 더 큰 역할을 하리라고 생각합니다.

예방접종에 대한
단상

"아이가 얼마 전 예방주사를 맞고 몸에 좁쌀만 한 붉은 반점이 올라와서 아직도 좀 남아 있거든요. 그런데 지금 홍삼을 먹여도 될까요? 지난겨울에 애 할머니가 먹이라고 사 준 게 있는데 홍삼도 누구한테나 다 좋은 것은 아니라고 해서 안 먹이고 있었거든요."

"증상이 없어질 때까지 기다렸다 먹이는 게 좋겠어요. 밀가루 음식이나 기름에 튀기고 볶은 음식 그리고 자극적인 음식도 좀 피하시구요. 물을 자주 먹이시고 평소보다 조금 더 빨리 재우세요."

어깨가 아파서 치료받으러 온 엄마가 치료를 받고 나서 아이 걱정을 합니다. 유아기 때부터 맞아 온 예방주사가 정기접종 시기가 되어 맞았는데, 열이 나면서 몸에 붉은 반점이 올라와서 걱정이라고요. 소아과에 갔더니 다른 증상이 없으면 그냥 좀 기다려 보라고 해서 그러고 있는데, 조금씩 줄어들기는 하지만 애가 너무 약해서 그런가 싶어서 잊고 있던 홍삼이 생각났다고요.

상담을 하다 보면 중대한 문제(이런 경우는 아마도 접종을 한 병원이나 상급의료기관에 갔을 것입니다)는 아니라도, 예방주사를 맞고 잠깐 아팠다는 아이들을 종종 봅니다. 피부발진, 주사 맞은 부위가 붓고 아픈 증상, 위장장애 그

뜻하지 않게
오래 살게 된
요즘 사람들에게

리고 감기 증상이 대표적입니다. 어른들 중에도 독감 예방주사를 맞고 며칠 끙끙 앓았다는 분들이 계시지요. 병원에서 그럴 수 있다고 이야기하거나 경험으로 알기도 하고 더 큰 병을 막는 효과가 있다고 하니 그냥 넘어가는 경우가 대부분입니다.

예방접종의 기본원리는 죽은 균이든 살아 있는 균이든 특정한 질병을 유발하는 균을 우리 몸에 집어넣어 그에 대한 항원항체 반응을 일으켜, 다음에 같은 균에 노출되었을 때 면역 체계가 효과적으로 작용할 수 있도록 돕는다는 것입니다. 그 양이 아주 적기 때문에 우리 몸이 충분히 감당할 수 있다고는 하지만 때로는 그 자체가 문제가 되기도 합니다. 저도 크면서 이런저런 예방주사를 맞았지만 아이를 키우다 보니 '저렇게 많은 주사를 맞는 것이(과거보다 예방주사의 종류가 더 다양해졌습니다) 아이에게 정말 도움이 되는 것일까?' 하는 의문이 들곤 하지요. 예방접종의 유익함에 대한 연구 보고도 많지만 예방접종이나 백신의 제조 과정의 문제로 인해 발생하거나 그럴 것으로 추정되는 질병에 대한 연구보고 또한 있기 때문입니다.

그레그 비티는 그의 책《예방접종 부모의 딜레마》에서 예방 접종에 관한 다양한 연구와 결론이 나와 있으며 그러한 견해에 대해 부모가 충분히 심사숙고해서 스스로 결정을 내릴 것을 당부합니다. 결국 선택은 당사자의 몫이라고 하면서요.

의학이론을 포함한 모든 이론은 현재 우리가 알고 있는 수준에서 그렇다는 것이지만(좀 더 분명히 하면 '그럴 수 있다' 또는 '그럴 확률이 높거나 그럴지도 모른다'이지요), 앞으로 새로운 연구를 통해 다른 사실들이 밝혀질 수 있습니다. 예방접종에 관해서는 과거 세대가 그렇다고 알고 또 믿고 있었던 내용과 달리 지금은 그렇지 않을 수도 있다는 내용들이 나오고 있는 것이지요. 따라서 지금까지 나온 결과들을 공부해서 스스로 결정하는 수밖에 없습니다.

그렇다고 SNS나 여러 통로로 유통되는 출처가 불분명한 내용들을 맹신하고, 예방접종을 무조건적으로 거부하는 것은 잘못된 태도일 것입니다. 편향된 정보에 노출되면 음모론에 빠지거나 균형 잡힌 사고를 하기 힘들어집니다.

다만 예방주사를 맞힐 때 아이가 아프거나 피곤해하거나 몸 상태가 조금 좋지 않을 때를 피해서 맞추고, 접종 후에는 충분히 쉬게 하는 것이 좋다고 생각합니다. 가볍게 병을 앓는 것인데, 몸 상태가 그것을 이겨 낼 만한 여력이 없다면 또 다른 문제를 일으킬 수 있기 때문입니다.

우리는 아주 많은 것을 알고 있는 것 같지만 생명에 관해서는 알아 가야 할 것들이 훨씬 많습니다. 또한 한 사람의 건강은 통제되지 않는 수많은 변수들이 있지요. 동전을 넣고 버튼을 누르면 정해진 음료수가 나오는 자판기처럼 입력과 출력이 단순하고 명확하지 않습니다. 이러한 변화무쌍한 생명현상에서 일정한 규칙을 읽고 그것을 해석해서 치료에 응용하는 것이 의학인데, 우리의 인식능력과 관점에 따라 그 내용 또한 끊임없이 변화합니다. 예방접종에 관해서도 마찬가지입니다. 분명하다고 믿었던 것에 불분명한 점도 있다는 알게 된 것이고, 결과를 어떻게 바라보는가에 따라 다르게 해석되고 있는 것이지요. 이럴 때는 어두운 길을 가는 것처럼 조심하는 것이 최선이라고 생각합니다. 우리 아이들의 건강에 직결되는 일이므로 알아볼 수 있는 만큼 알아보고 조심할 수 있는 한 조심하는 것이 좋을 것입니다.

한약재에 대한
단상

점심을 먹고 동네 한 바퀴 산책을 마치고 돌아와 앉아 살짝 나른한 기분으로 앉아 있는데 전화벨이 울립니다.

"한의원이죠? 거기는 약을 지을 때 국산 유기농 한약재만 써서 짓나요?"

우리나라 한약재의 현황과 실제 제가 쓰고 있는 약재에 대해 설명을 드리자, 조금은 실망한 목소리로 "전에 다니던 곳은 그런 약재만 써서 짓는다고 했는데요"라고 합니다. 그래서 좋은 약재를 쓰려고 노력하지만, 말씀하신 기준의 약재만으로 처방을 하기란 현실적으로 불가능하다고 답하고는 통화를 마쳤습니다.

진료를 하다 보면 많은 분들이 한약재에 대해서 묻습니다. 믿을 수 있는지, 국산만 쓰고 수입 약재(주로 중국산 한약재)는 쓰지 않는지 그리고 중금속이나 농약에는 안전한지 등이 가장 많은 질문 내용이지요.

결론부터 말하면 100% 국산 한약재만으로 환자분들의 몸 상태에 맞는 처방하는 것은 현실적으로 불가능합니다. 기후조건상 우리나라에서 자라지 않는 식물이 있고, 생산이 되더라도 그 약효가 미치지 않는 경우가 있기 때문입니다. 예를 들어 육계나 용안육 같은 약재는 동남아와 같은 따뜻한 기후에서 나는데, 이러한 약재는 조선시대에도 수입을 했습니다. 한편 약방의 감초라고 불리는 감초는 신강이나 몽고 등지에서 나는데, 최근 우리나라에서도 재배는 하지만 약효가 미치지 못하지요. 몸을 보하는 약재의 대명사인 녹용과 같은 경우도 러시아, 뉴질랜드 그리고 중국에서 나는 것만이 정식 한약재로 유통될 뿐, 국산 녹용은 식품으로는 쓰이지만 정식 약재로는 쓰이지 않습니다. 이러한 상황 아래에서 만약 국산 한약재 만을 고집한다면 제한된 약재들 속에서 처방을 구성해야 하는데, 그럴 경우 병을 다스리는 데 충분치 않을 수 있습니다.

다음으로 한약재의 안전성에 관한 부분입니다. 현재 한의원에서는 식약처 검사를 통해 약재로 써도 된다고 허가된 약재만을 제약회사를 통해 구입해서 쓰도록 되어 있습니다. 또한 식약처에서는 수시로 샘플링을 통해 유통되고 있는 한약재를 수거해서 문제가 없는지 조사하고, 기준에 적합하지 않을 경우에는 해당 약재를 수거하도록 하고 그것을 유통시킨 회사에는 법적 조치를 취하고 있습니다. 이러한 노력 덕분에 한약재가 어디서 나서 어떻게 유통되는지 불분명했던 과거에 비해서 안전성에 관한 부분은 훨씬 나아졌습니다. 그런데 이렇게 안전성을 최우선으로 하면서 반작용이 생긴 것이 있는데, 그것은 식약처의 검사를 받지 못하는 약재들은 쓰지 못하게 된 것입니다. 만약 약재의 수요나 생산량이 적어서 제약회사에서 경제적인 이유로 유통시키지 않는다면 구할 수가 없습니다. 또한 한의사가 직접 재배하거나 산에서 채취한 약재도 환자에게 쓸 수 없지요. 예를 들어 한의사가 산에 가서 산삼을 캐서 이것을 필요한 환자에게 복용하게 한다면 의료법상에서는 불법이 되는 것입니다. 한약재의 안전성이라는 것을 최우선으로 하다 보니 한의사 입장에서는 꼭 쓰고 싶은 약재를 구할 수 없거나 있어도 쓸 수 없는 제약이 생긴 것이지요. 어쩔 수 없는 상황이어서 대체할 약재들을 찾아 쓰지만 치료하는 입장에서는 아쉬울 때가 종종 있습니다.

그럼 현실적으로 믿을 수 있는 좋은 약재의 조건은 어떤 것일까요? 먼저 식약처의 검사를 마치고 정식으로 유통된 규격 한약재이어야 합니다. 다음으로는 재배된 약재보다는 야생의 것을 채취한 것이 좋고, 재배된 것이라도 야생에 가까운 환경에서 키우거나, 약재가 처음 자라기 시작한 지역 혹은 기후조건상 약효가 더 나은 지역에서 생산된 것이 낫습니다. 마지막으로 같은 조건이라면 우리가 사는 땅에서 난 국산 한약재를 선택해야겠지요.

환자분들이 안전하고 좋은 약재를 선호하는 것처럼, 한의사 또한 약효가 좋은 약재를 써서 병을 잘 치료하고 싶은 욕심이 있습니다. 수입 약재라고 다 나쁘고 효과가 없는 것이 아니고, 국산 약재라고 다 좋은 것도 아닙니다. 좋은 약재의 기준은 약효와 안전성입니다. 이 기준에 적합한 약재를 쓴다면 믿고 복용해도 좋다고 생각합니다.

한의학은

신기한 의학이
아니다

"허리가 아파서 왔는데 손하고 발에 침을 놔서 영 미덥지 않았는데, 신기하게도 오늘은 많이 나아졌어요. 한의학은 참 신비로운 것 같아요."

"음, 생명은 신비롭기도 하고 생명현상은 신기하다고 표현할 수 있지만, 한의학은 그렇지 않습니다. 우리 몸이 본래 그렇게 되어 있기 때문에 그런 변화가 일어난 겁니다."

진료를 하다 보면 침을 맞거나 약을 복용하고 난 후 매우 빠르게 건강을 회복하시는 분들이 있습니다. 그런 경우 환자분들이 자주 하는 말이 바로 "한의학은 참 신기해요"라는 말입니다. 그럴 때면 환자가 회복된 것은 좋기는 한데, '진료를 하면서 몸의 상태와 병증에 대해서 나름 성실하고 합리적인 방식으로 설명했는데 뭐가 신기하다는 걸까?'라는 생각이 들지요. '환자들이 생각하는 한의학이란 도대체 어떤 모습일까?'라는 고민도 하게 됩니다.

'왜 이런 일이 벌어 졌을까?'를 생각해 보면(크게는 역사적으로 바라봐야겠지만) 먼저 한의학에서 쓰는 용어에 문제가 있다는 생각이 듭니다. 한자에 기반한 단어들이 그러한 것처럼, 한의학에서 일상적으로 쓰는 단어들도 1:1 대응이 아니라 한 단어가 여러 의미를 품고 있기도 하고, 한 가지 현상이나 모습을 서로 다른 말들로 표현하기도 합니다. 이러한 의미가 통용되던 시대에는 별 무리가 없었겠지만, 짧은 기간에 생활 방식이나 교육이 서구의 것을 따라가면서 한의학에서 쓰는 말들이 사람들에게 낯선 것이 되어 버렸습니다. 그러다 보니 잘 모르는데 뭔가 눈앞에서 분명한 현상이 일어나니 신기하다고 표현할 수밖에 없지요.

게다가 사람들의 생각도 동양의 전통적인 것은 뭔가 있긴 하지만 과학적이지는 않다(동양에는 과학이 없었던 것처럼 이야기되지요)는, 우리 스스로 오리엔탈리즘적 사고를 하게 된 것도 영향을 주었을 것입니다. 어떤 주제에 대해서 함께 이야기하고 공감하기 위해서는 같은 말(그 언어의 문화에 기반한)을 써야 하는데, 현재 한의학의 언어는 한글일지는 몰라도 현대의 문화와 그에 기반한 현대 언어와는 거리가 있어 보입니다. 의미를 충분히 살리면서 지금의 사람들이 쉽게 이해할 수 있는 말들로 표현하는 것은 한의학을 공부하고 연구하는 사람들이 풀어 나가야 할 숙제라고 생각합니다.

다음으로 침과 뜸 그리고 한약과 같은 한의학의 치료법에 대한 오해가 있는 것 같습니다. 우리가 알지 못하는 신비한 작용이 있는 것처럼 말이지요. 하지만 제 생각은 좀 다릅니다. 몸과 마음의 상태를 진단해 내는 것과 이에 따라 치료의 방식을 정하는 것은 의사의 능력이나 성향에 따라 다를 수 있지만, 치료 수단은 물리적 그리고 화학적 방식으로 우리 몸을 조정하는 것이지요. 물론 단순히 물질적으로(기계론적으로) 환원되지 않는 몸과 마음 그리고 정신이 상호 작용하는 한의학적 인체관은 존재합니다.

침과 약은 우리 몸이 한쪽 방향으로 치우친 것을 본래 균형 잡힌 상태로 회복시켜 주는 하나의 방법입니다. 마치 피아노의 '도' 건반을 누르면 '도' 소리가 나는 것처럼, 특정한 신호를 보낼 수 있는 자리(혈이라 부르죠)

에 침이나 뜸으로 자극을 주면 그에 상응하는 반응이 우리 몸에서 일어납니다. 그 중간 역할을 하는 것이 바로 한의학의 신비화에 가장 큰 역할을 하기도 하는 '기'입니다. 이 '기'에 대해서는 지금까지 다양하게 증명이 되었고 앞으로도 더 분명해질 것입니다.

그럼 한약은 어떤 것일까요? 많은 사람들이 서양의 약을 증상만 다스리는 약이고 한약은 근본을 다스린다고 말합니다. 하지만 한약에도 증상만을 다스리는 대증약은 무척 많습니다. 열이 날 때 열을 떨어뜨리고 아플 때 통증을 가라앉히는 약재와 처방들이 풍부하게 존재합니다. 급한 불은 꺼야 하기 때문입니다(이것을 드러난 것을 치료한다고 해서 표치라고 부릅니다). 이와 함께 불을 끄고 난 후 불이 다시 나지 않게 예방하고 불로 인해 엉망이 된 집을 수리하기 위한 약들도 존재합니다(이런 방식을 근본을 치료한다고 해서 본치라고 부릅니다).

그런데 양약들이 성분 중심으로 접근하는 것과는 달리 전통적인 한의학의 약초에 대한 접근은 약초 하나를 하나의 생명으로 다룬 다는 점에서 차이가 있습니다(최근에는 많은 약초와 처방이 성분중심으로 분석되고는 있습니다). 약초가 자라는 모습과 환경 고유의 맛과 향 그리고 몸에 들어갔을 때 반응들을 바탕으로 이 약초의 성질과 효능을 규정합니다. 그리고 그것이 필요한 몸의 상태가 되었을 때 그 약초를 쓰는 것이지요. 그런데 우리 몸과 그 안에서 일어나 변화가 딱 떨어지게 단순하지 않으므로 여러 약초들을 함께 쓰게 됩니다. 마치 전쟁을 할 때 보병과 기병 그리고 포병과 보급대를 함께 운영하는 것처럼 말이지요. 이런 식으로 해서 건강이란 퍼즐 판을 본래의 모습으로 맞춰 주는 것이 한약입니다. 이렇게 보면 전혀 신비로울 것이 없지요.

한의학이 타 의학에 비해서 모든 면에서 뛰어나다 말할 수는 없지만,

뜻하지 않게
오래 살게 된
요즘 사람들에게

신비화되거나 종교에 비유되거나 사라져야 할 구습은 아니라고 생각합니다(이렇게 말하는 사람들은 사기꾼 아니면 한의학을 제대로 모르는 사람일 것입니다). 아직 배우고 연구해야 할 것이 많지만 제가 환자들을 만나면서 경험하는 한의학은 합리적이고 실용적인 의학입니다. 이러한 의학이 과거의 유산으로 치부되지 않고, 현대의 사람들과 함께 호흡하고 변화하면서 무엇보다 환자 중심 의학으로 발전해 가길 작은 진료실 안에서 바라 봅니다.

한의학은
과학적인가요?

"선생님이 말씀하신 것들은 잘 알겠고, 제 증상이 왜 생겼는지도 잘 알겠는데……. 그런데 그런 것들이 과학적으로도 입증된 내용인가요?"

상담을 하면서 종종 듣는 이야기입니다. 어려운 용어나 한의학의 이론을 비교적 쉬운 말들로 바꾸어 이야기하고 일상에서 경험할 수 있는 현상에 비유하거나 상식적으로 납득할 만한 내용들로 설명하려고 노력하지만, 환자의 입장에서 볼 때는 의심을 거둘 수가 없는 것이지요.

그럴 때는 책이나 자료들을 펼치고 설명해 드립니다. 요즘은 생물학이나 의학 관련 최신 연구 자료들이 빠르게 번역되어 나오는 편이어서 한의학의 내용들을 설명하기가 편해졌습니다. 이렇게 설명하면 대부분 (100%는 없습니다) 환자들은 수긍을 하지요. 이치적으로 맞는다면 다르게 바라봐도 합리적 설명이 되는 것이 당연한 것이니까요. 하지만 이럴 때면 한의학에 드리워진 그늘을 보는 것 같아 씁쓸한 기분을 금할 수는 없습니다.

이런 경우를 겪으면서 우리가 일상적으로 쓰는 말의 힘이 상당함을 느끼게 됩니다. 특히 특정한 말들은 그것을 통해 세상을 바라보는 틀로 작용하기 때문에 더욱 그렇습니다. 건강에 관한 정보를 받아들이고 판단하는 것도 마찬가지지요. 그중에 환자들에게 자주 듣는 과학적이라는 말에 대해 생각해 봅니다.

이 시대에 과학적이라는 말은 다른 의견들을 압도하는 힘을 갖고 있습니다. 여기에 검증이라는 말까지 붙으면 더욱 막강해지지요. 사전을 보니 '과학'은 '사물의 현상에 관한 보편적 원리 및 법칙을 알아내고 해명하는 것을 목적으로 하는 지식 체계나 학문'을 의미합니다. 역시나 거의 진리에 가까워 보입니다.

글자 자체는 어떤 의미일까? 의문이 들어 '과科' 자를 들여다봅니다. '禾 + 斗'입니다. 《설문해자》에는 '科 程也 從禾從斗 斗者 量也'라고 나옵니다. 보통 '科는 양을 재는 것이다. 禾에서 의미가 유래하고, 斗에서 의미가 유래한다'로 해석을 합니다. 곡식의 양을 나누어 몇 말이라고 하는 것이 科라는 것이지요. 과학의 분야가 여러 가지지만 나누어서 알아본다는 '科' 자의 해석은 그 본질을 잘 나타낸다고 생각합니다.

그런데 때론 과학은 나누는 데만 열중한 나머지 왜 나누는지를 잊기도 합니다. 그 과정에서 분석한 결과에 부합되지 않거나 아직 분석하지 못한 것들은 비과학적이라는 말을 듣기도 하지요. 때론 특정한 목적을 위해 과학이 이용되기도 합니다. 최근에는 너무 세분화한 연구들을 하면서 놓친 것들에 대한 반작용으로 나누어 연구한 것을 합해서 보는 흐름도 있습니다. 그리고 그 과정에서 나누어 봤을 때는 비과학적으로 보였던 것들에서 과학적 이유가 발견되기도 합니다. 그리고 그 더하는 과정에서 과거에는 비과학이었던 것에서 과학적 이유가 발견되기도 하지요. 아마도 앞으로의 과학은 이러한 더하기(통합 또는 통섭이 이런 개념이라고 생각합니다)와 나누기를 계속하면서 진리를 추구할 것입니다.

이런 생각들은 자연스럽게 '한의학은 과학적일까?' 하는 의문으로 이어 집니다. 아마도 많은 사람들이 한의학과 과학을 짝짓는 데 어색함을 느낄지도 모르겠습니다. 그리고 한의학은 비과학적이라고 말하는 분들도 많을 것입니다.

하지만 시대를 거치면서 변화하고 발전하면서 오류를 수정해 나가고 내용을 확충하고 있는 한의학은 과학이란 말의 본래 의미로 보면 충분히 과학적이라고 생각합니다. 물론 한의학의 의서들(아직도 학생들의 텍스트로 이용되는)에는 비과학적 내용들도 존재합니다. 하지만 그런 부분들은 지금은 충분히 걸러지고 있지요. 또한 과거의 사람들이 인식의 한계 때문에 그렇게 표현할 수밖에 없었던 내용들은 현대의 생물학적 발견들로 인해 새롭게 해석되어 수용되고 있습니다. 그런 의미에서 충분히 한의학은 과학적이라고 봅니다.

물론 이것은 제가 생각하고 있는(개인적 그리고 시대적 한계가 분명한) 한의학의 모습일지도 모릅니다. 이러한 인식의 한계에서 조금이라도 자유로워지려고 하지만 아마도 저의 생각들은 대가들의 그것에 비하면 더욱 분명한 한계가 있겠지요. 다만 저 스스로에 대해 그리고 제가 하는 한의학에 대해 합리적 의심을 놓지는 않으려고 노력할 뿐입니다.

뜻하지 않게
오래 살게 된
요즘 사람들에게

침을 맞았는데

왜
더 아플까?

"어제 치료받고 나서 왜 더 아파요? 원래 아팠던 곳은 물론이고 온몸이 두들겨 맞은 것처럼 아파서 밤새 잠도 잘 못 자고 고생했어요."

진료를 하다 보면 간혹 아파서 왔는데 치료받고 더 아파서 혼났다고 하는 분들이 있습니다. 대부분은 연로하신 분들이지만 종종 젊은 친구들도 그런 증상을 호소합니다. 이럴 때는 침 치료를 하면 몸을 회복시키는 과정에서 에너지가 소모되는 몸이 그걸 감당하기 힘들면 몸살이 날 수 있다고 설명합니다. 그리고 그만큼 기력과 체력이 떨어져 있다는 신호이므로 영양 섭취에 좀 더 신경 쓰고 가능하면 잠을 조금 더 자라고 당부드립니다.

그런가 하면 연세가 좀 있는 분들 중에는 이전 어른들이 침 맞을 때 북어머리를 고아 먹어야 침에 있는 금속의 독을 풀어낼 수 있다고 하던데 그게 맞는 말이냐고 묻는 경우가 있습니다. 그럼, 이전 침은 지금처럼 일회용이 아니고 여러 번 쓰고 끝이 무뎌지면 갈아서 쓰곤 했기 때문에 감염의 우려가 있었을 수도 있지만, 북어를 고아서 먹으라고 한 것은 그것보다는 침을 맞아서 소모된 기운을 보충하려고 한 것 같다고 말씀드립니다. 북어가 구하기도 쉽고 크게 비싸지도 않은 데다가 머리 부위는 음식으로 먹는 부위는 아니니까 그런 말이 나온 것 같다고요.

그러던 어느 한가로운 오후, 문득 이런 생각이 들었습니다.

'침 치료는 특정한 효용이 있는 혈자리에 침을 놓아 경락을 따라 흐르는 경락의 흐름을 조정해서 문제가 생긴 부위를 치유하는 것이다. 이 과정에서 우리 몸의 기능이 활성화되고, 자연히 세포들의 대사도 활발해진다. 그럼 세포 대사와 면역 작용의 부산물로 처리해야 할 노폐물이 늘어난다. 그런데 이때 몸의 전반적인 기능이 떨어져 있거나 이것을 처리하는 데 필요한 물질이 부족하면 이것을 잘 처리하지 못하게 되고, 이것이 결국 독소로 작용해 몸살을 일으키는 것은 아닐까? 그럼, 북어는 왜?'

그래서 이번에는 북어에 관한 문헌을 찾아보았습니다. 그랬더니 《오주연문장전산고》 '만물 편'에 다음과 같은 구절이 있습니다.

'북어는 해변에 사는 사람들이 그 내장을 꺼내서 기름을 짜서 불을 밝히고, 그 껍질을 고면 끈적끈적하게 된다. 그 머리를 끓여 먹으면 체한 것을 없애고, 몸 전체를 오래도록 끓이면 고가 되는데 허한 것을 보하고 산후에 생긴 복통에 효과가 있다. 말린 것을 끓여 빈속에 먹으면 설사를 그치게 할 수 있다. 끓일 때 나오는 증기를 쐬면 머리에 생긴 부스럼에 효과가 있다.'

이렇게 보니 북어의 허한 것을 보하고 속을 편하게 하는 효능과 구하기 쉽다는 장점이 합쳐져 침을 맞고 북어머리를 고아 먹으라는 말이 생겼다는 것을 알게 되었습니다. 몸을 보하는 식재료야 많이 있겠지만 위장에서 소화, 흡수하는 데 부담이 된다면 도리어 그것을 소화시키는 데 많은 에너지를 소모해야 하므로 적절치 않지요. 그런데 북어는 속을 편하게 하고 막힌 것을 소통시키는 효능과 함께 부족해진 기운을 보충해 줄 수 있으므로 잘 어울리는 것이지요. 술을 마시고 북어국으로 해장을 하는 이유 또한 같은 선상에서 생각해 볼 수 있습니다.

뜻하지 않게
오래 살게 된
요즘 사람들에게

한참 동안 머릿속에서 생각을 굴리고 이런저런 자료를 찾고 나서 사소하지만 조금 불분명했던 의문이 풀리고 나니 꽤 기분이 좋아집니다. 앞으로 침을 맞고 더 아프다는 환자분이 있으면 이렇게 설명할 생각입니다. 진료실이 한가할 때는 이런 소소한 즐거움이 있습니다.

삼만
먹으면

건강할까?

"성질이 약간 따뜻하고 맛이 달며 독이 없다. 주로 오장의 기가 부족한 데 쓰며 정신을 안정시키고 눈을 밝게 하며 정신기능을 활발하게 하고 기억력을 좋게 한다. 몸이 허하고 상한 것을 치료하고, 곽란으로 토하고 딸꾹질하는 것을 멎게 하며, 폐 위로 고름을 뱉는 것을 치료하고 담을 삭인다."

효능을 보면 복용하기만 하면 현대인의 건강을 책임질 것만 같은 이 약초는 무엇일까요? 바로 '삼蔘'입니다. '신초神草'라고도 불린다는 기록처럼 정말 좋은 효능을 많이 지니고 있지요. 그래서인지 환자분들 중에도 삼을 먹고 있다는 분들이 참 많습니다. 본인도 먹고, 아이들도 먹이고, 부모님께도 드리고……. 삼에 대한 사랑은 남녀노소를 가리지 않습니다.

그런데 삼을 복용한 분들이 모두 좋은 효과를 보는 것은 아닙니다. 입맛도 좋아지고 피로도 덜하고 감기도 덜 걸리게 되었다고 하는 분들이 있는 반면, 별로 좋아진 것은 없지만 몸에 좋다고 하고 비싸게 주고 샀으니 아까워서 먹는다는 분도 있고, 가슴이 답답하고 머리도 아프고 해서 다른 사람 줬다고 하는 경우도 있습니다.

이런 결과는 삼에 대해 과대평가하거나 오해한 데서 생긴다고 생각합

뜻하지 않게
오래 살게 된
요즘 사람들에게

니다. 먼저 위에 기록된 효능을 분석해 보면, 삼은 장부로는 위와 폐에 작용한다는 것을 알 수 있습니다. 한의학에서는 우리가 섭취한 음식물을 소화, 흡수해서 만들어진 영양이 위로 올라가 폐에서 천기(호흡을 통해 들어온 산소)와 만나 온몸을 순환하면서 몸을 자양한다고 봅니다. 삼의 효능은 주로 이 기전을 활성화하는 데서 비롯됩니다.

먹는 것이 부실하고 운동도 부족한 상태에서 기운의 소모는 많이 일어나는 상태, 위와 폐의 기운이 허해서 뱃심과 패기가 부족해지고 이로 인해 비실비실하고 늘 피곤하고 추위를 잘 타며 몸도 마음도 펼치지 못하고 위축된 경우에 적합합니다. 이렇게 보면 만성 피로에 시달리고 있는 현대인에게 꼭 필요해 보이기도 합니다. 그래서 누구나 먹으면 좋은 것으로 오해를 산 것이겠지요.

하지만 삼이 모든 허한 증상을 해결할 수 있는 것은 아닙니다. 그랬다면 다양한 약초나 처방에 대한 연구가 이루어지지 않았겠지요. 여타의 모든 약초들처럼 삼도 분명한 한계가 있고 써서는 안 되는 경우가 있습니다.

《동의보감》에서는 "인삼은 폐의 화를 동하게 하므로 피를 토하거나 오래된 해수증 환자, 얼굴이 검고 기가 실한 사람, 혈과 음이 허한 사람에게는 써서는 안 되고, 이때는 사삼을 대신 쓴다. 여름에는 적게 써야 한다. 여름에 많이 먹으면 명치 아래가 그득하고 아픈 증상이 생긴다"고 말합니다.

위에서 폐로 올라가는 기의 흐름이 약해진 것이 단지 부족한 것이 아니라 그 경로에 어떤 힘이 정체되어 막고 있기 때문에 생겼다면 겉으로 드러난 증상은 비슷할지 몰라도 속내는 완전 다르게 됩니다. 이때 삼을 쓰면 막혀서 몰린 증상을 더 가중시키기 때문에 도리어 몸이 상하게 됩니다. 위로 열이 몰려 있는 경우도 마찬가지지요. 삼을 먹었더니 가슴이 답답하고 피부에 발적이 생기고 머리가 아프다는 분들이 있는데, 기가 흐를 길이 막힌 곳에 더 부어 주기만 하니 탈이 나는 것이지요. 현대인은 과로의 문제만큼이나 정신적인 스트레스로 인한 긴장 반응으로 기의 소통이 안 되고 화가 쌓인 경우가 많은데, 이런 경우에 삼은 불난 집에 기름을 끼얹는 경우가 될 것입니다.

이와 함께 건강에는 음과 양의 균형이 가장 중요한데, 음혈이 부족한 상태에서 삼으로 양기만을 보하면 냉각수가 부족한 자동차가 엔진이 과열되는 것처럼 병이 중해지게 됩니다. 같은 원리로 무더운 여름에 삼을 과하게 먹으면 양의 기운이 과하게 되어 탈이 나게 되고요.

특정한 한 사람이 세상을 바꾸지 못하듯, 만병에 좋은 약이란 없습니다. 삼에 대한 열풍의 이면에는 도깨비방망이처럼 뭐 한 가지로 뚝딱! 편하게 문제를 해결하고 싶은 마음과 그것을 잘 이용하는 산업의 논리가 있는 것은 아닌가 하는 생각이 듭니다.

삼이 정말 내게 필요한 것인지 분별할 수 있는 지혜가 필요합니다.

뜻하지 않게
오래 살게 된
요즘 사람들에게

건강식품
트렌드 분석

"귀촌한 친구가 제가 맨날 골골하니까 염소를 달여서 보내서 왔는데 먹어도 될까요?"

"염소만 달이지는 않았을 테고, 뭘 넣고 달였다고 하세요?"

"그냥 몸에 좋다는 것들 넣고 달였다고 하는데, 모르겠어요."

"염소는 몸이 차고 마른 사람에게 좋은데, 환자분은 상초에 화가 있고 갱년기 증후도 있으니 맞지 않을 듯하고, 지난번 따님이 몸도 차고 생리통도 있다고 했으니 차라리 따님이 복용하는 게 좋겠네요."

진료를 하다 보면 건강을 위해서 뭘 먹으면 좋을지 묻는 분들이 자주 있습니다. 방송에 소개된 것이 자신에게도 맞는지 확인하는 분들이 대부분이고, 때론 나름대로 공부를 하셔서 약초들을 달여 먹고 있다고 하는 분들도 있지요. 내용을 들어 보면 잘 맞는 경우도 있지만, 효능에 혹하거나 잘 맞지 않는데도 드시는 분들도 꽤 있습니다. 한의대에 다닐 때 처방 하나를 배우면 그것으로 모든 환자를 고칠 것 있을 것 같은 착각에 빠지는데, 환자분들도 방송이라는 강력한 마력에 현혹되어 같은 실수를 범하게 되는 것이지요.

이전부터 먹으면 몸에 좋다는 것들은 참 많았습니다. 한창 유행할 때는 약재 시장에 품귀현상이 빚어진다고도 하지요. 하지만 이러한 열풍은 얼마간의 시간이 흐르면 사그라지고 또 다른 것이 유행하기를 반복합니다. 약초의 효능이 변한 것도 아니고 사람이 변한 것도 아닌데 말이죠. 이러한 현상은 처음에는 좋다고 하니까 너나 할 것 없이 사서 먹지만, 나중에는 별 효과를 못 본 대다수의 사람이 흥미를 잃고(때론 친구 따라 복용했다가 몸을 상하기도 하지만), 자신에게 필요하고 효과를 본 일부만이 이용하기 때문에 발생합니다. 그런데 유행하는 품목들을 가만 살펴보면 우리 사회가 어떻게 변화하고 있는지를 알 수 있어서 꽤 흥미롭습니다.

먼저 몸에 좋다고 하면 뱀장어, 자라, 뱀, 가물치, 잉어, 오골계, 개 그리고 흑염소와 같은 우리가 흔히 스태미나 음식을 꼽던 때가 있었습니다. 대체로 먹을 것이 귀하고 단백질 섭취가 부족했던 시절에 필요한 것인데, 요즘에는 도리어 과도하고 불균형한 영양 섭취가 문제가 되기 때문에 상대적으로 인기가 시들합니다. 하지만 육체노동이나 운동 때문에 체력의 소모가 절대적으로 많거나 부적절한 식이나 질병으로 몸이 많이 약해졌을 때 회복하는 단계에서는 일정 부분 필요합니다.

한때는 두충, 오가피와 같은 근골을 강화하는 데 효과가 있는 약초가 유행했습니다. 제 생각으로는 이것은 우리 사회가 힘써 일하는 시대였다고 봅니다. 몸을 많이 써서 일하던 세대가 중년 이후로 몸이 약해지고 관절에 무리가 오다 보니 이런 약초가 필요해진 것이지요.

다음으로 건강식품의 대명사가 된 홍삼이 있습니다. 홍삼은 말로는 인삼과 다르다고 하지만 삼을 찌고 말린 것이므로 그 본질은 삼과 같습니다. 삼은 기를 보하는 대표적인 약재인데, 많은 사람들이 홍삼을 먹는다는 것은 마케팅의 힘도 있겠지만 그만큼 현대인들이 기를 쓰고 살려고 애쓴다는 반증이 아닐까 합니다.

뜻하지 않게
오래 살게 된
요즘 사람들에게

민들레나 우엉을 끓여서 차처럼 드신다는 분들이 있는데, 이런 것들은 대체로 열을 내리고 혈액을 맑게 하고 소변을 통해 노폐물이 잘 빠져나가게 합니다. 말하자면 몸에 쌓인 독소의 배출을 돕는 것이지요. 환경도 독해지고 거기서 자란 것을 먹고 맘을 독하게 먹고 살다 보니 몸속에 독소가 많이 쌓일 수밖에 없습니다. 그러다 보니 이런 약재들이 필요한 사람들이 많아질 수밖에 없는 것이지요. 울금이나 강황과 같이 뭉친 것을 풀고 기의 소통을 돕는 약재들은 운동부족이나 스트레스로 체액의 순환이 정체되는 사람들에게 유용한데, 요즘 이러한 약재가 부각된다는 것은 어쩌면 우리 사회가 기막힌 일들이 많이 발생하기 때문은 아닐까 싶습니다.

그럼 앞으로는 어떨까 생각해 보면 갈수록 경쟁이 치열해지고 빈부의 격차가 심화되는 사회에서 몸과 마음에 가해지는 스트레스는 더욱 증가할 것 같습니다. 독하게 마음을 먹고 기를 쓰고 살아도 기가 막힌 일들을 자주 겪게 되겠지요. 그렇다면 불행하게도 지금 유행하는 식품들은 당분간 더 사랑받을 것입니다. 이와 함께 경쟁에서 낙오되는 사람들이 겪게 되는 정신적인 불안과 우울증상이 증가할 것이고, 고령화 현상이 심화되면서 퇴행성 질환이나 암이나 치매와 같은 중증 질환도 더 문제가 될 것입니다. 앞으로는 아마도 이런 부분에 효과가 있거나 예방하는 데 좋은 것들이 유행하게 되겠지요.

이처럼 어떤 건강식품이 유행하는 것은 다 이유가 있습니다. 이런 유행은 우리가 사는 사회의 반영이기도 하고 사람들이 그만큼 애쓰고 살고 있다는 증거이기도 합니다. 어찌 보면 당연한 현상이지만 조금 씁쓸한 기분이 듭니다. 만약 우리가 사는 세상이 조금만 더 느슨하고 느려진다면 어떨까요. 조금 덜 일하고 조금 더 많이 놀고 깊이 사유하고 책을 더 읽는 세상이 온다면 이런 유행은 사라질지도 모릅니다.

체질을
바꿀 수 있나요?

"남들은 먹어도 아무렇지도 않은데, 저는 정말 딱 한 수저만 더 먹었다 하면 이렇게 탈이 나네요. 한약으로 체질도 바꾼다는데 저도 가능할까요?"

"사람마다 다 타고난 부분이 달라서 강한 부분도 있고 약한 부분도 있고 그래요. 또 어릴 적에 형성된 성격도 영향을 많이 주고요. 그런데 이 모든 것을 좋은 상태로 바꾼다? 그건 모르겠어요. 스스로를 잘 알고 내 약점을 보완할 수 있는 기법들을 익힌다면, 유전적인 요인이나 생활 때문에 생기는 문제들을 많은 부분 해결할 수 있다고는 생각해요. 저는 그 정도가 최선이 아닐까 합니다."

진료를 하다 보면 본인의 체질이나 특정한 성향 때문에 고민하는 분들을 자주 보게 됩니다. 예를 들면 어떤 신체기능이 남들보다 약하다거나 쉽게 살이 찐다든지 신경이 너무 예민해서 힘들다고 하는 것들이지요. 웬만한 수준이면 조금 불편하더라도 적당히 감내하면서 살아가는데 때론 그 정도가 심하거나 너무 자주 반복되어서 전반적인 생활의 질이 떨어지는 경우도 있습니다. 그래서 치료도 받아 보고 이것저것 좋다는 것을 많이 해 보지만 본인이 기대하는 것과 같은 변화가 일어나지 않아, 포기하고 드러난 증상만 막으면서 살아가거나 그로 인해 더 심한 불균형이 초래되는 경우도 있지요.

저는 사람은 누구나(여기서 '누구나'는 정규 분포 곡선의 양극단을 제외한 것입니다) 강한 부분과 약한 부분을 갖고 있다고 생각합니다. 이것은 선대로부터 물려받은 유전적 요인에 몸과 마음의 기본이 형성되는 태아기와 유아기의 성장환경 그리고 그것을 바탕으로 살아가면서 생긴 일정한 패턴이 누적되어 형성됩니다. 이러한 성향이 원만圓滿하면 큰 탈 없이 살아가지만, 모나거나 한쪽으로 기울면 그로 인해 불편한 증상들이 생기게 되지요. 이러한 불균형을 본래 좋은 상황으로 바꾸면 최선이지만 때론 그것이 너무 완고해서 잘되지 않거나 그러한 노력 자체가 스트레스가 되기도 합니다.

일시적인 요인에 의해 발생한 잠깐의 불균형을 드러난 것만을 해결하면 좋은 상태로 쉽게 회복하지만, 그 증상의 뿌리가 깊은 경우에는 전략을 잘 세워야 합니다. 많은 경우 오래 기간 형성된 것을 단기간에 뚝딱 바꾸려고 하다가 실패하고, 실패가 반복되면서 점점 더 강하고 극단적인 방법을 쓰면서 점차 불균형이 심해질 수 있기 때문입니다.

그래서 저는 이런 환자들에게는 바꾸기보다는 지금 내가 갖고 있는 성향을 조금 보완해 줄 수 있는 사소한 방법들을 알려드립니다. 예를 들어 과민한 신경계통 때문에 고민인 분에게는 어슬렁거리는 산책이나 자기 전에 10분 정도 호흡연습을 해서 긴장의 끈을 늦출 수 있도록 하거나, 열 받는 일이 많은 분들에게는 땅을 꾹 누르는 느낌으로 걷거나 쌉싸래한 맛이 나는 나물을 자주 먹을 것을 권해서 기운을 아래로 내리고 화를 좀 식힐 수 있도록 하는 것들이지요. 그리고 이러한 불균형이 없애거나 고쳐야 할 나쁜 것이 아니라 누구나 조금씩 갖고 있는 일상적인 것이라고 말해서 지금의 상태에 대한 부정적 느낌이나 긴장 반응을 조금이라도 줄이려고 노력합니다.

이런 방법을 취하는 것은 두 가지 목적이 있습니다. 하나는 환자분 스스로 자신의 불균형을 인지하고 그것을 다루는 방법을 익힐 수 있도록 돕는 것이고, 다른 하나는 이것을 통해 좀 더 나은 상태로 한 단계 업그레이드할 수 있는 기반을 마련하는 것입니다. 드러난 증상이나 병을 의사에게 전적으로 의존해서 없애거나 치료하면 그때의 문제는 해결되겠지만, 다음에 동일한 증상이나 같은 계열의 병이 발생할 수 있습니다. 따라서 환자 스스로가 불편함을 통해 자신의 장단점을 파악하고 일상의 기법들을 통해 그것을 무리 없이 다룰 수 있어야 합니다.

하지만 여기서 끝나면 또 좀 재미가 없습니다. 만약 본인이 가지고 있는 불균형을 잘 다룰 수 있게 되면 이것을 원만한 상태로 변화시켜 갈 수 있습니다. 만약 체질변화라는 말을 한다면 이런 과정을 의미한다고 할 수 있을 것입니다. 이 과정은 꽤 오랜 시간이 걸리는 작업이고 본인의 몸과 마음을 지속적으로 점검하고 변화시켜가는 것이므로 어쩌면 '도'를 닦는 것에 비유될 수도 있을 것입니다. 이 정도 수준까지 올라올 수 있다면 건강이라는 문제에서 조금은(완벽한 자유는 죽음 이후에나 가능할 것입니다) 자유로워질 수 있겠지요.

저를 포함해서 모든 사람은 꽤 진화된 존재이지만 불완전한 존재이기도 합니다. 불완전함에만 초점을 맞추면 한없이 그러하지요. 하지만 조금 관점을 바꿔서 내 불완전함을 편하게 인정하고 잘 다뤄 가면서 한 단계 올라서려고 노력한다면 그 과정은 재미있는 모험이자 실험이 될 것입니다. 이 글을 읽는 분들도 그러한 신나는 여정에 참가할 수 있었으면 좋겠습니다.

뜻하지 않게
오래 살게 된
요즘 사람들에게

봄비와 짬뽕

"비가 와서 그런지 좀 낫는가 싶다가 또 아프네."

"집에 가서 따끈한 음식 좀 해서 드세요. 기운 나게 고추 몇 개 썰어 넣고 부추전 부쳐 달래장에 찍어 드셔도 좋고요."

봄비가 내리는 날. 위층 학원에 오는 아이들은 우산 속에서 '깔깔' 대며 올라가고, 한의원을 찾은 어르신들은 '에고 에고' 하면서 들어오십니다. 하늘에서 내리는 비는 같은데, 그 속에 있는 사람들의 모습은 사뭇 다르지요. 비가 오는 날이면 몸이 무겁거나 아프거나 찌뿌듯하다는 분들이 많습니다. 몸만 그런 것이 아니라 마음도 좀 우울해지거나 감상적이 되기도 합니다. 이런 날은 따끈한 국물을 찾는 분들이 많아집니다. 동네 칼국숫집은 만석이고 중국집 배달은 시간이 밀리기 일쑤입니다. 산책을 다니다 보면 창 너머를 바라보며 커피를 마시는 사람들도 더 자주 눈에 띕니다. 몸과 마음에 스며든 비의 기운을 소화해 내기 위해 노력하는 모습들입니다.

왜 이런 이들이 생길까를 생각해 봅니다. 비가 오는 날이면 수렵채취가 쉽지 않아 어두운 동굴에 앉아 있어야만 했던 시절에 새겨진 유전자의 기억의 영향일 것도 같고, 습도의 증가와 기온과 일조량의 감소 때문에 생긴 호르몬의 변화 때문이라고 할 수도 있을 것 같습니다. 하지만 저는 직업 정신을 발휘해서 '습濕' 때문이라고 말합니다.

한의학에서는 자연에서 일어나는 현상과 변화는 우리 몸에서도 동일하게 일어난다고 생각합니다. 기의 흐름의 변화에 따라 '풍한서습조화風寒暑濕燥火'의 현상이 발생하고, 외부의 변화에 상응하거나 생활 방식에 따라 몸에서도 이러한 변화들이 일어나는데 그것이 일정한 수준을 벗어나면 병이 된다고 보는 것입니다.

비가 오는 날은 대체로 온도와 기압이 낮아지고 습도는 올라갑니다. 차고 습한 기운이 증가하는 것이지요. 컵에 찬물을 부으면 바깥쪽에 물기가 생기는 것처럼 우리 몸과 마음도 습한 상태가 됩니다. 그럼 습기를 먹은 천이 눅눅해지고 무거워지는 것처럼 기의 순환이 떨어지게 되지요. 그래서 뜨겁거나 매운 것들을 통해 이러한 습기를 날려 버리고 싶은 마음이 드는 것입니다. 술이나 담배가 더 당기기도 하지요. 특히 평소에 몸 안에 습이 많거나 차가운 사람들 그리고 기의 추동 작용이 약하고 순환이 잘 안 되는 분들은 이런 날이 되면 몸과 마음이 더 부대낍니다. 몸이 여기저기 아프기도 하고 저 깊이 묻어 두었던 기억들이 스멀스멀 올라오기도 하지요. 관절이 아픈 환자들이 건조하고 따뜻한 기후대에 가면 아프지 않다고 하는데, 아마 우울증 환자들도 마찬가지일 것입니다.

하지만 이와 반대로 평소에 열이 많고 쉽게 감정적으로 흥분하는 사람들은 비가 오는 날이면 뭔가 차분해지고 안정되는 기분이 듭니다. 내부에서 발생하는 과한 작용들을 외부의 기운이 조절해 주기 때문이지요. 성격이 불같아서 말 건네기가 어려웠던 사람이 있다면, 비 오는 날을 택해서 대화를 시도해 보는 것도 좋을 것입니다.

봄비가 내리는 오후. 올봄이 지나고 나면 큰 변화는 아니더라도 많은 사람들의 가슴에 생긴 우울과 분노가 조금은 풀릴 수 있기를 바라 봅니다.

뜻하지 않게
오래 살게 된
요즘 사람들에게

한여름에
한약을 먹으면

다 땀으로 나갈까?

"조금만 움직여도 땀이 삐질 나고 아침에 일어나기도 힘든데 여름이나 지나고 약을 좀 지어 먹으려구요. 여름에는 약 먹어도 다 땀으로 나가서 소용없다면서요?"

"그럼 여름에 먹은 음식은 다 어디로 갈까요? 삼복더위에 삼계탕이며 보신탕 같은 보양식을 먹는 것은 왜일까요? 이전부터 여름에는 덥고 습한 계절의 특징에 맞게 몸을 다스려 왔어요. 필요 없거나 내 몸에 맞지 않는 약이라면 먹으면 안 되겠지만, 여름이라 한약을 안 먹는다는 말은 틀린 말이라고 생각합니다."

어르신들(가끔은 젊은 사람들도) 중에는 여름에는 약 먹은 게 다 땀으로 나가서 소용이 없다면서 가을에 오겠다고 하는 분들이 꽤 있습니다. 그런 분들 중에는 굳이 약을 쓰지 않아도 될 분들이 많지만, 그래도 오해는 풀어야 하기 때문에 설명을 드립니다.

가장 기본적인 전제는 모든 약은 필요할 때 필요한 만큼 복용한다는 것입니다. 필요 없는 약은 그것을 처리해야 하는 몸에 부담만 줄 뿐이지요. 마음과 몸의 불균형이 초래된 원인을 파악하고 이것을 본래 자리로 되돌리는 방편의 한 가지로 약과 치료가 존재하는 것이지, 약에 의존해서 건강을 유지한다는 것은 잘못된 생각입니다. 가장 좋은 약은 우리가 일상으로 먹는 음식과 좋은 생활습관입니다. 약은 내가 스스로 일어서려고 할 때 뒤에서 살짝 밀어주는 정도라고 생각하는 것이 좋습니다. 그다음에는 스스로 걸어가야죠.

다음으로 여름이라는 계절을 생각해야 합니다. 복용한 약이 다 땀으로 빠져 나간다는 말을 할 정도로 우리나라의 여름은 덥고 습합니다. 이런 상태에서 우리 몸의 표면은 뜨거워지고 속은 상대적으로 차가워지게 되지요. 한의학에서는 땀을 흘리면 기도 함께 빠져나간다고 보는데, 이와 같이 기의 소모가 많고 속이 상대적으로 차가워지는 몸 상태를 회복하기 위해서 앞서 말한 삼계탕이나 보신탕 혹은 추어탕과 같이 기운을 보하고 성질이 따뜻한 식재료로 만든 보양식을 먹습니다. 같은 원리로 이와 같은 성질을 가진 약을 쓸 수도 있겠지요.

또한 한의학에서 이야기하는 기허증으로 인해 땀샘의 조절기능이 떨어지고 땀이 과도하게 나는 경우도 있습니다. 어르신들이 땀을 많이 흘리면 황기를 달여 먹여야 한다고 하는 상태입니다. 이럴 때는 기운들 북돋고 과도한 땀을 통해 소실된 진액을 보충하고 밖으로 발산되는 기운을 안으로 수렴시켜서 몸을 회복시켜야 합니다.

이와 함께 차가운 것을 많이 먹어서 속병이 나는 경우도 많습니다. 입은 잠깐 즐겁겠지만 안 그래도 더위로 혈액의 흐름이 겉으로 몰리고 속은 차가워지는데 거기에 찬 것까지 들어오니 위장이 제 기능을 발휘하기 힘들어지고 쉽게 탈이 나지요. 또한 전체적으로 몸이 차가워져서 면역력이 떨어지고 땀을 통해 열린 모공을 통해 냉방기의 차가운 기운을 맞게 되면 여름감기에 걸리기도 합니다. 이런 경우 일반적인 감기와는 달리 위장 증상을 동반하는 경우가 많아 속과 겉을 함께 치료해야 하지요. 따라서 여름철에 찬 것을 먹더라도 입에서 어느 정도 냉기가 가시면 천천히 삼키는 것이 좋고, 냉방이 되는 환경에 많이 노출되었다면 저녁에는 가볍게 땀을 내는 활동을 통해 몸의 표면에 정체된 찬 기운을 배출하는 것이 좋습니다. 이와 같이 여름철 생활습관이나 환경적인 요인으로 인해 병이 난 경우에도 필요하다면 치료를 통해 회복시킬 수 있습니다.

그럼 왜 여름에 한약을 먹지 않는다는 말이 나왔을까요? 혹자는 여름에 날씨도 더운데 불 옆에서 약을 달여야 하는 사람들이 만든 말이라고도 하지만, 그냥 막연히 땀이 많이 나니 약 먹은 것이 그것을 타고 다 빠져나온다고 상상한 것에서 기인한 것은 아닐까라는 생각이 듭니다. 아니면 제멋대로 살고 약으로 혹은 몸에 좋다는 것을 먹어서 해결하려던 사람들(아마도 있는 자들이었겠지요)에 대한 경고 메시지였을 수도 있습니다.

여하튼 여름이라 약을 복용하지 말라는 말은 쓸데없이 약을 먹지 말라든가 약에 의존하지 말라는 말로 바꾸어야 한다고 생각합니다. 건강을 회복시켜야 하는 상황이라면 적극적으로 대처해야겠지요.

작은 더위(소서)가 오지도 않았는데 벌써부터 덥고 습한 날씨가 지속되고 있습니다. 속을 따뜻하게 하고 땀도 조금씩 흘리면서 적당히 덥게 하지만 마음은 넉넉하고 서늘하게 가져서 올 여름을 건강하게 나길 바랍니다.

추석에 대해
생각해 봄

"일주일 전부터 갑자기 혀 안쪽에서 단맛이 나요. 뭘 먹지 않아도 딱 그 부분에서 단맛이 느껴지는데 왜 그럴까요?"

어깨가 아파서 치료받으러 오신 분이 호기심 가득한 눈으로 물으십니다. 나이도 젊고 다른 불편한 증상도 별로 없을뿐더러 최근의 건강검진에서도 별 이상이 없었답니다. 양치질도 더 꼼꼼히 하고 치아나 잇몸에도 문제가 없다고 하고요. 몸 상태를 체크하면서 체형이 이전과 달라 물어보니 요즘 살이 쪄서 걱정이라고 합니다. 업무가 늘어 운동도 못하고 스트레스를 받다 보니 군것질도 늘고 육류나 기름진 음식을 즐겨 먹고 음주 횟수도 늘었다고 하네요.

맥을 통해 확인해 보니 비장의 맥이 과하게 항진되어 있습니다. 그래서 최근 들어 배가 더부룩하고 가스가 잘 차지 않냐고 물어 보니 역시 그렇다고 합니다. 긴장과 신체활동 부족으로 몸의 소화기능은 떨어졌는데 여기에 처리할 음식물은 넘치다 보니 그것이 정체되어 비장기능에 문제가 생겼고, 이로 인해 미각의 변화가 생긴 것으로 판단되었습니다. 그래서 짬 나는 대로 자주 걷고 채식 위주로 담백하고 약간 부족한 듯 드시라고 했습니다. 그래도 변화가 없으면 혈액과 소변 검사를 다시 해 봐야 한

뜻하지 않게
오래 살게 된
요즘 사람들에게

다고 했습니다. 환자분은 '이게 다 내가 먹은 음식 때문이라고요?!'라는 표정을 지으며 이제 곧 추석인데 걱정이라며 돌아갔지요.

음식의 절대적인 섭취량이 부족해서 문제가 되었던 과거와는 달리 최근에는 병든 음식이나 과도한 섭취 그리고 불균형한 영양 때문에 생기는 문제가 늘었습니다. 그중에서도 과거에 비해 신체활동량은 줄어들었는데 상대적으로 많이 먹어서 이것을 처리하느라 장부의 기능들이 저하되는 경우가 많습니다. 우리가 대사증후군(대사이상증후군이란 표현이 더 적합하겠지만)이라 부르는 증상들이 대표적인 증상이지요.

많은 음식들 중에서도 특히 고량후미膏粱厚味라 부르는 것들이 경계 대상입니다. 우리가 고기를 먹고 배에 기름칠을 좀 했다고 표현하는 것에도 알 수 있는 것처럼 '고膏'는 기름(지방)이란 뜻으로 육고기를 의미합니다. '량粱'은 기장 이란 곡식을 지칭하는 한자이지만 여기서는 슳은 곡식을 말합니다. '슳다'는 '쓿다'의 옛말로 거친 쌀, 조, 수수 따위의 곡식을 찧어 속껍질을 벗기고 깨끗하게 하는 것을 말합니다. 요즘 말로 하면 도정을 통해 거친 부분을 깎아 낸 곡물을 말한다고 할 수 있습니다. '후미厚味'라는 것은 진한 맛을 말하는데, 시고, 쓰고, 달고, 맵고, 짠 것과 같은 다섯 가지 맛(五味)이 강한 음식을 말합니다. 즉, 한쪽으로 편향된 자극적인 맛을 가진 음식이라고 할 수 있지요.

의서에는 이러한 음식들을 즐겨 먹으면 처리되지 않은 노폐물이 몸 안에 쌓이고 이것이 기혈의 순환을 막고 열을 발생시키며 이로 인해 장부의 기능에 이상이 와서 병이 발생한다면서, 주로 부유한 자들에게 이런 병이 많다고 말합니다. 상대적으로 몸을 적게 움직이고 고량후미를 즐겨 먹었기 때문이겠지요. 하지만 지금은 부유한 사람들보다는 시간에 쫓겨 만들어진 음식을 빠르게 먹고 운동은 할 시간이 없어서 못하고 스트레스를 풀려고 자극적인 맛을 탐닉하는 사람들에게 이런 병이 더 많습니다. 과거에는 부자나 걸리는 병을 걸렸다고 위안하기에는 씁쓸한 시대상이지요.

여하튼, 우리 생활에서 고량진미가 넘치는 시즌이 있는데 바로 명절입니다. 특히 설과 추석은 전통적으로 농경 사회에서 출발과 마무리라는 의미가 있으므로 가장 큰 축제입니다. 가족들이 모여서 서로의 안녕을 확인하고 자신의 근본을 되새기고 평소 자주 먹지 못했던 풍성한 음식들로 몸과 마음을 채우는 것이지요.

하지만 지금은 어떤가요? 여행객으로 넘치는 공항의 모습은 차치하고라도, 장기간의 이동으로 인한 피로와 명절이라는 이름이 주는 스트레스가 상당합니다. 명절의 의미도 사람들의 삶의 모습도 달라진 것이지요. 그런데 음식은 별로 변하지 않았습니다. 그러다 보니 가득찬 독에 물을 붓는 것처럼 명절음식으로 인해 넘쳐서 건강에 문제가 생기기 쉽습니다.

이런 관점에서 보면 명절음식은 도리어 좀 더 가볍고 차리기 쉬운 형태의 지치고 예민해진 우리 몸을 쉬게 하는 담박한 음식으로 바꾸는 것이 좋다고 생각합니다. 차례상을 그리 차릴 수는 없다고 할 수도 있지만, '부모는 오직 자식이 병들까 걱정이다'이라는 공자의 말처럼 아프지 않고 건강한 것이 선대에 대한 더 깊은 예의일 거라고 생각합니다.

명절증후군이란 말이 생길 정도로 언제부터인가 명절은 많은 사람들에게 부담스러운 무엇이 된 듯합니다. 고량진미를 준비하느라 지치고 그것을 먹고 부대끼기보다는 쉽고 담박한 음식으로 배를 가볍게 하고 일상의 긴장을 늦추는 기회로 삼으면 어떨까요? 과거의 명절이 채움에서 의미를 찾았다면 이제는 비움에서 그 의미를 찾는 것이 좋다고 생각합니다.

올해에는 마음을 함포고복含哺鼓腹할 수 있는 건강하고 따뜻한 추석 보내시길 빕니다.

뜻하지 않게
오래 살게 된
요즘 사람들에게

설날에 대해
생각해 봄

"설은 어디서 보내세요?"

"가긴 어딜 가. 내가 여기 있으니깐 지들이 와야지. 요즘은 나가서 먹자고 음식도 하지 말라고 하는데, 명절인데 그럴 수는 없고. 장 봐서 한 끼 해 먹일 요량으로 시장에 좀 다녀왔더니 허리가 아파서 왔어."

한동안 뵙지 못하다가 설날을 앞두고 여기저기 아프다며 오시는 어르신들이 있습니다. 오래된 동네다 보니 자식들 다 출가시키고 평소에는 혼자 지내시는 분들이 많은데, 명절에 모이는 가족들 먹일 요량으로 음식 장만 하시다가 아파서 오시는 것이지요. '본가에 계신 우리 어머니도 저리 애쓰시겠구나……' 하는 생각이 들어, 이런 어르신들에게는 조금 더 마음이 갑니다.

지금은 연휴라는 인식이 더 강하지만, 과거 설부터 정월대보름까지의 기간은 일종의 축제기간이었다고 생각합니다. 세배를 다니면서 안부를 묻고, 동네 사람들이 모두 모여 달집을 만들어 태웁니다. 한 해의 액운은 연에 실어 멀리 날려 보내고, 쥐불놀이를 하면서 추위에 움츠려든 몸과 마음을 펴고 논두렁 마른 풀들에 있는 병해충의 알들을 태웁니다. 풀이 타고 난 재는 다시 논밭의 거름으로 유용하니 쥐불놀이는 일석이조의 효과를 거둘 수 있었습니다. 또한 겨우 내 염장식품들을 많이 먹어서 생긴 나트륨 과잉과 같은 영양의 불균형과 부실한 영양을 묵나물이나 명절음식들을 통해 조정하고 보충하는 기간이었지요. 보름간의 축제기간을 거치면서 과거를 청산하고 서로의 안녕을 확인하며 새로운 한 해를 준비했습니다.

하지만 요즘은 마음만 먹으면 매일 얼굴을 보면서 통화할 수 있고, 달집이나 쥐불놀이는 화재 위험 때문에 조심스럽고, 시골에서도 더 이상 연을 날리는 아이들을 보기 힘들어졌습니다. 또한 사시사철 신선한 식재료를 구할 수 있는 시대이다 보니 명절음식도 큰 의미를 갖지 못하게 되었지요. 과거와 비교하면 매일매일이 설과 추석 같다고도 할 수 있는데, 그렇다고 해서 사람들이 더 행복해지지도 사람 사이가 더 깊어진 것 같지는 않습니다. 겉모양새는 잔뜩 크고 좋아진 것 같은데, 속은 도리어 헛헛한 느낌이 듭니다. 그래서 사람들이 이 허기를 채우려고 어디론가 떠나거나 SNS에 열중하는지도 모르겠습니다.

그렇다고 명절의 의미가 사라진 것은 아니라고 생각합니다. 과거의 명절이 자연의 리듬에 맞춰 살았던 농경문화의 축제였다면, 지금은 얇고 부족한 관계와 경쟁 사회에서 생존하느라 애쓴 시간에 대한 위로와 잃고 있었던 스스로의 자리를 회복하는 시간이 되면 좋겠다는 생각을 합니다. 자식들이 온다며 자신의 몸이 아파도 음식을 준비하는 어머니의 마음자리에 바로 명절의 의미가 있다는 생각이 드는 것이지요. 그 속에서 위로받고 자신의 자리를 회복하면서 치유하는 시간을 가질 수 있다면, 그 겉모양이 꼭 귀향이 아니어도, 여행이어도 관계없다고 생각합니다.

'설'이란 말이 어디에서 유래했는가에 관해서는 여러 주장이 있습니다. '설다', '낯설다'라는 말에서 기원해서 알지 못하는 새로운 시간으로

뜻하지 않게
오래 살게 된
요즘 사람들에게

넘어가는 것에 대한 익숙하지 않음을 의미한다는 설, '사리다', '살'에서 유래해서 마음이나 행동을 근신한다는 '신일愼日'의 의미를 지닌다는 설, 나이를 한 살 더 먹는다는 의미의 살이 설로 바뀌었다는 설 등이 있습니다. 그런데 가만 보면 여기에는 공통적으로 시간의 변화와 그것을 받아들이는 사람의 마음을 중요하게 여겼다는 것을 알 수 있습니다. 바꿔 말하면 설의 의미는 새로운 시간을 맞이하는 우리의 마음에 있다고 할 수 있는 것이지요.

이런 생각을 하다 보니 문득 한 방송 뉴스의 앵커브리핑이 떠올랐습니다. 혼란한 시국에 대응하는 언론의 자세에 대해 말하면서 미국의 트럼프 대통령 취임 후 미국의 언론인이 동료들을 대표해 행정부에 보낸 서한의 일부 내용이 소개되었지요. 그중 제가 깊이 공감한 내용은 다음과 같습니다.

"당신은 우리가 누구이며, 우리가 왜 여기 있는지에 대한 가장 근본적 의문을 다시 생각하게끔 만들었습니다. 그 점에서 우리는 고마운 마음입니다."

이번 설 명절이 많은 분들에게 치유의 시간이 되길, 그리고 그 시간 속에서 내가 누구이며 내가 왜 여기게 살고 있는지에 대한 근본적 의문을 갖는 시간이 되길 기원합니다.

감기를
예방하는

생활의 지혜

"자고 일어났더니 갑자기 목이 칼칼하고 몸살기가 살짝 있어요."

"몸이 나른하고 오싹오싹 한기가 드는 게 감기기운이 있는 것 같아요."

"온몸이 두들겨 맞은 것처럼 아프고, 두통에, 콧물에, 아무것도 할 수가 없네요."

날씨가 차가워지면서 감기 때문에 진료실을 찾는 분들이 점차 늘어납니다. 환절기에는 바뀐 환경에 적응하는 과정에서 우리 몸의 방어력이 떨어지기 때문에 쉽게 감기에 걸립니다. 여기에 차고 건조해진 공기, 중국에서 날아온 물질들까지 더해진 대기오염, 난방으로 인한 실내외 온도차가 더해지면 우리 몸은 건강을 유지하기 위해 더 많이 애를 써야 합니다. 그런 상황에 과로와 스트레스까지 겹치면 더 이상 견딜 재간이 없어지는 것이지요.

그런데 같은 감기라 해도 그 증상은 사람들마다 조금씩 다릅니다. 목이 붓고 고열이 나면서 몸살이 심한 사람이 있는가 하면, 콧물과 재채기 때문에 일상생활에 불편함을 느끼기도 하고, 어떤 분은 머리가 깨질 듯이 아파서 상담 내내 인상을 찡그리고 있기도 합니다. 감기만 걸리면 소화가 안 된다는 분도 있지요. 때론 병원에서 약을 처방받고 좋아졌다가 다시 나빠지기를 한 달 이상 반복하기도 하고, 다른 증상은 나왔는데 평소 잘 생기는 비염이 낫질 않거나 기침이 떨어지지 않아 고생하기도 합니다. 어린아이나 노인분들은 감기를 앓고 난 이후 입맛이 떨어지고 몸이 피곤해서 힘들어하기도 하고요. 같은 씨앗을 심어도 토질에 따라 꽃과 열매가 달라지듯, 같은 바이러스가 우리 몸에 들어와도 각자의 몸 상태에 따라 다른 증상들이 생기는 것이지요.

감기感氣는 글자 그대로 풀어 보면 기운에 감촉되었다는 의미입니다. 상담을 하다 보면 순간적으로 몸에 오싹할 정도의 찬 기운을 느낀 후부터 감기 증상이 시작되었다는 분들이 있습니다. 영어로도 'catch a cold'라고 표현하는 것을 보면 몸에 차가운 기운이 들어와서 감기에 걸린다는 인식은 동서양이 동일한 듯합니다. 저는 개인적으로 감기를 설명할 때 기운이 적어졌다는 의미로 '감기減氣'라는 말을 즐겨 씁니다. 내 몸의 방어력이 감기 바이러스의 침입을 별 문제 없이 처리할 만한 여유가 없어졌다는 의미인데, 요즘 말로 하면 면역력이 떨어졌다고 말할 수 있습니다.

그럼 감기를 예방하는 데 중요한 면역력 형성에 중요한 것은 무엇일까요? 다들 아시는 대로 그것은 바로 평소에 좋은 생활습관을 갖는 일입니다. 그중에서도 가장 중요한 것은 충분한 수면과 낮 동안의 적당한 신체활동 그리고 균형 잡힌 식사입니다. 이를 통해 에너지의 소모를 줄이고 우리 몸이 회복하는 데 필요한 시간적 여유와 물질적 토대를 마련해 주는 것이지요. 이것은 감기뿐만 아니라 모든 병을 예방하고 치료하는 데 공통된 사항이기도 합니다. 우리 몸과 마음에 여력이 있어야 그것을 치유에 집중할 수 있습니다.

여기에 감기와 같은 호흡기 질환의 예방에는 몸을 따뜻하게 해 주고 실내의 온도와 습도를 높여 주는 것이 좋으며, 외출 후에 양치질을 해서

인두점막이나 코의 점막에 붙은 바이러스를 제거해 주는 것도 효과적입니다. 또한 비타민 C와 E가 풍부한 음식을 충분히 섭취하고, 따뜻한 물을 자주 마시는 것도 도움이 됩니다.

이와 함께 제가 감기 환자분들에게 권하는 것이 두 가지 있습니다. 그중 하나는 바로 목을 따뜻하게 하는 것입니다. 목도리를 하거나 목이 높은 티를 입는 방법을 통해 목을 따뜻하게 해 주면 체온을 유지하는 데 도움이 되어 감기 예방에 효과적입니다. 실제로 일반 감기를 일으키는 바이러스의 일종인 리노바이러스는 정상 체온보다 낮은 온도에서 증식을 잘하는 경향이 있으므로, 목을 따뜻하게 하고 체온을 잘 유지하는 것만으로도 예방과 치료에 효과를 거둘 수 있습니다.

또한 목 주변에는 풍부혈, 풍지혈, 예풍혈, 풍문혈처럼 '풍風' 자가 들어간 혈자리가 여러 곳 있는데, 한의학에서는 이러한 경혈들이 외부의 기운에 감촉되는 통로이자 이로 인한 증상을 다스리는 역할을 한다고 봅니다. 그래서 이 혈자리 주변을 따뜻하게 감싸 주면 찬 기운에 의해 몸이 상하는 것을 막을 수 있다고 보고 치료에 이용합니다. 실제로도 가벼운 감기 기운이 있을 때 이 혈자리 주변을 겨자찜질이나 성질이 따뜻한 파스를 붙여서 따뜻하게 해 주면 쉽게 회복하는 데 도움이 됩니다.

다른 한 가지는 생강차를 자주 마시라는 것입니다. 생강은 성질이 따뜻하고 위장을 편하게 하면서 몸속에 쌓인 노폐물을 제거하는 데 좋은 역할을 합니다. 생강차를 즐겨 마시면 몸을 따뜻하게 해서 체온을 유지하는 데 효과적일 뿐 아니라, 땀을 살짝 내어 우리 몸의 표면에 머물고 있는 찬 기운을 몰아내는 효과가 있습니다. 생강을 채를 썰어 꿀에 재워 두었다가 잘 숙성시키고 적당량을 덜어 물과 함께 끓여 마시면 좋은데, 이때 레몬 1~2조각과 홍차를 넣어 우려 마시면 감기 예방과 함께 하루 동안 쌓인 피로를 풀어내는 데도 도움이 됩니다. 전에 인도여행을 하면서 피곤하고 몸살기가 있을 때마다 이 차의 효과를 경험한 탓에 감기가 잘 걸린다는 분들에게는 자주 권해드리고 있습니다. 하지만 모든 것이 그렇듯 생강차도 과하게 마시면 좋지 않습니다, 하루 1~2잔 차를 마시는 수준에서 마시는 정도면 충분합니다. 특히 평소 열이 많거나 위염이나 식도염이 심해서 속이 쓰고 아픈 증상이 있는 분들은 삼가는 것이 좋고, 차를 마시고 땀이 났을 때 찬바람을 맞으면 도리어 해가 되므로 유의해야 합니다.

낙엽이 지고 바람 끝이 차가워지면 한 해를 정리하고 재충전하면서 보내는 것이 자연의 리듬에 순응하는 삶의 방식일 것입니다. 하지만 현대인의 삶은 그렇지가 못해서 계절에 관계없이 흘러갑니다. 쉬어야 할 때 쉬지 못할 때 가장 먼저 찾아오는 손님이 바로 감기입니다. 감기에 걸리지 않도록 생활하는 것이 최선이겠지만, 그렇지 못해서 감기에 걸렸다면 무작정 약으로 증상을 없애 가며 견디기 보다는 잠깐이라도 쉬어 가며 일상생활을 점검해 보는 것이 좋습니다. 감기는 삶의 속도를 잠시 늦추고 몸과 마음을 따뜻하게 해 달라는 내 몸이 보내는 신호입니다.

《동의보감》의
잠 잘 자는 법

"요즘은 잘 자다 깨고 쉽게 잠들지도 않고 그러네요."

계절이 바뀌는 시기여서인지 괜히 기분이 싱숭생숭하거나 잠이 잘 안 오고 자주 깬다는 이야기를 하는 분들이 많습니다. 환절기가 되면 몸이 환경변화에 적응하느라 기운의 소모가 많습니다. 여기에 수면이 부족하거나 질이 떨어지다 보니 피로가 누적되고 이로 인해 병이 발생하거나 악화되기가 쉽습니다. 유난히 무더웠던 여름을 나느라 많은 에너지를 소비하거나 섭생에 힘쓰지 못했던 분들은 더 많이 힘들어하지요.

수면의 질이 떨어지더라도 길게 잘 수 있다면 좋겠지만, 요즘 세상이 그렇게 놔두질 않지요. 그럼 결국 한정된 시간을 효과적으로 써야 합니다. 잠을 잘 자는 법에 대해 많은 내용들이 있지만, 《동의보감》에 소개 된 내용을 중심으로 살펴보도록 하겠습니다.

누울 때는 몸을 옆으로 해서 무릎을 구부리는 것이 좋은데, 이렇게 하면 심장의 기운을 북돋아 준다. 깨어나면 기지개를 켜는 게 좋은데, 이렇게 하면 정신이 흐트러지지 않는다. 몸을 쭉 반듯이 펴고 누워서 자면 귀신과 삿된 것을 부르는데, 공자가 시체처럼 자지 말라고 한 것은 바로 이것을 가리킨 것이다. 불을 밝게 밝힌 채 잠을 자면 정신이 불안해진다.

뜻하지 않게
오래 살게 된
요즘 사람들에게

낮잠을 자지 않으면 기운이 소모된다. 또한 밤에 잘 때 항상 입을 다물고 자는 것을 습관화해야 하는데, 입을 벌리고 자면 기운이 빠져나간다. 게다가 나쁜 기운이 입을 통해 들어가 병이 될 수도 있다. 또한 사람은 잘 때 하룻밤 동안 다섯 번 정도는 자세를 바꾸는 것이 좋다.

밤에 잘 때 편치 않은 이유 중 하나는 이불이 너무 두터워서 열이 몰렸기 때문이다. 이런 경우에는 빨리 이불을 걷고 땀을 닦는다. 혹 이불이 너무 얇아서 추위를 느끼면 더 덮는다. 이렇게 하면 편안히 잘 수 있다. 배가 고파서 잠이 오지 않으면 가볍게 음식을 먹고, 배가 불러서 잠이 오지 않으면 차를 한 잔 마시고 가볍게 걸은 후에 앉았다가 잠자리에 든다.

먼저 수면 자세를 보면 옆으로 누워 무릎을 굽힌 자세를 권하고 몸을 쭉 펴고 반듯이 누워서 자는 것을 금하고 있습니다. 사람은 낮 동안 몸을 움직여 활동하고 밤에는 휴식을 취합니다. 낮이 발산하고 움직이는 양의 시간이라면 밤은 수렴하고 쉬는 음의 시간이지요. 옆으로 누워 무릎을 굽히는 자세는 이러한 자연의 리듬에 순응하는 것이라고 할 수 있습니다.

물론 이런 이유 때문만은 아닙니다. 깊은 수면을 취하기 위해서는 몸이 충분히 이완되고 편안해야 하는데 몸을 쭉 펴고 반듯이 누우면 신체적 긴장을 유발하기 쉽습니다. 특히 흉곽과 허리에 힘이 들어가게 됩니다. 이렇게 되면 숙면을 취하기도 어렵고 긴장된 부분에 위치한 장부들도 이 긴장의 영향을 받게 되어 좋지 않지요. 또한 반듯이 누워서 잘 때보다 옆으로 누워서 잘 때 최근 치매와 관련해서 주목받고 있는 뇌의 림프시스템인 글림프시스템Glymphatic System 또한 활성화된다고 합니다.

그런데 옆으로 누워서 잘 때 생기는 문제가 있지요. 바로 척추의 정렬이 틀어진다는 것입니다. 그럼 어떻게 하면 될까요? 좌우를 번갈아 가면서 자세를 바꾸어 주면 됩니다. 《동의보감》에서 하룻밤 동안 자세를 5번 정도 바꾸는 것이 좋다는 것은 이런 의미입니다. 물론 여기에 목에서 어깨까지 정도 높이의 베개와 무릎 사이에 가볍게 이불을 끼고 자는 것이 더해지면 척추가 더 편하겠지요.

입을 벌리고 자면 좋지 않다는 것은 비염으로 인해 입으로 호흡하는 환자들을 통해 쉽게 확인할 수 있습니다. 입안이 건조해지면서 면역 작용이 효과적으로 이루어지기 못해 외부 균의 침입을 막을 수가 없습니다. 또한 잇몸과 치아의 상태도 나빠지지요. 나쁜 기운이 들어오고 좋은 기운이 빠져 나간다는 것은 이런 내용을 표현한 것으로 보입니다.

이불의 두께를 조정하는 것은 자는 동안 떨어지는 체온을 일정 정도로 유지해야 한다는 의미이고, 불을 밝히고 자면 신경계의 긴장을 일으켜 깊은 잠을 자는 데 방해가 된다는 것은 누구나 아는 사실입니다. 또한 너무 배가 고파도 혹은 불러도 잠을 자는 데 방해가 된다는 것도 많은 분들이 경험적으로 아실 것입니다. 이것은 복강 내 압력과 관계가 있는데, 배가 너무 고프면 압이 너무 떨어지면서 (뱃가죽이 등에 붙었다고 표현하지요) 긴장을 유발해서 잠이 잘 오지 않게 되고, 너무 부르면 이 압이 가슴으로 차올라 답답함을 느끼게 됩니다. 이럴 때는 가볍게 더하거나 조금 빼내어서 배를 편하게 하면 도움이 됩니다. 이런 관점에서 보면 야식이 숙면을 방해하는 것은 당연하겠지요.

물론 이 외에도 잠을 잘 자는 법은 여러 가지가 있을 것입니다. 낮에 햇볕을 쬐고 느리고 깊은 호흡을 통해 몸과 마음을 이완시키는 것이 대표적지요. 《동의보감》에서 제시하는 숙면의 요령과 시중의 방법 간에는 공통점이 있습니다. 바로 음과 양의 균형입니다. 긴장하고 활동하는 양의 시간 후에는 이완하고 쉬는 음의 시간도 필요하다는 것이지요. 꿀잠의 비법들을 이 기준으로 해석해서 나에게 맞는 것을 실천한다면 잠도 잘 자고 가뿐한 몸과 마음으로 아침을 맞이할 수 있을 것입니다.

뜻하지 않게
오래 살게 된
요즘 사람들에게

좀 다르게
양치해 볼까?

10여 년 전 아주 운 좋게 인도여행을 한 적이 있습니다. 현지에 살고 계시던 분들 덕분에 그 흔한 가이드북 한 권 없이 여러 곳을 잘 둘러보고 왔지요. 최근 한 광고에서 인도에 안 가 본 사람은 있어도 한 번만 간 사람은 없다고 하는데, 제 인생에 또 한 번 그런 기회가 올지 모르겠습니다.

갠지스강의 돌고래며 오르차의 숲과 고성 등 여러 장면이 기억에 남는데, 그중에 아침마다 강가에서 나뭇가지로 양치질을 하던 인도인들의 모습도 사진처럼 남아 있습니다. 처음에는 칫솔이나 치약이 귀해서 그런가 보다 했는데, 나중에 물으니 전통적인 방식이기도 하지만 치약을 이용한 양치질만큼 효과가 있다는 말을 듣고, '전통이 살아남은 데는 그만한 이유가 있구나!' 했지요.

설명을 듣고 나중에 찾아보니 시왁이라고 불리는 것으로 주로 이슬람 문화권에서 구강청결을 위해 이용해 왔던 것이라고 합니다. 이것을 만드는 살바도라 페르시카인 아라크라는 나무의 뿌리에는 비타민과 미네랄 등의 영양분이 풍부하고 끝을 솔처럼 나눌 수 있어서 물리적으로는 칫솔의 역할을 하고 그 나무의 즙을 통해 치아에 필요한 영양을 공급할 수 있답니다. 또한 최근에는 시왁이 항균과 치아미백에도 효과가 있다는 연구

논문들도 나오고 있다고 하니, 나뭇가지로 양치를 하는 것을 구습이라 치부할 수만은 없을 것 같습니다.

현재진행형인 가습기 살균제 사태 이후 우리가 일상에서 노출되는 화학물질의 안전성에 대한 관심이 높아졌습니다. 얼마 전에는 유통 중인 치약에서도 살균제 성분이 검출돼 문제가 된 적도 있지요. 우리 사회에 워낙 '쎈' 뉴스들이 많다 보니 잊히기도 하지만, 화학혁명 이후의 시대를 사는 현대인의 건강에 인공으로 합성된 화학물질이 미치는 영향은 아마 지속적이고 클 것이라 생각됩니다.

치약 사태 이후 유해 성분이 함유되지 않은 제품들을 찾아서 쓰는 사람들이 늘었다고 하지요. 그런데 곰곰이 생각해 보면, 우리가 치약과 칫솔을 써서 양치질을 하는 이유는 근본적으로 치아 건강을 위해서일 것입니다. 그렇다면 어떤 치약이나 칫솔을 쓸 것인가를 정하기 전에 무엇이 이와 잇몸을 건강하게 할까를 먼저 고민할 필요가 있습니다. 그럼 자연히 그것을 기준으로 나에게 필요한 것을 선택하면 될 테니까요.

먼저 이와 잇몸이 우리 몸의 일부라는 것을 명확히 할 필요가 있습니다. 즉, 전신의 건강 상태에 영향을 받는다는 것이지요. 치아에 문제가 있을 때 그것이 단순히 그곳에 국한된 문제인지 아니면 다른 신체적 이상이나 약물 등의 영향에 의해 생긴 것인지를 알아서 그에 맞게 대응해야 기대한 결과를 얻을 수 있습니다. 그렇지 않으면 동일한 문제가 반복되거나 혹은 치료를 해도 악화되기도 하지요.

다음으로 정해진 시간에 올바른 양치질을 잘하는 것만큼 이와 잇몸에 필요한 영양을 공급하는 것을 잊지 말아야 합니다. 치아는 고정불변의 단순한 구조물이 아니라 신체의 다른 부분과 마찬가지로 살아서 대사활동을 하고 있는 우리 몸의 일부입니다. 따라서 이 부분을 튼튼하게 하기 위한 영양의 공급은 필수적이죠. 그럼 뼈에 좋다는 칼슘을 많이 먹으면 이가 튼튼해질까요? 딱 칼슘 한 가지만 부족한 식이였다면 그럴 수도 있겠지만 보통은 아닐 겁니다. 칼슘이 뼈와 치아로 가기 위해 필요한 다른 영양소들이 필요하기 때문이죠. 따라서 치아가 약해지고 자꾸만 문제가 생긴다면 내 밥상에 무엇이 부실한지를 살펴볼 필요가 있습니다.

이와 함께 물리적 자극과 입안의 생태계를 고려해야 합니다. 적당한 운동부하가 없으면 우리 몸에서 뼈를 튼튼하게 할 필요성을 느끼지 못해 골다공증이 생기기 쉽듯이 치아에도 적당한 물리적 자극이 필요하다고 생각합니다. 양생법 중에 아침에 일어나 위아래 이를 서로 부딪치는 고치법이란 방법이 있는데, 이것은 뇌와 침샘을 자극하는 것 외에도 치아 자체에 대한 적당한 물리적 자극을 주는 효과가 있을 것으로 생각됩니다. 또한 잇몸과 치아를 부드럽게 마사지해 주는 칫솔질(꼭 칫솔을 이용하지 않더라도)은 순환을 촉진해서 도움이 될 수 있습니다.

구강 내의 환경으로는 가능하면 충치 균의 밥이 되는 음식물 찌꺼기나 특히 당분이 입안에 남아 있지 않도록 하는 것이 좋겠지요. 따라서 양치질을 못할 상황이라면 입안을 헹구어 주는 것이 좋습니다. 특히 산도가 높은 음식을 섭취한 후라면 더욱 그래야 할 것이고요. 또한 이와 잇몸뿐만 아니라 많은 돌기를 가지고 있는 혀를 청소하는 것도 잊지 말아야 할 것입니다.

이렇게 보면 이와 잇몸을 건강하게 한다는 것은 다른 부분의 건강을 관리하는 것과 크게 다르지 않다는 것을 알 수 있습니다. 그러면 우리가 어려서부터 배워 온 방식에서 좀 더 자유롭게 생각의 폭을 넓혀 볼 수 있지요. 개인적으로는 저녁에는 치약을 이용하지만 아침과 점심에는 곱게 간 소금과 차가버섯 추출물 분말 그리고 본가에서 보내 준 울금가루를 이용해서 양치를 하고 있습니다. 손가락(물론 깨끗이 씻은)으로 잇몸 마사지도 합니다. 자신의 취향이나 필요에 따라 맞는 방법을 선택한다면 꼭 치약과 칫솔이 아니더라도 치아 건강을 유지하는 데 큰 무리가 없으리라 생각합니다. 그럼, 좀 더 재밌을 것도 같고요.

신라시대 왕을 호칭하는 말 중에 이사금은 치아가 많은, 즉 연장자가 지혜롭다는 말에서 유래했다고 합니다. 그런데 생각해 보면 나이가 많으면 치아가 많을까? 지혜로울까? 하는 생각이 듭니다. 그래서 여기서 좀 더 상상의 나래를 펴 봅니다. 한의학에서 치아는 뼈와 함께 신장에 배속시키는데, 신장은 생명의 근원이 되는 기운을 간직하고 있다고 봅니다. 그럼 이가 튼튼하고 많다는 것은 신장의 기운이 강하고 건강하다는 것을 의미하고, 그런 사람이 나라를 잘 이끌 수 있다고 생각한 것은 아닐까? 하는 것이지요.

여하튼, 치아의 건강은 그 자체로도, 전신의 건강을 반영하고 그것에 영향을 준다는 의미에서도 중요합니다. 이것을 어떻게 지킬 것인가? 하는 문제에 대한 해답을 각자의 취향과 필요성에 맞게 찾아보면 어떨까요? 획일화된 방법보다는 이러한 각자의 답을 찾는 것이 더 합리적인 선택일 수 있다고 생각합니다.

담배에 대한
단상

"이따 우리 애 아빠 올 텐데, 건강하려면 담배 꼭 끊어야 한다고 이야기 좀 해 주세요. 손주 봐 주는데 며느리한테 눈치도 보이고, 아무 때고 가래 뱉는데 보기 싫어 죽겠어요. 이 양반 병원 한 번 보내기가 되게 힘들어요. 꼭 좀 말해 주세요."

평소 허리가 아파서 가끔 치료받으러 오시는 아주머니께서 문을 열기 무섭게 신신당부를 하고 가십니다. 요즘 바짝 피곤해해서 한의원에 가서 진찰 좀 받으라고 했으니, 치료도 하면서 남편분에게 조금 겁도 주고, 금연침도 맞는다고 하면 놔 주라고 하셨지요.

1시간쯤 지났을까, 약간 마른 체구의 아저씨 한 분이 약간 겸연쩍은 표정으로 들어오십니다. 몸 상태를 살피면서 이야기를 들어 보니 술은 잘 안 드시는데, 담배는 10대 후반부터 시작해서 평균 하루 1갑 정도 피운다고 하십니다. "심장과 폐기능도 약해져 있고 기침도 자주 하시니 40년 정도 피우셨으면 이제 헤어지실 때도 되셨네요"라고 말씀드렸더니, "그래야 되는데 세상이 절 그렇게 놔두질 않네요"라고 답하십니다. 진료를 마치고 가실 때 담배를 끊으려는 결심이 서시면 금연침을 놔 드릴 테니 편하게 오시고, 정히 못 끊겠으면 채소와 과일을 좀 더 챙겨 드시고 입이 마를 때는 커피 대신 물을 드시라고 말씀드렸습니다.

언제부터인가 우리 사회가 흡연에 무척 엄격해진 것과는 달리, 개인적으로는 담배에 대해 좀 느슨한 편입니다. 담배를 피우지도 않고, 가끔은 그 연기에 질색을 하면서도 왜 그럴까 생각해 보면 담배와 함께 연상되는 기억과 사람들의 긍정적인 이미지 때문인 듯합니다. 애연가였던 아버지가 줄담배를 태우면서 마을 어른들과 장기를 두실 때는 늘 곁에 있었고, 제가 좋아하는 사람들 또한 신기하게도 담배를 많이 피웁니다. 그리고 어느 겨울날, 마을회관 앞 양지에서 콧수염에 약간의 콧물마저 묻힌 할아버지가 커다란 지포 라이터로 반쯤 남은 담배에 불을 붙여 맛있게 빨던 모습과 라이터기름 냄새는 행복했던 유년 시절의 한 장면으로 남아 있지요. 백해무익한 존재이자 폐암의 원흉으로 몰리고 있는 담배에 대해 사전에는 다음과 같이 기록되어 있습니다.

연초(煙草): 담배의 잎으로 맛은 맵고 성질은 따뜻하며 독성이 있다. 기운이 잘 돌게 하고 통증을 멈추게 한다. 살충과 해독 효과가 있다. 음식을 먹고 체해서 배가 부른 것, 기의 소통이 뭉쳐서 아픈 증상, 종기나 옴 그리고 뱀이나 개에 물린 것을 치료한다. 폐병, 기침, 토혈 및 모든 인후 증상에 금한다.

이 효능을 보면 담배를 피우면 기생충이 없다는 속설이 왜 생겼는지, 애연가들이 식후와 일이 잘 안 풀리고 고민이 있을 때 담배를 피우는지 이해가 됩니다. 막힌 기운의 소통을 돕기 때문에 잠깐이지만 속이 편해지고 머리가 맑아지는 듯한 느낌이 드는 것이지요. 물론 중독성이 있고 몸에 해가 되는 것 또한 사실입니다. 특히 호흡기와 심혈관계에 좋지 않고, 잠깐의 각성 후에는 신경계통도 지치게 만들지요.

그런데 한편으로 드는 생각은 담배 한 개비를 통해 얻는 위안과 건강

뜻하지 않게
오래 살게 된
요즘 사람들에게

상의 해악을 비교할 때 무엇이 더 클까 하는 것입니다. 흡연으로 인해 발생한다고 이야기되는 질병의 이면에는 어쩌면 담배를 피우게 만들었던 한 사람의 삶의 무게가 더 큰 영향을 주는 것은 아닐까 하는 것이지요. 건강과 질병의 문제에는 수많은 변수와 개인차가 존재하는데 그것을 어떤 한 가지 때문이라고 단정 짓는 것은 무리라고 생각합니다.

또 한 가지는 우리 사회가 왜 이렇게 담배에 예민해졌을까 하는 것입니다. 건강에 해를 주는 것들이라면 대표적으로 우리가 무시로 들이마시고 있는 자동차와 공장의 매연, 알게 모르게 노출되고 있는 수많은 화학물질을 들 수 있습니다. 환경오염으로 인한 여러 좋지 않은 상황과 많은 위험을 안고 있는 핵발전소 같은 것들도 우리 건강을 위협합니다. 그런데 사회적 분위기나 언론 매체를 통해 전달되는 내용들을 보면 이런 문제들보다도 담배의 해악이 강조되는 것 같습니다. 많은 사람들의 반응도 그렇고요. 그러면서 건강의 문제를 너무나 개인적인 차원의 문제로 몰아가는 듯합니다. 몸에 해롭다는 데도 피운 네가 잘못이라는 것이지요. 하지만 조금만 눈을 돌려 보면 현대인은 건강하게 살기에는 너무도 위태롭고 위험한 환경에 노출되어 있습니다. 그에 비하면 담배 정도는 애교에 불과할지도 모릅니다. 더 크고 사회 전체가 나서서 해결해야 할 문제는 적당히 눈을 감은 채, 개인에게만 건강의 책임을 전가하는 것은 변화가 필요합니다.

담배는 분명 해롭습니다. 마음먹었다면 끊는 것이 좋고, 비흡연가의 권리도 존중해야 합니다. 하지만 정 못 끊겠다면 다른 사람에게 피해가 가지 않게 하고, 좋은 영양의 섭취와 적절한 운동으로 흡연으로 인해 힘든 몸을 돌봐야 합니다. 진료실에 앉아 세상을 바라보면 흡연보다 더 중하고 급한 문제들이 자주 보입니다. 여기에 담배만큼의 관심이 기울여진다면 사람들은 지금보다 훨씬 건강해질 것입니다.

술 잘 마시는 법

"원장님, 술약이 떨어졌어요!"

"형도 나이가 있는데 이제 좀 줄여야지요."

아직도 취기가 다 가시지 않은 듯한 얼굴로 진료실에 들어온 분은 20대에 같은 도장에서 만나 운동을 하면서 친해진 형입니다. 개원을 하고 보니 우연히 근처에 계셔서 몸이 안 좋을 땐 종종 치료를 받으러 나오시지요. 술을 좋아하는 데다가 업무상 술자리가 잦다 보니 궁여지책으로 숙취해소에 도움이 되는 약을 자주 지어 가십니다.

형에게 약보다는 술을 줄이고 건강도 좀 살펴야 한다고 매번 말씀드리지만 항상 웃으면서 상황이 여의치가 않다고 합니다. 회사 업무 때문에, 직원들 관리하느라, 그리고 이런저런 모임에 나가다 보니 술자리가 잦다고 합니다. '자제해야지' 하다가도 마시다 보면 과음하기 일쑤라고 하면서, 가끔 이렇게 치료받으러 오는 시간이 휴가라고 이야기합니다. 간장을 다스리는 침을 놓고 뭉친 근육을 풀어내면서 이 형이 지고 있는 삶의 무게를 가늠해 봅니다. 한 가장으로서의 의무감과 일 때문에 만나면서도 술을 마셔야 하는 사회적 분위기 그리고 잠시 술을 통해서라도 위안을 받고 싶은 세상살이의 무게가 느껴져 치료하는 제 마음도 가볍지만은 않

뜻하지 않게
오래 살게 된
요즘 사람들에게

습니다. 한참 이런저런 생각에 빠져 있는데, 이 형님, 진료를 마치고 이런 멘트를 날리고 가십니다.

"올해 가기 전에 한잔해야지?"

환자분들과 상담을 하다 보면 술 때문에 몸이 상해서 내원하시는 경우가 있습니다. 전통적으로 놀이문화와 음주문화가 발달한 우리나라에서 성인, 특히 남자들의 경우 술을 잘 마시는 것이 사회생활을 하는 데 꼭 필요한 덕목처럼 여겨지기도 합니다. 하지만 주량은 개인차가 아주 커서, 소주 한 잔에 나가떨어지는 사람이 있는가 하면 양주 한 병을 마셔도 괜찮은(속은 그렇지 않겠지만) 사람도 있습니다. 이러한 차이는 술의 종류, 마시는 속도, 알코올 분해 효소의 유무, 체중, 그리고 전반적인 건강 상태와 관계가 있습니다. 자신의 상태를 무시한 음주는 때로는 치명적인 결과로 이어지기도 합니다. 특히 연말이 되면 각종 모임과 행사 때문에 술을 마실 기회가 많아지는데 이 시기에 방심하면 건강에도 적신호가 들어오기 쉽습니다. 이런 때는 자신의 몸을 살피고 지혜롭게 술을 마시는 요령이 필요합니다.

'지피지기백전불태知彼知己百戰不殆!' 술로부터 나를 지키기 위해서는 내가 얼마나 취했는가를 아는 것이 중요합니다. 우리 몸에 나타나는 반응을 바탕으로 혈중 알코올 농도를 짐작해 볼 수 있습니다.

1단계, 알코올농도 0.01~0.04%: 기분이 상쾌하고 머리도 산뜻하며 긴장감이 돌고 원칙도 잊지 않아 부드러운 인간관계가 형성됩니다.
2단계, 알코올농도 0.05~0.1%: 맥박이나 호흡이 약간 빨라지고, 우리가 흔히 말하는 취중진담이 나오는 시기입니다.
3단계, 알코올농도 0.1~0.15%: 큰 소리를 내며 호탕하게 웃고 때론 다툼이 일기도 하고, 2차를 가자고 하기 시작합니다.

4단계, 알코올농도 0.16 - 0.3%: 같은 말을 되풀이해 말하고 제대로 걷지를 못하게 됩니다. 반드시 귀가를 해야 하는 상태이지요. 이 단계를 지나면 전봇대를 붙들고 이야기를 하거나 최악의 경우 음주로 인해 사망을 할 수도 있게 되는 지경에 이르게 됩니다.

혈중 알코올농도와 신체 반응을 기준으로 봤을 때 기분 좋게 모임을 마치고 이튿날 숙취로 고생하지 않으려면 첫 번째나 두 번째 단계에서 멈추는 것이 가장 좋습니다. 최대한 마시더라도 세 번째 단계를 넘기지 않는 것이 좋습니다. 자신의 목소리가 커지기 시작하고 앞에 앉은 사람의 말이 귀에 거슬리기 시작하면 집에 가야 할 때인 것이지요.

이와 함께 술을 마실 때는 약간의 지혜도 필요합니다. 물론 가장 중요한 것은 과음하지 않는 것입니다. 한 번 마시면 이틀은 금주하는 것이 좋고, 최소한 일주일에 이틀은 절대로 술을 마시지 않아야 합니다. 몸의 기관들이 쉬고 기능을 회복할 시간이 필요하니까요. 또한 빈속에 술을 마시지 않는 것이 좋고, 첫잔은 될 수 있는 한 천천히 마십니다. 좋은 고기나 두부 같이 단백질이 풍부한 음식과 해물이나 야채 등의 알칼리 식품, 그리고 버섯이나 콩과 같은 각종 비타민이 많이 함유된 안주들이 간장을 보호하는 데 도움이 됩니다. 술을 마시면서 차갑지 않은 물을 자주 마셔 주는 것도 도움이 되고, 술에 취한 상태로 잠드는 것 보다는 술이 어느 정도 깬 후에 자는 것이 좋습니다.

술은 잘 마시면 그만한 약이 없다 해서 백약의 으뜸(百藥之長)이라고 하지만 과하면 심신을 피폐하게 한다하여 모든 독의 원인(百毒之源)이라고도 부르는 양면성을 지니고 있습니다. 술에 지지 않고 술을 즐길 줄 아는 지혜가 필요한 요즘입니다.

뜻하지 않게
오래 살게 된
요즘 사람들에게

물 어떻게 마실까?

"적당한 크기의 물병을 하나 준비해서 손 가기 쉬운 곳에 놓아두세요. 그리고 입이 좀 마르거나 피곤을 느낄 때 천천히 조금씩 드세요."

만성 피로나 신경계의 부조화로 인한 불편을 호소하시는 분들의 몸을 살피다 보면 마치 메마른 나뭇가지나 가뭄이 든 논과 같은 느낌이 들 때가 있습니다. 이럴 때는 전반적인 생활습관의 점검과 함께 물을 조금 더 마실 것을 권합니다. 때론 어떤 귀한 약초보다도 좋은 물 한잔의 습관이 강력한 효과를 거둘 수 있기 때문입니다.

물과 건강에 관해서는 참 많은 이야기들이 있습니다. 그도 그럴 것이 우리 몸무게의 60% 정도를 차지할 뿐 아니라 우리 몸에서 일어나는 모든 생명활동의 바탕이 되는 것이 바로 물이기 때문입니다. 우리 몸을 고정된 형체가 아닌 조금 다른 관점으로 바라보면 물속에서 세포들과 미생물들이 각자의 생명활동을 유지하고 있는 하나의 장場이라고 할 수 있습니다. 극단적으로 말하면 물이 없으면 생명도 없다고 할 수 있지요. 많은 우주 탐사선들이 외계행성에서 생명의 흔적을 찾으려고 할 때 물의 유무를 확인하는 것도 같은 이유입니다. 따라서 내 몸을 이루는 물이 그 수량이 적절치 않거나 수질이 나쁘면 여러 기능(정신 작용을 포함한)에 문제가 생길 수밖에 없습니다. 그리고 이것이 쌓이다 보면 단순한 신체적 피로나 신경계의 까칠함을 지나 중한 병의 발생에도 영향을 주게 되지요.

물이 생명의 근원이고 건강에 중요하다는 인식은 동서양을 막론하고 고대로부터 있어 왔습니다. 《동의보감》에서도 약재를 설명하는 장의 맨 앞에 나오는 것이 바로 물입니다. 그렇게 위치시킨 이유로 물이 태초에 하늘에서 생겼기 때문에 모든 약물들 중 첫 자리에 놓는다고 말합니다. 그리고 물에 대해 다음과 같이 설명합니다.

"물은 일상적으로 쓰는 것이라고 하여 사람들이 흔히 홀시하는데 그것은 물이 하늘에서 생겼다는 것을 알지 못하기 때문이다. 사람은 물과 음식에 의해서 영양된다. 그러니 물이 사람에게 중요한 것이 아니겠는가. 사람은 살찐 사람도 있고 여윈 사람도 있으며 오래 사는 사람도 있고 오래 살지 못하는 사람도 있다. 이런 차이가 생기는 원인은 흔히 수토水土가 같지 않기 때문이다. 그것은 남쪽지방과 북쪽지방을 비교해 보면 알 수 있다."

흔히 좋은 물은 체액을 맑게 해 주고 면역력을 상승시키며 몸 안의 활성산소를 제거해 주어 건강에 도움을 준다고 합니다. 실제로도 세계적인 장수마을을 살펴보면 건강한 자연환경과 함께 물 좋고 인심 좋은 곳이라는 공통점이 있지요. 그러고 보면 물과 지리적 환경의 차이가 건강과 수명에 영향을 준다는 《동의보감》의 내용은 허언이 아닌 셈입니다. 하지만 대한민국 국민의 91.66%는 산 좋고 물 좋은 곳이 아닌 도시에 살고 있다고 합니다. 이러한 까닭에 많은 사람들의 내면에는 건강한 자연에서 얻을 수 있는 것에 대한 갈망이 존재하지요. 언제부터인가 세계 각국과 하늘과 땅속 그리고 심해에서 날아와 마트의 한편을 점령한 다양한 물들 또한 이러한 갈증에 대한 증거라 할 수 있습니다.

뜻하지 않게
오래 살게 된
요즘 사람들에게

건강을 위해 물을 마시려고 할 때 좋은 효능이 있다고 알려진 물을 마시는 것도 한 가지 방법은 될 수 있습니다. 물에 녹아 있는 유용한 미네랄과 같은 성분의 차이나 그 물이 채취된 곳의 환경이 주는 영향은 있을 것이기 때문입니다. 같은 약초라도 자란 환경에 따라 성분의 조성도 다르고 무형의 에너지(氣)도 다르니까요. 하지만 개인적으로는 우리 몸에 유해한 물질이 없는 깨끗한 물이면 좋다고 생각합니다. 수돗물을 그냥 마시는 것이 꺼려진다면 한 번 끓여서 마시거나 인체에 무해하다고 검증된 생수를 사서 마시는 정도면 될 것입니다. 만일 정수된 물을 마신다면 우리 몸에 유익한 성분들까지 완전하게 걸러 내는 정수기 말고(증류수는 식수가 아니지요) 유해한 성분만을 걸러 내는 제품을 쓰면 좋겠지요.

물에 관한 또 한 가지 문제는 과연 얼마나 마실 것인가 하는 것입니다. 일반적으로는 몸무게 10kg당 330㎖ 정도를 하루에 마셔야 한다고 합니다. 60kg 성인이라면 하루 2ℓ 정도를 마셔야 한다는 것이지요. 그런데 모든 사람이 단순하게 체중만을 기준으로 물을 마시면 여러 문제가 발생합니다. 예를 들어 여름에 사무실에서 에어컨을 틀어 놓고 일하는 사람과 용광로 옆에서 일하는 사람이 흘리는 사람이 같은 양의 물을 마신다면 어떻게 될까요? 전자의 경우에는 몸 안에 물이 과해서 생기는 수독(水毒)에 의한 질병이 발생할 것이고, 후자의 경우에는 수분이 부족해서 생기는 탈수증이 발생할 것입니다. 이 외에도 평소 먹는 음식에도 수분이 함유되어 있고 각자 먹는 것이 다르기 때문에 체중을 기준으로 삼기에는 무리가 있습니다.

가장 좋은 방법은 갈증이 날 때 마시는 것입니다. 너무나 당연한 말 같지만 실제 갈증이라는 신호에 충실하게 사는 사람들은 그리 많지 않습니다. 또한 평소 물을 잘 안 마시는 습관이 있으면 몸이 그에 맞춰 적응해 버리기 때문에 갈증을 잘 느끼지 못할 수도 있다. 따라서 평소 물을 적게 마시는 사람이라면 일정 기간은 하루 500㎖~1ℓ 정도는 마셔 볼 필요가 있습니다. 이렇게 했을 때 몸이 붓고 무거워지거나 머리가 아프고 어지러운 증상이 생긴다면 물이 과한 것이겠지만, 그렇지 않고 도리어 이전보다 갈증을 더 느낀다면 우리 몸이 균형을 회복하는 신호라고 봐야 합니다. 물이 잘 공급되는 상황이라고 판단해서 그에 맞춰 몸이 기능하는 것이지요. 이런 경우라면 이전보다 피로도 덜하고 피부도 좋아지며 머리도 맑아지는 것을 느낄 수 있을 것입니다.

또한 물은 천천히 마셔야 합니다. 우리 몸이 갈증이라는 신호를 보내서 물을 마셨을 때 이것이 흡수되어 충분하다는 신호를 다시 보낼 때까지는 시간이 좀 걸립니다. 따라서 너무 빨리 마시게 되면 과식하는 것과 마찬가지로 물 또한 과음하게 됩니다. 이런 습관이 반복되면 한의학에서 말하는 담음痰飮이 발생해서 우리 몸의 기혈순환을 방해하고 여러 가지 질병을 일으키게 됩니다. 그러므로 천천히, 조금 더 욕심내자면 한 모금을 마시고 입안에서 침과 잘 섞은 후에 2~3번에 걸쳐 나눠서 삼키면 좋습니다. 이렇게 하면 좀 더 효율적으로 물을 우리 몸에 필요한 체액으로 전환시킬 수 있고 과음을 방지할 수 있습니다.

물론 좋은 물을 잘 마신다고 해서 모든 갑자기 건강해진다거나 병에 걸리지 않는 것은 아닙니다. 하지만 충분한 양의 맑은 물이 흐르는 강이 충분한 자정 작용으로 스스로를 건강하게 하고 주변 생태계 또한 건강하게 유지해 주는 것처럼, 몸 안의 물을 잘 관리하면 나를 이루고 있는 세포들과 그와 공생하고 있는 미생물들이 제 기능을 잘하는 데 분명 도움이 될 것입니다. 물은 생명과 건강의 바탕입니다. 좋은 건강을 유지하고 싶다면 물을 잘 마셔야 합니다.

안 된다는 걸 알면서도…

야식을
참을 수가 없어요

"왜 자주 체하는 것 같으세요?"

"음식을 좀 급하게 먹어서 그럴까요?"

"그럼, 급하게 먹는 이유가 있을까요?"

"전에는 일 때문에 어쩔 수가 없었어요. 지금은 그렇지도 않은데 고쳐 지지가 않네요."

"그럼, 위에 탈이 난 것이 급한 불이니 일단 끄고, 다음부터는 급하게 식사하는 습관을 바로 잡을 방법을 함께 찾아보죠."

진료를 하다 보면 병증의 인과관계가 누가 봐도 분명해서, 환자가 호소하는 불편함만 없애면 모든 문제가 해결되는 경우도 있습니다. 하지만 때론 그것만으로는 해결이 안 되거나, 자꾸 같은 증상이 반복되거나, 같은 카테고리 안에 있는 다른 증상이 발생하는 경우를 자주 봅니다. 이럴 때는 한 걸음 더 들어가 이 상황이 의미하는 바가 무엇인지를 찾아야 하지요.

위에서 말한 잘 체하는 증상을 예로 들어 설명해 보겠습니다.

과식이나 폭식을 했거나, 자극적이거나 상한 음식을 먹었거나, 기분 나쁜 사람과 식사했거나, 급하게 먹거나 먹고 자서 탈이 났습니다. 평소 에는 괜찮았는데 일회성으로 갑자기 이 같은 증상이 생겼다면, 소화를 돕거나 그에 수반된 염증만 없애 주고 한두 끼 굶거나 죽과 같은 음식을 먹으면서 조심하면 문제는 없어집니다.

그런데 이 같은 증상이 반복된다면 단순히 위장운동을 촉진하거나 염증만 가라앉혀서는 문제가 해결이 되지 않습니다. 때론 약물의 복용이 또 다른 문제를 일으키기도 하지요. 예를 들어 폭식이나 야식을 참을 수 없는 경우, 이것은 감정적인 스트레스를 해소하기 위한 방편일 수 있습니다. 포만감과 빠른 혈당의 상승이 주는 쾌감을 통해 일시적인 편안함을 얻는 것이지요. 그래선 안 된다는 걸 알고는 있지만 자제가 되지 않고, 한 번 스위치가 켜지면 일정 수준에 이르기까지 멈추지 못합니다. 물론 그 잠시의 위안 후에는 후회가 찾아오지요. 이런 현상의 연장선에는 탄수화물 중독이나 거식증, 그리고 우울증과 같은 증상이 존재합니다.

이런 환자들은 감정적 스트레스 → 신체적 긴장 → 잘못된 식습관 → 감정적 스트레스로 이어지는 연결고리를 끊어 줘야 하는데, 대체로 감정이 몸에 일으키는 긴장 반응을 풀어내는 방식으로 치료합니다. 간혹 처방을 살피다 보면 환자는 위장약으로 처방받았는데 그중에 신경정신과 약물이 섞여 있는 경우가 있습니다. 해결책은 달라도 인식은 비슷한 것이지요.

보통은 이 정도에서 치료가 끝나는 경우가 많습니다. 드러난 증상을 개선하고 그것이 의미하는 것을 환자 스스로가 인지하고 이후에 관리하는 방법까지 숙달하게 되면, 환자와 의사 모두 만족할 만합니다.

하지만 조금 더 환자의 속내로 들어가 그것을 의사와 공유하고 풀어내야 하는 경우가 있습니다. 말하자면 '그런 감정 반응을 일으키는 이유는 무엇일까'라는 질문에 대한 답을 찾아가는 것입니다. 어떤 일에 대한 감정 반응은 자기 스스로는 매우 자연스럽고 당연한 결과지만, 가만 들여다보면 그 또한 습관임을 알 수 있습니다. 과거의 경험들에 의해 내 자신의 반응이 길들여져 있는 것이지요. 그래서 내가 의도하지 않아도 어떤 자극이 들어오면 반사적으로 특정한 감정 상태에 놓입니다.

이 과정은 마치 가지고 놀던 공이 덤불사이에 떨어졌을 때 꺼내는 과정과 비슷합니다. 운이 좋아 공이 잘 보이고 딱 꺼내기 쉬운 곳에 있으면 단박에 문제를 해결할 수 있지만, 대부분은 예상한 위치를 중심으로 덤불을 헤쳐 가며 찾아야 합니다.

그런데 이 과정이 그리 순탄치 않습니다. 시간이 걸리고 시행착오가 있을 수 있을뿐더러 환자가 적당한 수준에서 그만두기를 바라는 경우도 많습니다. 의사 또한 덤불을 헤치는 과정에서 상처가 나기도 하지요. 때론 엉뚱한 덤불에서 환자와 의사 모두 헤매기도 합니다. 그래서 시간이 필요하고 효과적인 기법도 필요합니다. 또한 사람이 하는 일이기 때문에 운이 작용하기도 합니다. 간혹 나이 드신 분들 중에 같은 병이라도 의사와 연緣이 잘 맞아야 낫는다는 분이 계신데, 그럴 수 있겠다 싶기도 합니다. 환자와 의사 모두 잘 준비된 상태에서 만나야 좋은 결과가 나오지요.

소화의 문제를 예로 들었지만, 실제 다양한 병증에서 덤불 속 공 찾기와 같은 경우가 벌어집니다. 의학이 예술(Art)인가 과학(Science)인가라는 질문이 있습니다. 환자의 병증 속에 담긴 의미를 찾아가는 과정은 과학적 사실들을 기반으로는 하지만, 예술의 성격 또한 강합니다. 단순히 병을 다루는 것이 아니라, 그 병이 자리 잡은 사람과 그 사람을 둘러싼 여러 관계를 함께 살펴야 하기 때문입니다.

의사는 늘 어디까지 치료할 수 있고 해야 할 영역일까를 고민합니다. 환자 또한 증상만 잠깐 멈출 것인지, 병을 통해 변화할 것인지를 생각해야 합니다. 매사 빠른 것을 미덕으로 삼은 시대에 의사와 환자 모두에게 쉽지 않은 일이지만, 그러기에 더욱 필요하고 중요한 것이 아닐까 합니다.

'소심함'도
잘 관리하면

중요한 '재능'

"딸아이가 작년에 시험지를 받았는데 눈앞이 하얘지면서 뇌가 텅 비는 것 같았대요. 올해도 그러면 정말 안 되는데⋯⋯."

"한 달 후면 시험인데 잠도 잘 안 오고, 공부할 것은 많은데 뭣부터 해야 할지를 모르겠어요. 올해까지만 하고 안 되면 고시는 접고 취업 준비 하려고요. 부모님께 미안해서도 더는 못하겠어요."

중요한 시험을 앞두고 도움이 될 방법이 있을까 싶어 내원하는 분들이 있습니다. 먹기만 하면 누구에게나 다 좋다는 건강기능식품을 달고 먹었는데도 피로가 가시질 않아 오는 분도 있고, 위에 말한 분들처럼 준비를 잘 해 오다가 결전의 순간에 과도하게 긴장해 실력 발휘를 못해서 고민하는 분도 있습니다. 승패병가지상사勝敗兵家之常事라지만 연속된 실패는 사람을 주눅 들게 만들고 마음을 우울하게 하지요.

중요한 순간을 앞두고 긴장하는 것은 자연스러운 현상이지만 그 정도가 심하면 문제입니다. 과도한 긴장 반응의 이유는 사람마다 조금씩 다르지만, 그중에는 우리가 흔히 말하는 담이 작은 사람들이 있습니다. 저 또한 그 부류인지라 이런 고민을 안은 환자들을 보면 남 일 같지가 않아 마음이 조금 더 쓰입니다.

뜻하지 않게
오래 살게 된
요즘 사람들에게

의서에는 담이 작은 사람들에게서 다음과 같은 증상이 보인다고 기록되어 있습니다.

"잠을 잘 이루지 못하고 무서워서 혼자서 못 자기도 한다. 겁이 많고 용감하지 못하다. 한숨을 잘 쉰다. 심장이 벌렁거리고 누가 자신을 잡으러 오는 것처럼 느낀다. 고민은 자주 하지만 결단을 내리지 못한다. 구역감이 잘 들거나 토하기도 하고 기가 위로 역류하면 쓴 물이 올라오기도 한다."

겁쟁이에 결정장애가 있고, 비겁한 데다가 불면증에 혼자 잠도 못 자고 소화도 잘 못하는, 한마디로 '찌질한' 인간의 전형 같습니다. 실제 상담 중 "나는 왜 이렇게 생겨 먹었을까요?" 하며 한탄하는 환자도 있습니다. 하지만 저를 포함한 담이 작은 사람들도 다 할 말은 있습니다.

진화의 과정에서 담이 작은 사람이 도태되지 않고 살아남은 데는 뭔가 생존에의 장점이 있었기 때문이리라고 생각합니다. 배가 너무 고픈데 조금 위험해 보이는 곳에 못 보던 과일이 있다고 가정해 봅시다. 대담한 사람은 이래도 저래도 죽는다면 먹고나 보자며 달려들었을 테지만, 소담한 인간은 쉽게 결정을 내리지 못하고 어떻게든 다른 확인할 방법을 찾았을 확률이 큽니다. 과감한 결정과 행동이 가져오는 장점도 있지만, 우물쭈물하거나 그냥 뭘 안 하는 것 또한 생존의 한 방편이라고 할 수 있습니다.

담이 작은 사람이 대체로 예민한 경우가 많습니다. 남들이 잘 알아차리지 못하는 것들을 느끼고 미묘한 변화들에 예민합니다. 물론 이로 인해 남들은 아무렇지도 않을 일에 혼자 상처를 받기도 하지만, 위기를 빨리 알아채기도 하고, 예술적 재능을 발현하기도 합니다. 제 생각으로는 음악, 미술계나 연예계에는 일반의 경우보다 담이 작은 사람들의 비율이 크지 않을까 싶습니다. 이런 분야 종사자들이 중독이나 불면증과 우울증,

그리고 공황장애와 같은 질환에 시달린다는 기사가 자주 나옵니다. 그 분야의 특성 때문일 수도 있겠지만, 예민한 재능을 가진 사람의 성향 때문일 수도 있으리란 생각을 합니다.

이런 환자들은 대부분 경험을 통해 자신의 상태를 알고 있기 때문에, 평소에는 적당한 선을 지키면서 어느 정도 균형 잡힌 상태를 유지합니다. 하지만 바다가 늘 잔잔할 수 없듯 우리 일상에도 파도가 몰아치는 시기가 있기 마련이고, 이때가 되면 삶의 균형을 잃어 너무도 쉽게 뒤집히고 맙니다. 그래서 파도가 곧 몰아칠 것 같은 상황에 처한 앞선 환자들의 경우, 일단 급하게 몸을 조정하는 치료를 하게 됩니다. 침과 약물로 극도의 긴장된 순간에서 한숨 돌리고, 그 상황에 매몰되지 않게끔 하는 것을 목표로 합니다. 말하자면 인위적으로 조금 대담한 상태를 만듭니다. 소담한 사람도 술을 마시면 기분도 좋아지고 긴장이 풀려 약간 들뜬 상태가 되는 것과는 다릅니다. 한의학의 치료는 과도하게 긴장한 환자가 약간의 차분함을 유지하면서도 긴장 상황에서 한 걸음의 여유를 갖도록 돕는 걸 목표로 합니다.

그런 후에는 현실에 위축되지 않고 담담하게 앞을 바라볼 수 있는 힘을 키우는 훈련을 합니다. 운동이나 호흡연습 그리고 명상 등이 대표적 방법입니다. 이를 통해 심폐기능을 강화하고 뱃심을 키워 흔들리지 않는 힘을 키웁니다. 물론 이렇게 해도 세파에 시달립니다. 하지만 자신의 색을 잃지 않으면서 어느 정도 균형 잡힌 삶을 살아갈 수는 있습니다.

사람은 누구나 자신만의 개성이 있습니다. 이 개성은 상황에 따라 강점도 되고 약점도 됩니다. 담이 작은 것도 마찬가지입니다. 스스로를 긍정적으로 받아들이고 잘 다루면 하면 담이 작은 사람도 멋지게 살 수 있습니다.

한의학과 의학 모두

건강이란 우주를
항해할 도구일 뿐

이야기를 듣는 것을 좋아해서 병을 파악하고 치료법을 다 정한 후에도 가능하면 환자의 이야기를 많이 듣는 편입니다. 사람마다 드러내는 부분은 다르지만, 그 이야기들을 따라가다 보면 모든 사람의 인생이 한 권의 책이고 드라마이며 영화라는 말을 실감합니다.

상담을 마치고 그들이 남겨 놓은 이야기를 정리하다 보면 우리 삶이란 결국 한 편의 서사가 아닐까 하는 생각이 들곤 합니다. 그러면서 나는 과연 어떤 이야기를 써 나가고 있느냐는 생각을 하지요. 그러고 보면 '의사는 환자에게서 배운다'는 말은 단순히 치료의 경험을 통해 완숙한 의술을 습득함만을 의미하는 것이 아니라, 의사가 환자와의 만남을 통해 스스로 삶의 이야기를 써 나감을 뜻한다는 생각을 합니다.

환자들이 호소하는 불편한 증상과 그것의 바탕이 되는 삶의 이야기는 우리 삶이 그렇듯 논리정연하지 않습니다. 때론 환자가 한참을 이야기하다 "제 몸이 종합병원이지요?"라고 웃어 버릴 때도 있습니다. 게다가 모든 인간이 그렇듯, 자기변명과 자기방어라는 기제가 작동해 환자가 어떤 이야기는 숨기고 어떤 이야기는 과장되게 표현되기도 합니다. 아마 아무런 기준이 없이 이야기를 듣는다면 진료차트는 한 편의 단편소설이 되어 버릴지도 모릅니다. 한의학은 인체를 소우주라고 표현하는데, 환자들의 이야기가 때로는 정말 혼돈으로 가득한 우주와 같이 느껴질 때도 있습니다.

의학이라는 것은 어떻게 생각하면 이렇게 잘 알 수 없는 인간의 몸과 감정과 정신에 질서를 부여하는 작업이라고 생각합니다. 기준을 갖고 들여다봐야 무엇이 정상이고 어디에 이상이 생겼는지, 왜 그렇게 되었고 그 전개되는 과정은 어떠할지를 알 수 있고, 판단할 수 있고, 바로잡을 수 있기 때문입니다. 카오스적 상태를 파악해서 그 안에 감춰져 있는 코스모스를 발견하기 위한 작업인 셈이지요.

전통 한의학의 음양오행, 기, 체질 등의 개념이 이러한 코스모스를 발견하기 위해 쓴 대표적인 도구라고 생각합니다. 분명하게 존재하지만 규정하기 어려운 현상을 파악하기 위해, 당시 사람들이 경험과 연구로 합리적이라고 생각하는 법칙과 용어를 정하고, 그것을 이용해 인간과 그 속에서 벌어지는 현상들을 파악한 것이지요. 또한 당시 사람들은 인간 또한 자연의 일부이므로 자연에서 일어나는 일들의 규칙성은 인간에게도 동일하게 적용된다고 생각했습니다. 아까 말한 '인체는 소우주'라던가 '천인상응天人相應'과 같은 말들은 이런 생각에서 나왔다고 봅니다.

현대의 도구는 뭐니 뭐니 해도 물질과학입니다. 모든 것을 물질로 환원해 파악합니다. 이것으로 증명이 되면 참이고 아닌 것은 거짓이 될 정도로 강력한 파워를 자랑하고 있습니다. 현대 모든 학문의 기준이 되고 있고, 현대의 한의학 또한 물질과학이 이뤄낸 성과들을 흡수하고 그 기준에 맞춰 변화하고 있습니다. 그런데 한편으로는 이렇게 모든 것의 기준이 하나로 통일됨이 정말 올바르냐는 생각이 듭니다. 도구가 너무 강력해지면 우리는 왜 그것을 쓰는지를 잊고 그 속에 매몰되어 버리기 때문입니다.

한의학의 역사에서도 앞서 말한 도구들로 모든 것을 다 설명하려다 보니 맞지 않는 것을 억지로 꿰어 맞추거나, 생각이 도리어 용어와 이론에 갇히는 경우가 발생했습니다. 그러니 현대인의 시각에서 봤을 때는 알 수 없거나, 비합리적이거나, 말이 안 되는 내용들이 존재하게 되었습니다. 물론 모든 내용이 그렇지는 않습니다. 당시 사람들이 인지할 수 있었던 시대적 한계를 인정하고 말을 맞추기 위해 만들어진 말을 걷어 내면 여전히 유미한 내용이 많이 존재합니다. 이러한 문제는 현대의 물질과학에도 똑같이 존재합니다. 모든 것을 물질화하다 보니 인간 스스로가 수단이 되거나, 비윤리적인 연구 또한 과학이라는 이름으로 정당화되기도 합니다. 애플 CEO인 팀 쿡이 한 대학졸업 연설에서 한 "로봇이 인간을 닮는 것이 걱정이 아니라, 인간이 로봇처럼 되는 것이 걱정"이라는 말 또한 이런 위기를 반영했다고 생각합니다. 미래의 어느 순간이 되면 우리가 진리라 믿었던 이 물질과학에도 오류가 발견될지도 모릅니다. 질문을 하지 않고, 이 수단을 통해 구현하고자 했던 것이 무엇이었는지를 잊는다면 도구가 훌륭할수록 우리는 그것에 빠져 본래의 목적을 잊게 될 확률이 큽니다.

이제 다시 진료실로 돌아와 이야기를 이어가 보겠습니다. 의학의 목적은 무엇일까요? 어떻게든 환자의 병을 고치고 건강을 회복하게 하는 것이라고 생각합니다. 각자 이용하는 도구가 다르더라도 그것을 통해 지향하는 바가 같다면, 그리고 그것이 충분히 합리적이고 증명 가능하다면 환자에게 도움이 되는 선택을 하는 게 합리적일 것입니다. 왜냐하면 하나의 의학 체계만으로는 병과 건강이라는 혼돈의 상태를 모두 설명하고 거기에서 발생하는 문제를 해결하는 것이 불가능하기 때문입니다. 그렇다면 환자 중심으로 도구를 모으는 것이 합리적 선택이 될 것입니다. 그리고 어쩌면 이것은 가까운 미래에 사람이 아닌 인공지능에 의해 이루어질지도 모릅니다. 인공지능의 세계에는 환자를 위한 최선의 선택만이 존재할 것이기 때문이죠.

　한 사람의 건강과 질병은 수많은 변수가 만들어 낸 그 사람의 인생에서 피어난 꽃이고 열매입니다. 단순하게 그 꽃과 열매만을 보고 접근한다면 그 뒤에 감춰진 사람이라는 방대한 정보를 놓치게 될 것입니다. 마찬가지로 눈앞의 꽃과 열매를 무시하고 사람만을 붙들고 있는 것 또한 이치에 맞지 않습니다. 그 모든 것을 동시에 볼 수 있을 때, 혼돈은 질서를 드러내게 될 것이고, 그때가 되어서야 비로소 그 사람을 위한 가장 최선의 방법을 찾아낼 수 있을 것입니다.